医療メディエーション

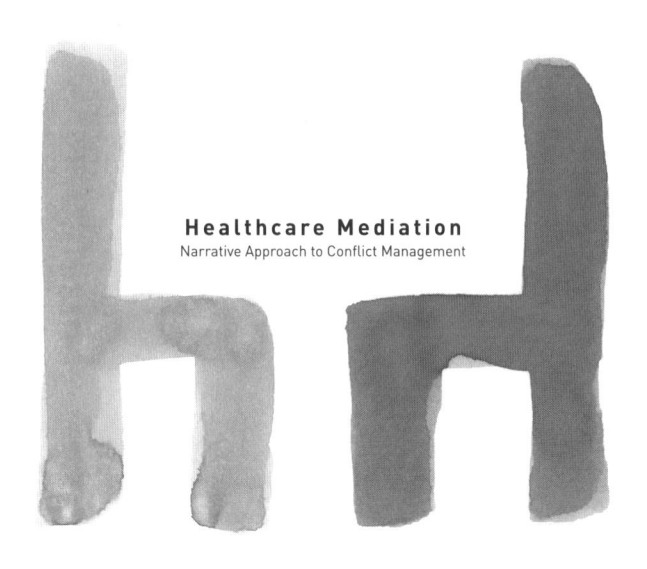

―― コンフリクト・マネジメントへのナラティヴ・アプローチ ――

Healthcare Mediation
Narrative Approach to Conflict Management

和田仁孝／中西淑美
Wada Yoshitaka　Nakanishi Toshimi

Signe

はじめに

　本書の前身である『医療コンフリクト・マネジメント―メディエーションの理論と技法』(シーニュ社)を出版してから5年余りがたちました。この間、医療メディエーションについての認知度も高まり、医療の現場に急速に普及してきています。

　2003年に、日本医療機能評価機構の認定病院患者安全推進協議会の部会で検討を始めた頃には、まだ研修プログラムの構成も手探りの状況でした。法律実務家を対象とした第三者機関手続としてのメディエーション研修プログラムはいくつか存在していましたが、複雑な医療現場の対話過程を考えた場合、ほとんど参考になるものはありませんでした。メディエーションの構造とスキルを表層的に教育しても、医療の現場では型どおりに対応できるものではありません。基本的な姿勢と理念を体得したうえで、現場の複雑さに対応できる動態的な応用能力を涵養(かんよう)できるようなプログラムの構築が急務でした。

　わが国でのメディエーション教育は3つの時期に区分することができます。

　第1期は、法学研究者を中心に、第三者機関での紛争解決を目的として、メディエーションの理論的探究がなされた時期です。筆者の和田自身、1982年にハーバード・ロー・スクール留学中にメディエーションを学び、1988年に九州大学に奉職してすぐ、ゼミでメディエーション・ロール・プレイなどを実施しました。しかし、この時期のメディエーション教育は、大学アカデミズムの領域に限定されていました。

　第2期は、1990年代後半、法律関係者を対象としてアメリカの実務的な研修トレーニングが紹介され、普及した時期です。アメリカでメディエーター研修に従事していたレビン小林久子氏(現・九州大学教授)がアメリカの教育プログラムを導入したことで、法律実務家を中心に研修が広く提供されるようになりました。このほか、経済産業省でもプログラムが開発されたりしました。しかし、これらは、第三者機関手続きを念頭に置いた研修であったこと、アメリカの文化・環境を前提としていたこと、パターン化されたスキル教育に重点が置かれていたことなどから、医療現場でのソフトウェアとしてのメディエーション教育には、不十分で不適合なものでした。

　第3期が、医療メディエーションというかたちで、第三者機関の手続きとしてではなく、ソフトウェアとして普及してきた現在の動きとなります。

医療現場のメディエーションの機能化のためには、いくつかのポイントがありました。院内でソフトウェアとしてメディエーションを実施するには、上層部の理解・支持と、公正な事実検証、正直な説明が必須であることは言うまでもありません。われわれと同時期にアメリカで医療メディエーション教育を始めていたコロンビア大学ロー・スクールのキャロル・リーブマン教授も、医療メディエーションでは事実の共有が前提となることを指摘しています。こうした「事実の公正な検証と共有過程」を支えるためのメディエーション教育が求められていました。事実の公正な検証と共有、真摯で正直な対話の過程は、まさに医療現場でのメディエーション実践の目標であるとともに、必須の要素にほかならないからです。

　また、医療現場の複雑性や動態性を念頭に、表層的スキルや技術教育でなく、基本的な姿勢と理念を身体知・暗黙知として体得し、応用的に対応できるような能力涵養のための新たなコンセプトに基づくプログラムが必要でした。例えば、IPI展開も、ハーバード流の狭い利害を念頭に置いたものから、感情や関係性、当事者自身の対話と気づきの促進、さらには「患者側の視点を踏まえた事実検証」へつなげる分析技能として、組み替えていく必要がありました。

　こうした観点を前提に、メディエーションの理論的研究に従事してきた和田と、医療現場での実践経験をもつ中西を中心に、医療事故被害者遺族である佐々木孝子氏をはじめ、現在まで医療メディエーションの普及・教育に尽力していただいている多くの医療安全管理者の方々の助言・協力を得て、医療メディエーション教育プログラムが生まれました。とりわけ、佐々木孝子氏は、われわれが医療現場におけるソフトウェアとしてのメディエーションの必要性と可能性を考え、取り組むきっかけを与えていただいた、いわば「医療メディエーションの母」とも言うべき存在です。それ以来、医療メディエーションは、現場に次第に普及していくとともに、様々な課題にも直面しながら、その過程で精錬され、成長を続けています。

　2005年に、日本医療機能評価機構で初めて医療メディエーター養成研修を提供し始めたときには、プログラムは基礎編だけで、実施回数は年に3回、受講者は79名に過ぎませんでした。しかし、それからの数年、年を追うごとに受講者が急増して、2010年度には年間2500名を超える方が受講するまでになり、プログラムも継続編、応用編、その他問題領域ごとのフォローアップ研修などと体系化され、多様化してきました。こうした急速な普及の中で、医療メディエーションのとらえ方も少しずつ深まり、新たな動きも出

てきています。

　第1に、研修プログラムの提供方法がニーズに応じて多様化してきました。日本医療機能評価機構と早稲田総研インターナショナルでは、当初のとおり、一般に参加者を募集して研修を実施しています。しかし、それとは別に、病院団体、地域医師会、地方自治体、個別医療施設などから組織的な育成・導入の要望が上がるようになり、それに応じた研修も提供されるようになりました。現在では、後者のほうが、のべ受講者数が多くなっています。この文章の執筆時点では、下に掲げた団体で医療メディエーターの養成および医療メディエーション・モデルの普及に取り組んでいただいています。このほか、北里大学病院、武蔵野赤十字病院、虎の門病院、国立循環器病研究センターをはじめ、30を超える個別医療施設で、上層部の理解の下、研修を実施していただいています。

〈病院団体〉
　全国社会保険協会連合会、国家公務員共済組合連合会、国立病院機構（九州ブロック、東北・北海道ブロック、関東信越ブロック）、全日本民医連、全国自治体病院協議会、日本私立医科大学協会（東京）、静岡県病院協会、日本文化厚生農業協同組合連合会、熊本県保険医協会、労働者健康福祉機構（労災病院関係）

〈地域医師会〉
　愛媛県医師会、新潟県医師会、福岡市医師会、京都府医師会

〈地方自治体〉
　岩手県、新潟県、高知県

　第2に、当初は、関心をもつ医療者が個人で受講するパターンが多かったのですが、現在では、病院団体や地域医師会主催の研修に象徴されるように、医療施設が組織として医療メディエーションを導入していこうとする動きが広がってきています。日本医療機能評価機構の研修などでも、同じ施設から継続して受講者が参加する例が多くなっています。医師の参加者のほとんどは、患者対応の改善に前向きに取り組む姿勢をもった院長や副院長などが占めています。

　第3に、このような動きは、単に1人の医療メディエーターを導入するためというより、医療メディエーションを日常の医療場面でも有益な対話のモデルとしてとらえる発想に支えられています。医療事故やクレームへの対応を超え、日常の診療場面を含めて、医療者が備えるべき基本的な姿勢と態

度を涵養するプログラムとして認知されているということです。個別医療施設内で行なう出張研修を継続的に受講することにより、すでに100名を超えるスタッフが医療メディエーションの素養を身につけている施設も複数あります。また、医学部教育や研修医教育に取り入れる動きも出始めています。

　第4に、プログラムが体系化されるにつれ、研修での教育と現場での実践経験を統合的に一つの過程と見る視点が取り入れられてきています。現場での真摯な実践と研修での学びの機会が、相互支持的に患者と向き合う姿勢と理念、実践的応用能力の涵養に大きな意義をもつという観点で、プログラムの整備が進んできています。

　第5に、医療者だけでなく患者・市民からも関心が寄せられ、医療事故に遭われた方々や、地域医療・小児科医療を再構築すべく医療者と共に努力している市民、患者会のみなさんたちと一緒に、医療メディエーションのあり方を考えていく動きが活発化してきています。患者・市民・医療者が一緒になって、医療メディエーションを体感的に学ぶ機会も増えてきています。医療というものが、そもそも、医療者と患者が一緒に紡ぎ、構築していくものである以上、患者・市民の側でも医療メディエーションを学び、医療の場で生かしていく可能性が広く存在しています。医療メディエーションが患者・医療者の双方をつなぐ一つのシンボルとして機能していければと思っています。

　第6に、こうした動きを支える仕組みとして、2008年3月には医療メディエーターの認定と資質の向上を図ることを目的とした日本医療メディエーター協会（Japan Association of Healthcare Mediators；JAHM）が発足し、2009年3月には一般社団法人となりました。医療メディエーションが普及するにつれ、その質を保証する仕組みが必要になってきたためです。医療メディエーターには、その姿勢や理念、専門能力を常に自省しながら精錬していくことが要求されます。それゆえに、相互に研鑽を積みながら支え合い、より向上するためのネットワークが必要です。すでに、全国ほとんどの地域に地方支部が設立されました。また、協会が中心となって、前述した患者・市民の方々と協働して医療メディエーションの可能性を探る活動も始まっています。すでに、患者・市民が中心となって患者サポートおよび病院サポートを行なう仕組みとして、アメリカ病院協会のペイシェント・アドヴォカシー教育システムなどを参考にした「医療マイスター」と呼ばれる人材の養成に取り組む試みが、内閣府の支援を得て動き始めています。その人材養成プログラムに医療メディエーションが取り入れられることとなり、日本医療メ

ディエーター協会との協働で市民による患者支援メディエーターの育成も計画されています。

　第7に、海外の医療教育機関との協働も始まっています。アメリカ病院協会の中に設置されたヘルスケア・コンシューマー・アドヴォカシー協会（SHCA）が、ペイシェント・アドヴォカシーのために備えるべき9つの技能領域の1つとしてメディエーションを取り上げたり、終末期の意思決定過程にメディエーターがかかわる生命倫理メディエーションの実践・教育が進められたりといった動きが見られるようになりました。また、事故対応への先進的取り組みで有名なミシガン大学ヘルスシステムでは、すべてのリスクマネジャーがメディエーション研修を受講しており、今後、日本医療メディエーター協会と継続的に意見交換していくことになっています。アメリカでも、このように院内の医療者がメディエーション・スキルを学び現場で役立てる動きが、日本ほどの広がりは見られないものの、着実に行なわれています。

　ほんの数年前、一つの試みとして研修プログラムを提供し始めた頃には想像もつかなかったほど、現場の医療者はもちろん、患者・市民にも医療メディエーションが受け容れられ、広まってきたことは望外の幸せです。その過程で、本当に多くの方々との出会いがあり、ご支援をいただき、また有益なご指摘もいただいてきました。医療メディエーションとその研修プログラムは、まさにこれらの出会いの中で作られてきたものと言えます。もちろん、まだまだ取り組むべき課題や問題は山積しています。

　このような状況の変化や課題の存在も踏まえて、このたび、前著『医療コンフリクト・マネジメント―メディエーションの理論と技法』を大幅に書き換えた改訂版を上梓することにしました。本書の前半部分はまったく新たな章立てになっており、その意味では、改訂版というよりむしろ新たな本とも言えることに加え、医療メディエーションという言葉が普及してきたこともあり、タイトルも思い切って変更しました。すでに述べたように、医療メディエーションは、医療現場の様々な場面への広がり、患者・市民の視点からの活用という面で、いまだ進化と変容の過程にあります。本書は、こうした声を反映させながら、さらに医療メディエーションを充実させていくための一つのステップです。本書を通じて、医療の現場の対話文化の醸成にささやかながらでも貢献していければと考えています。

2011年11月11日　和田仁孝・中西淑美

目　次

はじめに　iii

I　医療メディエーションとは　1
A　医療メディエーションの定義　2
医療メディエーションの具体例　5
B　医療メディエーションの諸前提　10
1. 医療メディエーションは医療の基礎をなす対話モデル　10
2. 医療メディエーションの主役は当事者　11
3. 医療メディエーションの目標は「解決」ではなく「関係構築」　11
4. 医療メディエーターは構造的中立性でなく信頼に基づく不偏性を保つ　13
5. 医療メディエーターが守るべき約束（行動規範）　15
C　医療事故と医療メディエーション　19
1. 適正な医学的検証と正直な説明の支援 ── 双方向的対話の意義　19
2. 医療事故当事者のニーズの観点から見た医療メディエーション　23
D　医療メディエーションの適応場面　28
1. 患者相談窓口と医療メディエーション　28
2. インフォームド・コンセント　29
3. 終末期の生命倫理メディエーション　30
4. 日常診療とセルフ・メディエーション　32
E　医療施設における対話文化の醸成と医療メディエーション　34
1. 医療施設の上層部からの変容　34
2. 院内医療メディエーターの活動から学ぶ　35
3. 職員全体への教育と浸透　35
4. 医学・看護学教育への導入　36
F　医療安全への示唆　37
なぜ対話促進（メディエーション）が医療の質改善や安全に必要なのか　41

II 医療メディエーションの理論的背景と構造 …………… 43

A コンフリクトとコンフリクト・マネジメント　44
1. コンフリクトの研究と定義　44
2. コンフリクト・マネジメントとは　45

B メディエーションの諸類型　49
1. メディエーションとは ── 「制度的手続き」と「ソフトウェア」　49
2. 医療メディエーションの特徴　51
3. メディエーションの諸モデル　54

C ナラティヴ・アプローチによる医療メディエーション　62
1. 理論的枠組み　62
2. ナラティヴ・アプローチによる基礎概念の再考　68
3. スキルとは何か　82

D 医療メディエーションのラダーと流れ　87
1. セルフ・メディエーション　87
2. 現場対応メディエーション　94
3. 専従メディエーターによる医療メディエーション　96

III 医療メディエーションのスキル …………… 105

A 医療メディエーターの振る舞い方のポイント　106
1. 発言者のほうに体を向ける　106
2. 対話のキャッチボールの方法　107
3. 見守ることの大切さ　108
4. よい思いが表出されたとき　108
5. 過度に攻撃的対応が見られたとき　109
6. 医療者側の説明が専門的で長いとき　110
7. どう進めてよいか分からないとき　111
8. 対話が繰り返しのループに陥ったとき　112
9. 怒り以外の感情が表出されたとき　112
10. かたくなな当事者を拓くために　113

B 医療メディエーション・スキルの全体像　114
1. スキルとは何か（再考）　114
2. 医療メディエーション・スキルの目標　116
3. 気づきのためのスキル ── 交渉スタイルと認知構造マッピング　118
4. エンパワメント・スキル（聴くスキル）── 傾聴と信頼関係の構築　123
5. 対話促進のスキル　124
6. 流れをスムーズにするスキル　125

- C 気づきのためのスキル ── 認知構造の把握と変容へのパスの発見　127
    1. 交渉スタイルを知る　131
    2. 認知構造マッピング　133

- D エンパワメント・スキル（聴くスキル）── 傾聴と信頼関係の構築のために　163
    1. 聴き方のモードについて ── ナラティヴの見える聴き方とは　166
    2. 傾聴の理念と姿勢 ── カウンセリングの領域から　171
    3. 非言語コミュニケーション　176
    4. ミクロな奨励　178
    5. 質問技法　179
    6. 言い換え（パラフレージング）　183
    7. 感情の反映　187
    8. 要約（サマライジング）　190
    9. コミュニケーション・スタイル ── AEIOU　193

- E 対話促進のスキル　195
    1. 問題変容（リフレーミング）を促すスキル　196
    2. 「私」メッセージへの転換　202

- F 流れをスムーズにするスキル　208
    1. 初めのコンタクト　208
    2. 時間管理　210
    3. デッド・ロックからの離脱　211

- G まとめの問題　216

IV　医療メディエーション・ロールプレイ　221

- A Phase1：セルフ・メディエーション　222
    1. セルフ・メディエーションのポイント　222
    2. 事例で考える　223

- B Phase2：現場対応メディエーション　243
    1. 現場対応メディエーションのポイント　243
    2. 事例で考える　245

- C Phase3：専従メディエーターによる医療メディエーション　263
    1. 専従メディエーターによる医療メディエーションのポイント　263
    2. 事例で考える　264

WORK の解答例・解説 277

索　引　304

WORK 目次
1　認知フレーム　71
2　交渉スタイルの分析①　128
3　交渉スタイルの分析②　129
4　交渉スタイルの分析③　130
5　ロールプレイ「Naranja Tigre の交渉」　135
6　IPI 展開「オレンジのゆくえ」　143
7　認知構造マッピング「外来処置の対応をめぐる苦情」　153
8　ロールプレイ「誤注射をめぐる苦情」　154
9　認知構造マッピング「医師の対応への不満」　159
10　聴くスキル　165
11　質問技法　182
12　言い換え（パラフレージング）　185
13　感情の反映　189
14　エンパワメント・スキル　191
15　AEIOU　194
16　問題変容（リフレーミング）　200
17　「私」メッセージへの転換　204
18　まとめの問題　217
19　ロールプレイ「医師のカルテ取り違え」　231
20　ロールプレイ「納得のいかない部屋移動」　237
21　ロールプレイ「がん告知をめぐる争い」　251
22　ロールプレイ「薬の副作用について」　257
23　ロールプレイ「ガーゼ遺残をめぐる争い」　270

Practical hint 目次
1　ナラティヴ・ベイスト・メディスン　61
2　医療界で行なわれるニーズ探求と IPI 展開におけるインタレスト探索との違い　161
3　沈黙による促し　179
4　言い換え技法と不偏性　184

5 おうむ返しは有効か 184
6 感情の反映技法の有用性 188
7 エンパワメント・スキルのグラデーション 190
8 当事者との対峙 199
9 ブレイン・ストーミング 205
10 合意書の作成 206
11 初めのあいさつ 210
12 対話の場をもつことの意味 212
13 コーカスの活用 213
14 湯茶を出すタイミング 214
15 謝罪のタイミング 214

装画　宿輪貴子
装幀　森裕昌（森デザイン室）
イラストレーション　ミヤチヒデタカ（スタートライン）／中西淑美　130, 135, 143
DTP　川上さおり（双文社印刷）

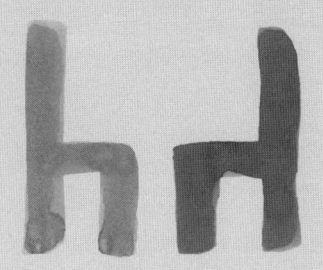

I
医療メディエーションとは

　医療メディエーションの世界へようこそ！
　本編では、まずは医療メディエーションの定義と諸前提を学び、医療メディエーションを正しく理解しましょう。それから、医療のどのような場面で、どのように適応できるのか、概観していくことにします。
　医療メディエーションを行なううえで土台となるエッセンスばかりですので、じっくりと向き合ってほしいと思います。

A 医療メディエーションの定義

> **POINT**
> - 医療の現場には、患者側と医療者側の間に認識上の齟齬や誤解が生まれやすい場面がある
> - 患者側と医療者側の間に生まれた認識上の齟齬や誤解は、一対一（二項対立型）の対応では余計にこじれてしまうことが多い
> - 二項対立型の図式に、病院の職員でありながらも病院を背負わない「第三の位置づけにある」医療メディエーターが加わり支援することで、三極構造の対話モデルが作られる
> - 医療メディエーターは、当事者間の橋渡し役を担い、それぞれの思いや背景を共感的に受け止め、両者が情報共有と相互理解を進めていけるように、質問をとおして対話を支援していく

まず、医療メディエーションの定義を示しておきます。

《医療メディエーションの定義》
　医療メディエーションとは、患者側と医療者側の対話を促進することをとおして情報共有を進め、認知齟齬(そご)（認知的コンフリクト）の予防・調整を支援する関係調整モデルである。

　医療の現場では、患者と医師、患者と看護師など、一対一で対応する場面がほとんどを占めています。通常はそれで問題ないのですが、患者と医療者の間に認識上の齟齬や誤解が生まれやすい場面もあります。それが時には、事故につながったり、苦情やトラブルの種子になったり、齟齬や対立をエスカレートさせてしまったりする可能性もあります。インフォームド・コンセントの場面、終末期の意思決定の場面、苦情への応答の場面、有害事象の発生した場面などはその典型です。こうした場面で二項対立の構造で対応すると、なかなか対話がうまく進まず、齟齬が深まってしまうことも多いのではないでしょうか。
　有害事象発生時や苦情の場面では、医療者側も平静ではいられません。誠実に向き合おうとしていても、患者・家族側の悲嘆や怒りに向き合うと緊張し、余裕をもっ

従来型の初期対応：二項対立

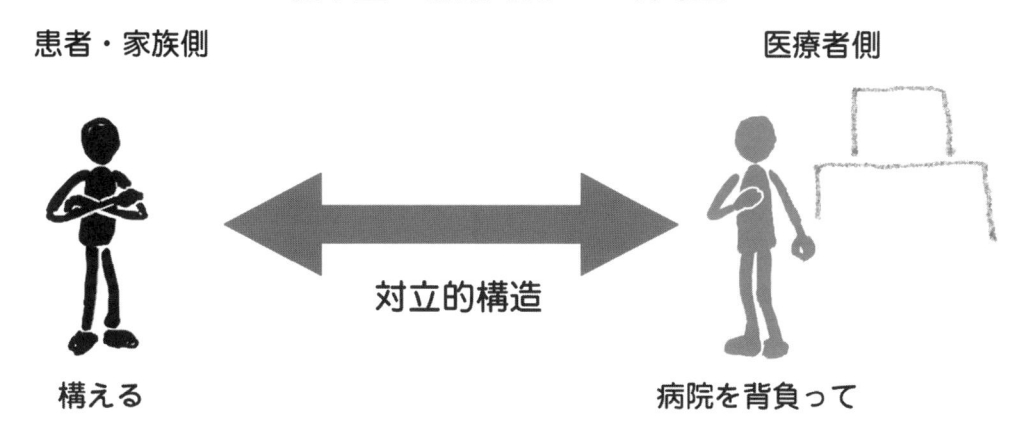

患者・家族側　　　　　　　　　　　医療者側

構える　　　対立的構造　　　病院を背負って

て接することも難しくなりがちです。他方、患者・家族側のほうも、悲嘆、怒り、そのほかの感情の影響で冷静ではありません。医療者側は、ついつい防御的になり、医療者側の論理で説明・説得しようとしてしまいがちです。患者・家族側は、医療者側の説明の内容以前に、その防御的な姿勢や「説得しよう」という姿勢に反発して、情報が共有されるどころか認識の齟齬をいっそう深めてしまいます。

　また、インフォームド・コンセントのような、情報共有がとりわけ重要となる場面でも、しばしば理解が十分でないままに結論が出てしまうこともあります。医師は説明に一生懸命で、患者も何となく分かったつもりになって、しかし両者の認識が大きくずれていることもあり得ます。医師は説明して理解してもらったつもり、患者は説明を受けて理解したつもり、しかし実際の理解の内容は大きく異なっているというわけです。その結果、後に説明をめぐるトラブルが生じたり、場合によっては事故を誘発したりする危険すらあります。

　このように、二項対立の従来型患者対応では、様々な限界や問題が生じる可能性があります。整理しておきましょう。

・相互に相手方を説得すべき、または説明して理解させるべき「相手方」と見てしまいがちであることから、対話が論争的・説得的となり、対立や不満が大きくなりがちである。
・互いの認識の齟齬を埋めるより、それぞれの主張すべきこと、説明すべきことに固執するあまり、逆にそれが固定化してしまい、ギャップがより深くなる可能性がある。しばしば、患者・家族側の不信は二項対立型の対応を経ていっそう強くなり、医療者側は医療者側で、患者・家族側をクレーマーまたは扱いにくい存在

とみなしてしまう状況に陥ってしまう。
・上記の事態を避けるため、苦情や事故の際には、しばしば患者・家族側の深い思いや欲求に触れることなく、金銭提供で表層的に解決しようとするような安易な処理がなされがちである。いわば「臭いものにフタ」というかたちで問題を抑制してしまう対応である。また、患者・家族側をクレーマーとみなして対話自体を拒絶するといった対応も、方向性は逆だが、これと本質的に同様の問題抑制と言える。

　こうした認識のギャップが患者・家族側と医療者側の間に生まれがちであることを踏まえて、とりわけ事故の後や苦情の場面、あるいは事故予防につながる重要な場面で、両者の対話が真の情報共有へと進むように支援してくれる「第三の位置づけにある人材」がいれば、齟齬の生成やコミュニケーションに起因するリスクも抑えられ、相互の関係調整が進むことになります。この対話の促進をとおして患者・家族側と医療者側の間の情報共有を進め、事故防止に役立てたり、事故や苦情時に関係を再構築するのを支援したりするのが医療メディエーター（日本語では「医療対話仲介者」と訳されています）であり、その対話モデルが医療メディエーションということになります。

　医療メディエーションは三極構造の対話モデルです。二項対立モデルでは医療者側代表者が病院を背負って対話に臨むのに対して、医療メディエーターは第三の極に位置し、何も背負うことなく、まっさらな心で患者側の話を聴き、医療者側の話を聴き、対話を促進していきます。患者側は、医療メディエーターが病院を背負っていないがゆえに、その真摯な対応に触れると、たとえ病院職員ではあっても病院とは別の視点に立つ存在として信頼を寄せてくれることになります。医療メディエーターが対話の場にいることで、先の二項対立の限界や問題は克服されることになるのです。

　では、ここで医療メディエーターの定義を示しておきましょう。

《医療メディエーター（医療対話仲介者）の定義》
　医療メディエーター（医療対話仲介者）とは、患者側と医療者側双方の語りを、いずれにも偏らない位置で共感的に受け止め、自身の見解や評価・判断を示すことなく、当事者同士の対話の促進をとおして情報共有を進め、認知齟齬（認知的コンフリクト）の予防・調整を支援する役割を担う人材である。

　つまり、医療メディエーターは、医療者側に代わって判断を示したり説明をしたり

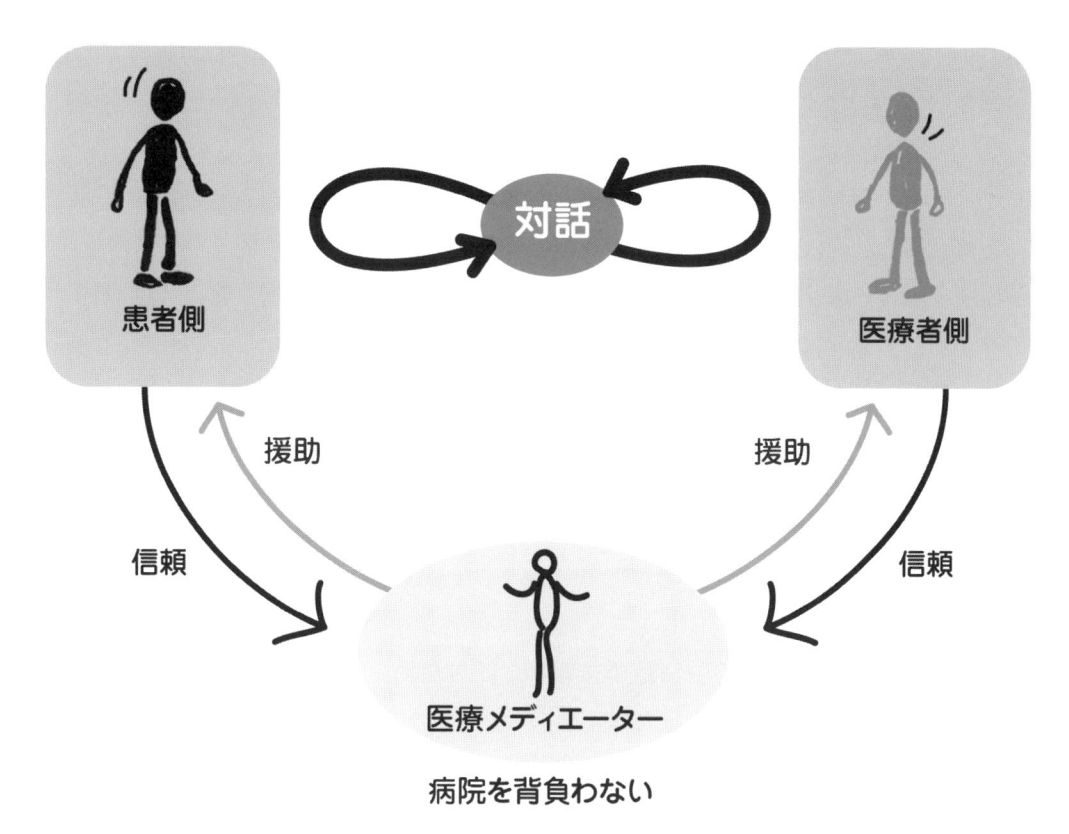

するのではありません。それだと、医療者側が2人になっただけで、二項対立の構造自体は変わりません。そうではなく、医療メディエーターは、**病院を背負わない姿勢**で患者・家族側と医療者側の双方の語りを受け止め、その間をつないでいく役割に徹します。医療メディエーターは、**評価、判断、説明、意見の表示などは一切せず、「質問」をとおして当事者に語ってもらい、当事者同士が互いの深い思いや背景に気づいていくプロセスを支援**していきます。このプロセスは、医療メディエーターの役割の根幹をなす前提と言えます。これを効果的かつ適正に支援していくために、医療メディエーターは倫理的姿勢やスキルを学び、身につけていかなければなりません。

　医療メディエーションは、決して、表層的なコミュニケーション技法や接遇のスキルを指すのではありません。より深く、患者側の思いや背景に目を配り共感的に受け止めていく、医療者側の姿勢のあり方そのものを示すモデルにほかなりません。

医療メディエーションの具体例

　ここで、医療メディエーションと医療メディエーターの役割を直感的に理解して

いただくために、分かりやすい例を挙げてみることにしましょう。医師が患者から苦情を受けた場面です。

> ある日、医師が外来でいつものように症状を聴き取り、現在最も効果があると考えられ、2か月前から処方している薬を出すことにして診療を終えようとしたところ、患者から「そんな、ちょっと話を聴いて、薬を出すだけの機械的なことなら誰でもできる。先生はちゃんと診てくれているのか」と苦情をぶつけられた。医師は、家族ぐるみで診てきた患者で信頼関係もあると思っていたので驚き、「いや、もちろんきちんと診ていますよ」と対応。しかし患者は納得せず、「だいたい、待ち時間は長いし、この病院はどうなっているんだ」と怒りを見せた。医師が「いや、患者さんも多くて、待ち時間は仕方がないんです」と応答したところ、患者はさらに怒り、「看護師は診察室に呼ぶときに目も合わせない。患者を大切にしていない。あんな看護師は辞めさせるべきだ」と訴えた。医師は「あの看護師は患者さんにも信頼されているし、おかしいな」と思いつつも、「辞めさせることはできませんが、きちんと言っておきますから」と対応。患者の怒りは静まらず、「もう、これでは診察をきちんとしてもらったとは言えないから、治療費は払わない」と主張した。

ここでは、先に述べた二項対立の限界が現れています。患者の苦情に対して、医師は、医療者の立場、病院側の立場から、説明し説得しようとしていますが、混乱して怒っている患者にとっては「攻撃されている」「言いわけして逃げている」と感じられ、溝はいっそう深まってしまっています。

さて、ここで、医療メディエーターが呼ばれ、対応することになったとしましょう。医療メディエーターは、まず、可能な限り患者と一対一で向き合って話を聴いていきます。時には、事情も分からないまま、いきなり両者の間に入っていくという難しいケースもあり得ますが、通常は、まず、可能な限り患者と一対一で話を聴く機会をもちます。そして、自分の役割、病院職員ではあるが病院と患者の橋渡しの役割を担っている者であることを説明し、患者に話を聞かせてくれるようお願いします。

この時点では、「橋渡しといっても病院の人間じゃないか。だいたい、この病院は何だ！」と患者から怒りをぶつけられるかもしれません。しかし、その後が違ってきます。医療メディエーターは、先の医師と違って、病院や医療者の立場に立って説得や説明を試みるようなことは一切しません。ただ、患者の主張、その怒りの背景にある思いに耳を傾けていきます。怒りは二次的な感情です。どんなに怒って

いる患者でも、その背景には傷ついた思いや悲嘆、苦悩、あるいは不安など、別の根源的な感情が潜んでいます。怒りはその一つの表現型に過ぎません。医療メディエーターは、表層の怒りに対して反応したり、説明・説得しようとしたりするのでなく、その深い思いを共感的に受け止め、聴こうとする姿勢で対応し、隠れた事情や背景を聴いていきます。そうした姿勢で聴いていけば、医師の対応には怒っていた患者も次第に落ち着き、「この人は病院の人ではあるけれど、自分の話をきちんと聴いてくれる人だ」という信頼が芽生えてきます。そして、自分が何を望んでいるか、何を問題にしているか、気づくようになって、医療メディエーターとの対話は深まっていきます。

そのうえで、「実は最近、先生の態度が変わってしまった。家族ぐるみで診てもらって、いい先生と思っていたのに……」といった患者の発言の中に、医療メディエーターは前向きな要素を的確に感じ取り、受け止めつつ、問いを立てていきます。「この患者さんは、もともと、この医師をいい先生だと思っていたのだ」という気づきをもとに、「以前の先生はどんなだったのですか？」などと尋ねていきます。すると、「以前は、家族の様子を質問してくれたり、少しは雑談もしていたのに、最近は事務的に対応するだけなんです」といった言葉が得られ、さらに「ということは、私は先生に見捨てられたということではないでしょうか？　もう病気も治らないということなんでしょうか？」といった背景の深い思いや不安を示す発言が出てきたりします。

つまり、この事例の患者は、「医師に見捨てられたような不安」「病気の今後に対する不安」を根っこの問題として抱えており、それを、この日、何かのきっかけで「怒り」「苦情」を医師にぶつけるというかたちで表現したわけです。「看護師を辞めさせろ」とか「治療費は払わない」という発言は、病院の立場に立った医師の「説得」に対する反応として出てきた表層的な主張に過ぎません。

こうして患者の深い思いを受け止めたら、医療メディエーターは医師の話も聴いていきます。苦情を向けられた医師も傷ついています。ですから、医療メディエーターは、患者に接するのと同様のケアの姿勢で医師の語りを聴いていきます。すると、医師の背景にある事情や思いも聴き出すことができます。「実は2か月前に外来の医師が1人辞めて、現在では、その医師が診ていた分の患者さんまで自分が診ている。それでなくても忙しい外来が、今までにも増して多忙になっている。一人ひとりの患者さんに費やす時間は短くならざるを得ないが、そういえば、あの患者さんは前からずっと診ていて信頼関係があると思っていたし、症状は安定していたから、無意識のうちに短い時間で済ませていたかもしれない」と、医師にも気づき

が生まれてきます。同時に、「でも、決して適当に済ませているわけではないこと、忙しい中で頑張っていることも、信頼関係のある患者さんだからこそ分かってほしいな」という思いも見えてきます。

　このように、両者の背景に隠れた事情や思いを受け止めつつ聴いていけば、医療メディエーターの目には、表層の対立した主張ではない「つながりうる可能性」が見えてきます。しかし、医療メディエーターが答えを出すわけではありません。主役は、この患者であり医師です。患者と医師が対話する場を設け、そこで間に入って対話を見守り、つないでいくことが医療メディエーターの役割です。医療メディエーションの対話の場で、医療メディエーターは自分の見解や意見は一切表明しません。対話を見守り、質問をとおして患者と医師の双方が深い思いや背景事情を共有できるよう手助けするだけです。

　患者が医師に対して苦情や攻撃のような言葉をぶつければ、医師も当然ながら防御的になり、説得モードに入ってしまいます。しかし、医療メディエーターが適切な質問をすることで、患者の深い思い（「先生に見捨てられたような気がしている」という発言は、裏を返せば「本当は先生を頼りにしている」というメッセージです）を表出してもらうことができれば、医師も「この患者さんはそういう思いをもっていたんだ」と気づき、「そんなことはないですよ。でも、そんな思いをさせていたのなら申しわけなかったですね」といった共感的な言葉が出てくるかもしれません。

　また、医療メディエーターは、この患者の診療時間が短くなった背景を医師に質問し、説明してもらいます。二項対立による説得モードの際に、「医師が1人辞めて、とても忙しくなっている」といった説明をしても、「そんなことは理由にならない、言いわけしている」と返されてしまいます。しかし、医療メディエーションで、先のように患者の思いを受け止めた後であれば、また医療メディエーターという第三の立場からの質問への回答というかたちであれば、患者も言いわけしているとは受け取らず、「先生にはそういう事情があったのだ」と気づくことができるでしょう。

　このようにして、「医師は多忙だけれど今後もきちんと診ていく」「症状については心配ない」ということについて情報共有が進み、関係が再構築されていくことになります。

　医療メディエーターは、**患者側と医療者側双方が「互いに見えていない相手の事情や深い思い」について情報共有し、相互理解を進めていけるよう、両者の対話を支援していく役割を担うわけです**。特に、「なぜこんなことで、こんなに怒るのだろう」と思う患者でも、クレーマーなどと決めつけずに、まず、その背景や思いを共感的に聴いていくことが必要です。例えば、「新しい薬の投与が何かの手違いで

半日遅れたが、特に問題はない」と伝えたら患者が過激に怒ったというケースでも、その患者の背景には、過去に病院で誤薬のためにひどい目に遭ったことがあるとか、肉親への投与が間に合わなくて手遅れになった経験があるといった隠れた事情があるかもしれません。怒りや苦情の背景には、患者固有の経験に根差した不安があるかもしれないのです。医療メディエーターは、まず、この「見えていない事情や思い」に耳を傾け、共感的に受け止めて聴いていく姿勢をもたなければなりません。医療メディエーターの能力の差異は、「いかによい問いを立てることができるか」、そのために「いかに深い思いを聴き取ることができるか」によって決まってきます。

また患者の側も、こうして医療メディエーターに自らの思いを「語り直す」ことで、様々な気づきを得ることができるのです。

さて、以上の例で、医療メディエーターの働きが何となく分かっていただけたと思います。その背景にある理論や具体的技法については後ほど解説していきますが、まずは医療メディエーターの位置づけについて理解していただくため、これから、その諸前提について整理していきたいと思います。

関係の再構築

A　医療メディエーションの定義

B 医療メディエーションの諸前提

> **POINT**
> - 医療メディエーションは、患者側と医療者側の対話を支援する関係調整モデルである
> - 医療メディエーションの目標は、問題の「解決」や「決着」ではない。情報共有をとおして、当事者間の関係が「修復」ないし「再構築」されることである
> - 医療メディエーターは、判断、評価、意見の表明、提案はしない
> - 医療メディエーターは、患者側と医療者側の双方をケア的に支援し、双方からの信頼に基づいた不偏性を維持する

1. 医療メディエーションは医療の基礎をなす対話モデル

　医療の基盤に「対話」があることは言うまでもありません。医療行為という言葉は、狭義には医学的な診断や処方、手技などを指す言葉かもしれませんが、それとて通常は患者との対話なしには進みません。また近年では、インフォームド・コンセントをはじめとして、診療にかかわる説明や、事故発生時の顛末説明義務など、対話それ自体が医療者の義務として認識されるようにもなってきています。

　このように考えれば、**深い情報共有を促す対話モデルとしての医療メディエーションは、医療の基礎をなす医療行為そのものとして位置づけることができる**でしょう。定義を見れば分かるように、医療メディエーションの適応場面は、医療現場のあらゆる場面と言っても過言ではありません。患者側と医療者側の情報共有は、医療のどの場面でも、非常に大切な不可欠の重要性をもっているからです。医療メディエーションを学ぶことで、一対一の場面であっても、それを擬似的に応用すること（後述するセルフ・メディエーション）もできるため、まさに医療メディエーションは患者−医療者関係構築の基盤をなすモデルと言えるのです。

2. 医療メディエーションの主役は当事者

　医療メディエーションを理解するうえで大切なことは、医療メディエーションの主役は、あくまでも当事者だということです。医療メディエーターは、患者・家族側と医療者側が向き合う場を設定し、その対話を支えていく裏方の役割に徹します。先に挙げた例でも、医療メディエーターが問題を説明したり、提案したりはしていませんでした。問いを立てて語りを促進し、当事者同士による情報共有を助ける役割に徹していました。

　ところが、医療メディエーターが次第に普及していく中で、ごくまれにですが、「医療メディエーターを配置すれば、苦情や事故発生時の対応はすべて医療メディエーターがやってくれて、医療者は解放される」との誤解を受けることがあります。これは大きな間違いです。原則として、医療メディエーターは医療者側に代わって患者対応をするようなことはしません。医療メディエーターが患者・家族側の話を受け止めて聴いたとしても、医療者側への不満や怒りが消えるわけではありません。それでは要するに「臭いものにフタ」方式で、今までのやり方と何ら変わらなくなります。**無理やりに、あるいは優しい言葉だけで苦情を抑え込んでしまうようなやり方は、医療メディエーションとして最も否定すべきやり方です**。医療メディエーションの目標がいわゆる苦情処理や紛争解決ではないというのは、この点を指しています。

　患者側と医療者側が直接に向き合って対話し、その中で情報共有により問題を乗り越え、関係を再構築していくことこそが大切であり、医療メディエーターの役割は、その手助けをすることにほかならないからです。このことは、医療メディエーションそのものの目標ともかかわってきます。

3. 医療メディエーションの目標は「解決」ではなく「関係構築」

　苦情や事故発生時を念頭に置いて説明しましょう。ある外来患者が医師への不満をもち込んで、まず医療メディエーターが対応したとします。医療メディエーターは誠実かつ共感的に患者の思いを受容して聴いていきます。その結果、患者が「聴いてもらってすっきりしました。ありがとうございました」と言ってくれたとします。医療メディエーターが「医師との対話の場を作りましょうか？」と言っても、「いえ、もうあなたに聴いていただいて満足したので結構です」と帰っていったとしま

す。これは、うまく対応できた例と言えるでしょうか。

　おそらく、従来の苦情対応であれば、うまくいったと評価されるかもしれません。しかし、医療メディエーションの観点で見ると、この例は決してうまくいったとは言えません。なぜなら、患者の医師本人への不満が消えているかどうかは分からず、この患者は二度とこの医師のところに来ないかもしれないからです。その不満のきっかけが単純な誤解によるものであれば、向き合えば乗り越えられ、よい関係を修復できたかもしれません。また、向き合った対話の中から医療安全につながる論点が見えてきたかもしれません。しかし、そうした機会は失われ、患者と医師の関係は壊れたままになるかもしれません。

　医療メディエーションでは、苦情や事故時の問題が単に「解決」すればよい、「結着」すればよいとは考えません。「解決」の質こそが問題であり、ただ単に「解決」することでなく、**苦情や有害事象によって傷ついた「患者側と医療者側との関係」が修復ないし再構築されることを目標と考えます**。先の例では、患者も医師も不安なく向き合えるようなケアを提供しながら、直接の対話の場を設定し、両者が直接に情報共有して関係再構築がなされていくよう支援していくことになります。患者と医師こそが、ここでは主役なのです。

　医療事故のような場合はなおさらです。医療事故の当事者は、患者・家族側も医療者側も傷つき、事故をめぐる問題が結着した後も、その苦悩や悲嘆から容易に脱却することはできません。自身の心の中で反芻（はんすう）される**「終わりなき対話」**の過程が持続していきます。患者・家族側にとって、事故の経験を苦痛と怒りの中で反芻せざるを得ないのと、あるいは苦痛であるとしても医療者側の対応にいささかの納得を感じつつ反芻するのとでは大きな違いがあります。それは、悲嘆体験としての事故の受容、乗り越えそのものを大きく左右します。医療者側にとっても同様です。ミスがあったにせよ、なかったにせよ、事故にかかわった苦悩は、医療者側をも深く傷つけていきます。その際、その後の医療者としてのキャリアの中で、事故経験は**「終わりなき対話」**を強いることになるでしょう。結着はしたとしても、患者側の強い怒りを感じ続けながら苦悩の中で反芻するのと、患者側との関係的緊張を乗り越え、よりよい医療者であるためのきっかけとして思い起こせるのとでは、大きな違いがあるでしょう。

　医療メディエーションは、単に「解決」や「結着」を目指すのではありません。単なる「苦情処理」や「紛争解決」ではありません。**死亡事故のような不可逆的な有害事象が発生していれば、そもそも患者側にとっても医療者側にとっても、ここで終わりというような終着点としての「解決」などありません**。あるのは区切りと

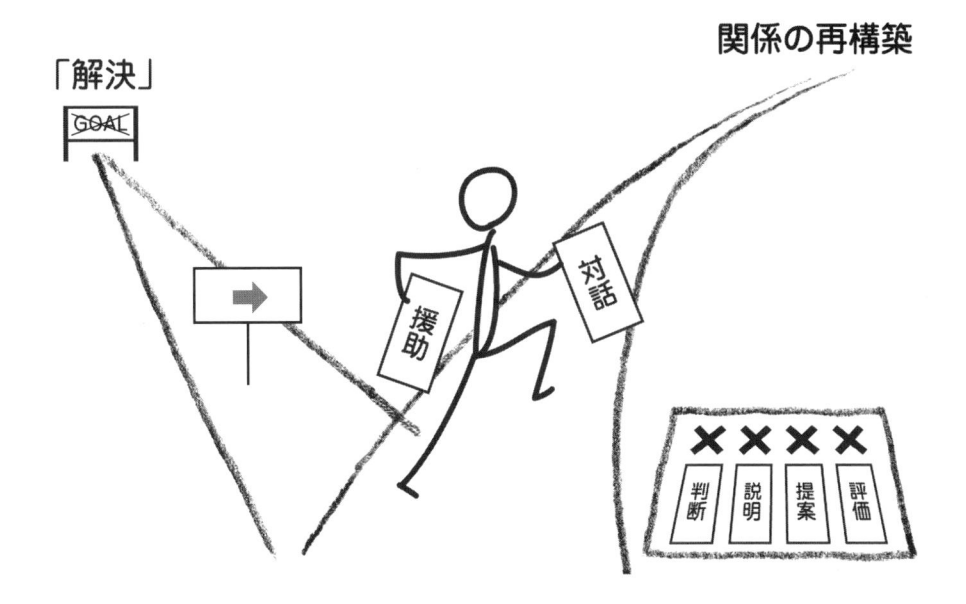

しての「結着」に過ぎません。そのことを見つめて、**医療メディエーションは、事後も続いていく患者側・医療者側の「終わりなき対話」を少しでも前向きな意味のあるものにできるように、両者の関係再構築を目標としていく**のです。

4. 医療メディエーターは構造的中立性でなく信頼に基づく不偏性を保つ

　医療メディエーターは病院職員であるため、「構造上、中立性がない」との批判を受けたり、疑問や懸念を向けられたりすることがあります。確かに、患者・家族側と病院ないし病院の職員である医療者側との間の問題にかかわるので、とりわけ事故発生時や苦情発生時には、その立ち位置に由来する中立性の欠如が問題と思えるかもしれません。

　そこで、仮に、医療メディエーターを派遣する中立の第三者機関ができたとしましょう。おそらく、実際には必ずしもうまく機能しないと思われます。

　第1にタイミングの問題です。事故が発生した、苦情が申し立てられたというとき、ただちに第三者機関から間に入ることは不可能です。派遣を申請して、調整して、ようやく病院に来るという流れになるでしょう。即時性を欠きます。事故でも苦情でも、発生したそのときただちに対応することが非常に重要だし、誠意ある対応と言えます。院内の医療メディエーターなら、こうした場合、ただちに現場に駆

けつけて対応することが可能です。このタイミングの問題は、対話を紡ぎ、信頼関係を再構築していくためには非常に重要な要素です。

　第2に、外部機関から派遣される医療メディエーターでは、病院のシステムが分からず、それまでの診療経過に関する情報にも疎いため、第三者として入っても必ずしも有効なかかわりができず、場合によっては不適切なかかわりをして、一気に信頼を失ってしまうかもしれません。この点、院内の医療メディエーターであれば、病院のシステムや診療経過なども頭に入れて対応するので、適切なケアができるのです。**紛争解決が目的であれば、個別具体的な情報をもっていないほうが中立的になれるでしょうが、対話促進と情報共有による関係再構築を目指す医療メディエーションでは、こうした情報は有益な支援を可能にしてくれるはずです。**

　第3に、構造的な中立性は出発点では有利ですが、もろく簡単に壊れてしまいます。派遣された医療メディエーターの発言が少しでも医療者側に立っている、あるいは患者・家族側に立っていると解釈されれば、中立性への信頼はあっという間に崩れ去ってしまいます。これに対して院内の医療メディエーターの場合には、最初は、患者・家族側から「橋渡しの役割と言っても、しょせん病院の人でしょう」という不信感をもたれたり、時には罵声を浴びせられるところから出発しなければなりません。しかし、そこから共感的に話を聴く中で、次第に医療メディエーターへの信頼感が生まれます。こうして築かれた信頼感は、簡単には壊れない強靭（きょうじん）なものとなります。こうした**患者・家族側との信頼関係こそ、構造的な中立性がなくとも医療メディエーターの支援を有効なものにしてくれる源泉**ともなります。ですから、一見困難に思える患者・家族側との信頼関係の構築のために、医療メディエーターは、その姿勢や倫理、かかわり方を学んで律していかなければならないのです。

　さて、きちんと医療メディエーションを学んだ現場の医療メディエーターにとって、患者・家族側との信頼関係の構築は、さほど困難な課題ではないようです。「院内の職員が医療メディエーターであれば、病院側に立ってしまうのではないですか？」とよく聞かれますが、実際には逆で、患者・家族側の語りを共感的に聴く中で、むしろ患者・家族側の立場に寄ってしまう例のほうが圧倒的に多いようです。しかし、これも医療メディエーションにとっては、あまりよくないかたちと言わざるを得ません。

　医療メディエーターが患者・家族側に立ってしまうと、今度は医療者側のほうが防御的になる傾向が見られます。セッションに出ている医療者側、例えば医師からすれば、「患者と医療メディエーターが一緒になって自分を責めている」と感じられると、当然に防御的になっていきます。その結果、対話はうまく進みません。つ

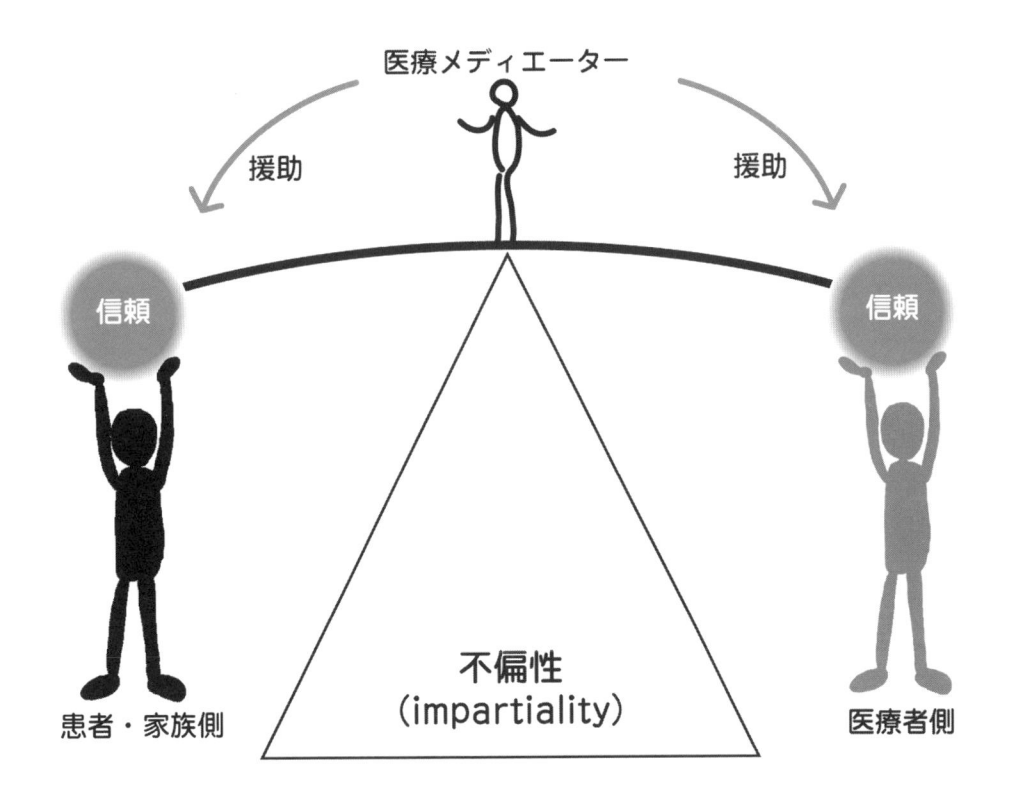

医療メディエーター

援助　　　　　　援助

信頼　　　　　　　　　　　　信頼

患者・家族側　　不偏性　　　医療者側
　　　　　　（impartiality）

　まり、医療メディエーターは、患者・家族側だけでなく医療者側とも同様の信頼関係を構築し、常に偏らない立ち位置を確保しておかなければならないのです。といっても、裁判官のように距離を置いて、ポーカーフェイスでいるわけではありません。**時に患者側をケア的に支援し、時に医療者側をケア的に支援し、しかしいずれにも偏らない。そういう信頼に基礎を置いた「不偏性」(impartiality) を維持**しなければなりません。いわば「**やじろべえのような不偏性**」を保つことが大切なのです。アメリカでは、こうしたかかわりを「どちらの側にも立つこと」(mutual partial) という概念で表している人もいます。当事者間の対話を紡ぐためには、それが必須の条件となります。

　そして、そのためには医療メディエーターが守らなければならないルールがあります。医療メディエーターの行動規範と言ってもよいでしょう。

5. 医療メディエーターが守るべき約束（行動規範）

　これまでにも触れましたが、医療メディエーターは、院内の人間であるからこそ、

「病院を背負わない位置」を常に保たなければなりません。病院や医療者側を背負った発言をしたとたんに一気に患者・家族側の信頼を失い、二項対立構造に戻ってしまいます。

　この「病院を背負わない位置」を保つために、医療メディエーターが守るべき行動規範ないし約束があります。以下に、ここまでのまとめを兼ねて紹介していきます。

1）約束①　伝言的仲介でなく直接対話を促進させる

　まず、医療メディエーターの役割の理念となるのは、哲学者のミルトン・メイヤロフが著書『ケアの本質』で定義したケアの理念です。すなわち、「**その人がその人自身であることを支えること**」であり、第三者が当事者に何かを「してあげること」ではありません。医療メディエーターが行なうのは、あくまでも当事者が自分自身で問題を乗り越える、その基盤となる支援にほかなりません。「何かを提供する」支援ではなく、「何かをその人自身が自分の中から引き出すこと」への支援です。**答えは第三者の中にあるのではなく、常に当事者自身の中にあります。**

　それゆえ、医療メディエーターは、患者・家族側と医療者側が直接に向き合う対話の場を設定し、対話を促進することを役割としなければなりません。患者・家族側の訴えを聴いて医療者側に伝えたり、医療者側の言い分を患者・家族側に伝えたりという伝言による間接的な仲介は、原則として行なってはなりません。**医療メディエーターは、患者・家族側と医療者側という当事者が直接に向き合って自分たちで関係を調整し、問題を克服していくのを偏りなく支えるだけです。問題を克服することは当事者にしかできないのです。**

　患者・家族側は、医療者側との直接の対話を求め、その対応によってこそ納得ができるのであって、医療メディエーターが医療者側の代弁をしたのでは受け容れられるはずもありません。繰り返しになりますが、そもそも、**医師や病院の代弁をする者を医療メディエーターと呼ぶことはできません。**「医療メディエーターがいればトラブルはすべて任せられ、医師は患者との話し合いに出なくてもよくなる」と考えている人がいるとすれば、大きな間違いです。

　また、間接的な伝言仲介は誤解や齟齬（そご）を生むリスクを何倍にも増やしますし、最悪の場合には情報操作のリスクさえあります。患者・家族側と医療者側が直接に向き合う場を作るため間接的な伝言や代弁は控えるというのが、医療メディエーターとしての第1の約束です。

2）約束②　判断、評価、意見の表明、提案はしない

　医療メディエーターは、あくまでも当事者の対話による問題克服を支援する役割ですから、**自分の意見や見解の表明、評価や判断の提示などは決してしてはなりません**。例えば、「事故は不可抗力によるもので、過失はないと考えている」といった事故原因の説明、「事故を生かして、今後○○の点について医療安全対策をしていきます」といった改善案の提示、「賠償として1000万円お支払いしようと考えています」といった賠償や法的評価の提示などは、一切行なってはなりません。これらのことは、病院側の当事者である医師、事務担当者、顧問弁護士などが患者・家族側と向き合って説明すべきものであり、医療メディエーターは、対話のいかなる場面でも口にしてはなりません。

　その第1の根拠は、このような発言は、簡単なものであっても、いずれかの当事者に何かを「してあげる」ことになり、当事者自身による問題克服を尊重する医療メディエーターのケアの理念に反することになるからです。

　第2の根拠は、こうした発言は、病院側に立つことになったり、患者・家族側に立つことになったりして、いずれにしても医療メディエーターの役割理念および不偏性を損なうからです。医療メディエーターは病院の職員であるからこそ、このような中身に踏み込んだ発言をしてはならないのです。

　第3の根拠は、このような発言は、患者・家族側ないし医療者側から友好的発言ないし敵対的発言であると認識されることになり、医療メディエーターへの信頼が失われ、医療メディエーションの場が崩れてしまうからです。

3）約束③　解決ではなく情報共有と関係構築を目的とする

　この約束も「問題を克服できるのは当事者だけである」というケアの理念に基づく医療メディエーターの役割理念から必然的に導かれることです。問題を克服していくこと（医療事故では本来、100％の解決はあり得ないと思いますが）は当事者が達成していくことであって、医療メディエーターの目的ではありません。医療メディエーターが「問題を解決しよう」などと考えると、ついつい意見を表明したり、提案を行なったりして、医療メディエーターの理念に反してしまい、結果として対話が進まなくなってしまいます。医療メディエーションの目標は関係の再構築です。**医療メディエーターの目的は「つなぐこと」であって、「解決すること」ではない**のです。

　先にも述べたように、医療メディエーターは、あくまでもケアの理念を基盤に、患者・家族側と医療者側の情報共有による関係再構築を支援することを目標と考え

なければなりません。医療メディエーターの支援によって深い情報共有がなされ、関係が再構築されていけば、患者・家族側と医療者側との間で自然に問題が克服されていく可能性が拓けるはずです。医療者側に直接向き合い、真摯な対応を受けることで初めて、患者側も問題を乗り越えていけるのだということを忘れてはなりません。医療メディエーターは、あくまでも黒子の役割に徹しなければならないのです。

4）約束④　分け隔てのないケアの姿勢で心を聴く

　医療メディエーターは分け隔てのないケアの姿勢を基礎としています。事故などにかかわって傷ついているすべての人（かかわった医療者側も含む）に分け隔てなくケアする姿勢が何よりも大切なのです。この姿勢が、医療メディエーターのかかわりに偏りのない姿勢という意味での不偏性をもたらします。そうなれば、形式上は中立でなくとも、患者側からの医療メディエーターへの信頼が構築され、第三者的な位置での支援のかかわりが受容されるようになります。

　また、医療者側にも同様のケア・マインドをもって接しなければなりません。医療メディエーターが患者・家族側だけに共感的な対応をしていると、医療者側の心は閉じて防御的になってしまいます。事故にかかわったり、苦情を向けられたりした医療者側に対しても、ケアの姿勢で共感的に受け止めていかなければならないのです。

　医療メディエーションの過程で、医療メディエーターは患者・家族側や医療者側の「**言葉でなく心を聴く**」姿勢をもって、その深い思いを見つめ、互いに表層の対立の背景にある何かに気づくことを支援していくのです。そのためには、**医療メディエーター自身が、患者側や医療者側の深い思いに気づき、寄り添うセンスとマインドを身につけていなければなりません**。そうした姿勢が身についたとき、初めて"skill"（技法）が"will"（姿勢）の真の反映として表れてきます。マニュアル的な技術でなく、「姿勢」の発現としての"skill"について適切な教育研修を受ける中で、医療メディエーターはそれを体感的に理解し、その涵養に努めなくてはなりません。そうした姿勢こそ、医療メディエーターへの信頼の糧となるのです。

　さて、以上で、医療メディエーションとはどのようなものか、医療メディエーターとはどのような役割を果たすのかについて、概略をご理解いただけたと思います。
　次に、医療メディエーションの出発点となった医療事故発生後の対応を例にとって、さらに詳しく説明していくことにしましょう。

C 医療事故と医療メディエーション

POINT
- 医療メディエーションは、医療事故後の医療者側の誠実な説明の過程が当事者間で共有されていくように支援するモデルと見ることもできる
- 医療メディエーターにとって、「問いを立てること」「質問を繰り出すこと」が、上記を達成するほとんど唯一の手段である
- 事故調査が誠実かつ公正に行なわれることが、医療メディエーションの必須の前提となる
- 医療事故後の患者側・医療者側のニーズは、悲嘆・事故体験からの回復、真相究明、誠意ある対応と謝罪、再発防止対策といったものであり、かなりの程度共通している

1. 適正な医学的検証と正直な説明の支援──双方向的対話の意義

　筆者らが医療メディエーションについて考え始めた当初は、やはり事故後の説明や問題の調整という場面が課題でした。患者・家族側と医療者側が裁判官に向かって正当性を主張し合い、その結果として互いの間の溝がいっそう深まっていく。誠実な対応や真摯な説明を求めるニーズは置き去りにされ、得られる結果は金銭賠償に過ぎない……。このような、患者・家族側にとっても医療者側にとってもニーズが満たされず、疲弊感の残る訴訟のような方式とは異なるかたちで、双方の思いやニーズをつなげていきたいというのが出発点でした。

　事故が起きたときに、情報開示や真実の説明を当然の前提と考える医療施設が増えてきています。しかし、実際には情報開示をどう進めればよいのか、そのモデルがこれまではありませんでした。真摯に情報開示しても齟齬が生じることはあります。医療者側が患者・家族側の思いや訴えを理解できず、ピント外れな対応に終始していることもあります。そのような場面で、より深い情報共有を進め、情報開示を実現していくための実践的モデルが医療メディエーションなのです。

　つまり、**医療メディエーションとは、事故後の医療者側の誠実な説明の過程が当事者間で共有されていくように支援するモデル**と見ることができます。事故直後の双方が混乱した中での対応の場面、真摯な医学的検証に基づく説明の場面、それを

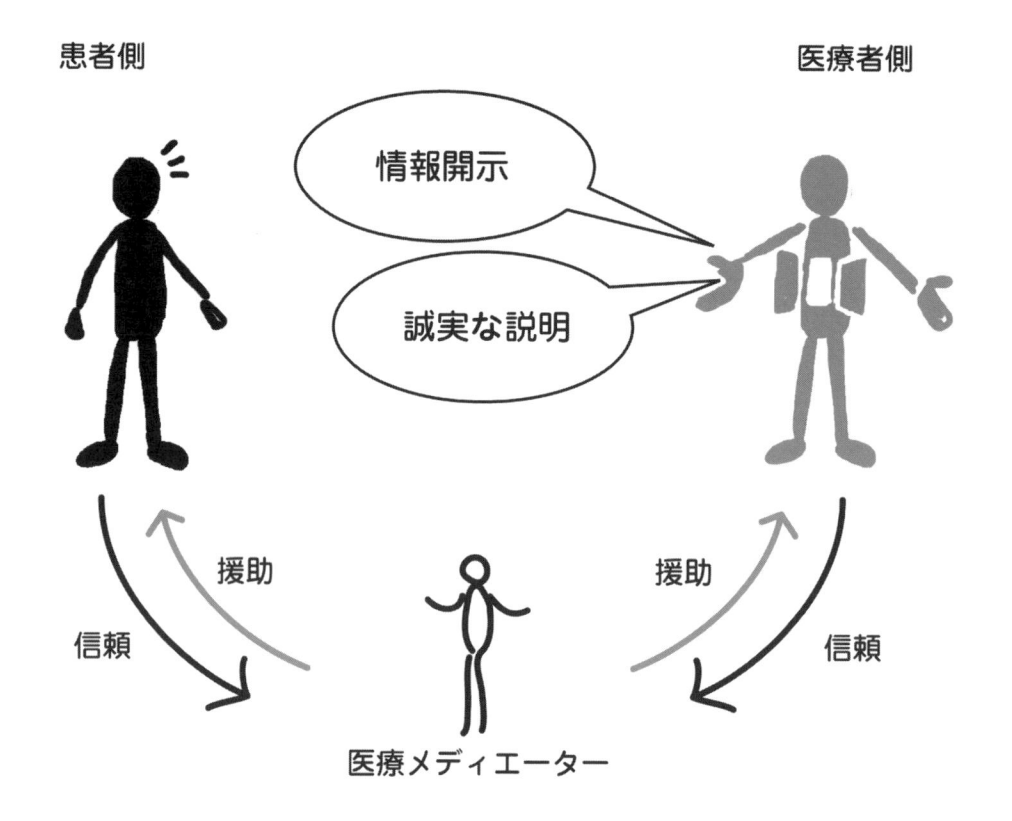

踏まえて関係再構築へ向けて方向性を見出していく場面——事故後の様々な場面で医療メディエーターの役割が重要な意味をもつと思われます。

　具体例を挙げましょう。術中に予期しないかたちで患者が死亡する事故があったとします。過失があってもなくても、医師も人間である以上、「大変なことになった」「何とか救いたい」「これからどうなるのだろう」などと心が乱れ、呆然自失になりながらも、なお医師として精いっぱいの処置を行なうでしょう。そのうえで、残念ながら救命できなかったとき、待っている遺族の前で何が起こったか説明しなければなりません。そのとき医師は、「自身が取り乱して遺族の前に立つわけにはいかない。きちんと何が起こったかを説明するのが医師の責務であり、そのため遺族の前では自身の心の乱れを可能な限り抑制して、誠実かつ冷静に説明しよう」と考え、そのように説明を始めるでしょう。

　しかし、誠実さが遺族側に伝わらず、かえって医師に対する不信を抱かせてしまう可能性があります。「この医師は、人が1人死んでいるのに、どうしてこんなに冷静に淡々と話せるのか。亡くなった私の家族を1人の人間として大切に見ていなかったからではないか。多くの対象の一部としてモノのようにしか見ていなかった

のではないか」というように遺族側の目には映るかもしれません。誠実であるために努めて保とうとした冷静さが、遺族側の視点から見れば「他人事のように話している」と受け取られるかもしれないのです。「プロフェッションとしての責務」を誠実かつ真摯に果たそうとする医師の行動が、その視点を共有しない遺族側からは「不誠実な行動の表象」として見えてしまうかもしれないのです。

　事故後の場面では、遺族側と医師の双方が感情的にも混乱した状況にあり、相手の感情を忖度したり、自分の発言がどう受け止められるかを配慮したりするゆとりなどありません。少し距離を置いた視点をもてる医療メディエーターがここにいたとすれば、「医師の真摯な意図」が遺族側には「何とも思っていないのだ」と誤解されていると気づくことになります。ただし、そうと気づいた場合でも、医療メディエーターは、自身の評価を語るのでなく、常に「質問」によって当事者に語ってもらわなければなりません。「先生は医師の責務として冷静に話されているのですよ」などと自身の見解を語れば、遺族側からすれば「この人も医師をかばっているだけ」と感じられ、信頼を失ってしまいます。これは、医療メディエーターの行動規範である「意見や見解の表明はしない」というルールに反しているからです。

　ここでも医療メディエーターは、意見を述べるのでなく、質問を発して当事者に語ってもらう中で、両者が認知の齟齬の存在に気づき、深い次元で情報共有がなされるよう支援していかなければなりません。**医療メディエーターにとって、「問いを立てること」「質問を繰り出すこと」が、そのほとんど唯一の手段**なのです。この状況では、医師の医学的な説明がいかに真摯で正直なものであっても、おそらく遺族側の耳には入らないでしょう。むしろ、手術室で起こった出来事とその際の医師の対応、医師がどれだけ必死に生命を救おうと懸命に努力していたかなど、遺族側にもただちに受け止められる情報を引き出す質問をしていくことになります。それへの回答をとおして、医師がどれだけ真摯に患者と向き合っていたかが遺族側にも伝わるように支援していくのです。そうすれば、「少なくとも医師は必死に取り組んでいた」ということは共有され、「他人事のように話している」「亡くなった患者をモノのように見ていた」といった決定的な不信感と亀裂の拡大は防ぐことができるでしょう。また、遺族側に対しても、表面の攻撃的な言い分の背後にあるつらい思いを受け止め、それを医師にも共有してもらうべく質問を通じて支援していくことになります。

　こうしたかかわりは、まさに事故発生時の対応ですが、その後、事故の医学的検証や、さらなる話し合いがもたれるときにも、医療メディエーターが支援していくことになります。その際、医学的検証や事故調査、医療安全の観点からの分析は、

病院側の当然の責務として取り組むことになります。この**事故調査が誠実に行なわれることは医療メディエーションの必須の前提**であり、「**公正で正直な医学的検証なくして医療メディエーションなし**」ということを肝に銘じておく必要があります。

　医療者側が検討した医学的検証結果を患者側に説明する場合にも、医療メディエーターは、その対話が深い情報共有へとつながるように支援していきます。その際、この情報共有プロセスが双方向的なものであることを忘れてはいけません。医学的検証結果の説明は、しばしば医療者側からの一方通行的な説明の場のように理解されます。しかし、医療メディエーション的な観点からは、双方向でなければいけません。もちろん、医療者側が誠実に検証した結果は、患者側へ向けて説明していきます。そのとき、医療メディエーターは、説明が一方的にならないように患者側の視点に配慮して、説明している医師に対し質問することで説明に区切りをつけ、患者側が疑問などを述べる機会を作っていきます。医療メディエーターが看護師などの医療職である場合には、自分では分かりきったことであっても、患者側には理解が難しいかもしれないと感じれば、患者側に「私から質問してもよろしいですか？」と了解を求めたうえで、自ら医療者側に質問していきます。医療者側の回答の後には、患者側に「今の説明でよろしいですか？」と確認します。

　こうした医療メディエーターの振る舞いは、患者側の理解を少しでも助け、長く続く専門的な説明が患者側をいらだたせるのを防ぎ、かつ患者側に適宜、発言や意見表明の機会を提供し、対話を紡いでいくことになります。

　これができれば、医療者側の医学的検証結果を患者側に理解してもらうという以上の意味があります。それは、患者側が対話の中で示す疑問や見解の中に、医療者側が見落としがちな、**患者目線から見た医療安全や安心な医療への示唆**がしばしば含まれているからです。また、患者側の語りに向き合う医療メディエーションの中で、**医療者側が患者・家族側の視点から見た医療の質にかかわる多くの学びを受け取る**ことができるからです。医学的検証が、誠実かつ正直に行なわれることは当然の前提として、その後も対話をとおして患者側の視点と医療者側の視点が双方向的にすり合わされていく中で、事故をめぐる認識も共有され、将来の医療安全、医療の質の改善へ向けた示唆も生まれてくるのです。事故後の説明を双方向的に遂行するためには、医療メディエーションが最も適したモデルと言うことができます。

　さらに、こうした医学的説明の共有を踏まえて、事故被害者に対して病院として何ができるかについても、医療メディエーターがかかわることで関係が再構築され、双方向的対話が行なわれる中で方向性を見定めていくことになります。

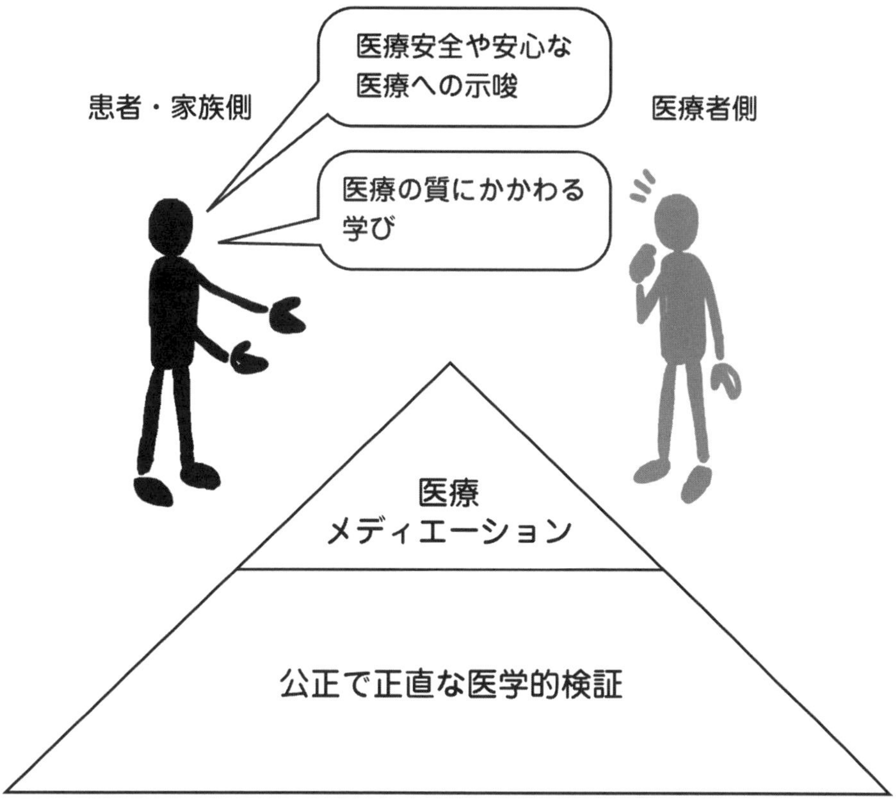
患者・家族側
医療安全や安心な医療への示唆
医療の質にかかわる学び
医療者側
医療
メディエーション
公正で正直な医学的検証

2. 医療事故当事者のニーズの観点から見た医療メディエーション

医療事故発生後の医療メディエーションの役割を、患者側・医療者側双方のニーズに即して見直してみましょう。

1）患者・家族側のニーズから

第１に、「悲嘆体験からの回復」が最も根本的なニーズでしょう。事故や事故が疑われる状況に直面した患者側は、非常に強い不安や精神的緊張、怒りの感情などにとらわれることになります。それが身近な者の死や重篤な身体被害であればなおさらです。死別体験や障害受容の困難さと、そこでのケアの必要性はよく指摘されていますが、そこに不慮の事故という要素が加わった場合には、悲嘆や混乱はさらに強まると思われます。医療者側への攻撃的態度や行動は、実はこうした受苦体験の受容と悲嘆からの回復のための一つの手段・表現としての意味をもっているとも

言えます。事故被害者は「痛み」へのケアを切実に必要としている存在にほかならないのです。**医療メディエーターの姿勢の基盤は「ケアの理念」**であり、一貫して共感的ケアを提供する姿勢でいなければなりません。

　第2に、患者側が例外なく求めるニーズとして「真相究明」が挙げられます。われわれは、身近な者の死に際して、それがごく自然な死であっても、最期の様子を知りたいと願うものです。その経過を知ることによって、亡くなった方の思いに共感することができ、「喪失」という事実を受容していく手がかりともなるのです。事故の場合にはなおさらです。

　誤解してはならないのは、ここで求められている「真相究明」は、単なる「客観的な事実経過の究明」だけを意味するのでないという点です。もちろん、客観的説明は必須ですが、患者側の言う「真相究明」は、事態への深い共感的理解への要求が含まれていると思われるからです。この点を理解せず、いくら正直に合理的な説明を重ねても、それだけで受け容れられることはないでしょう。だからこそ、正直な医学的検証を前提としながらも、一方的な説明ではなく双方向的な対話過程、医療メディエーションが必要なのです。

　第3に、被害者側は常に医療者側の「誠意ある対応と謝罪」を求めています。たとえ事故が過失によるものでなかったとしても、かけがえのない生命や健康の喪失が生じている以上、それにかかわった医療者側が誠実に対応し、必要な謝罪をするのは、日常的な道徳感覚から見て当然です。

　われわれはふだん、自らに過失や責任のない不可抗力による出来事であっても、相手に損害が及べば、誠実に対応して共感表明するものです。アメリカでは、訴訟社会化の行き過ぎから、事故が発生したとき「訴訟で不利にならないよう決して謝罪しない」という行動パターンが定着していましたが、こうした事態を憂い、現在では通称"Sorry Law"と呼ばれる法律がほとんどの州で制定されています。事故の際に普通に謝罪しても、訴訟上それを過失を認めたこととはしない、だから謝罪してもよいという法律です。わが国では、そのような法律が必要なほどではなく、医療者側が謝罪や共感表明をしたとしても、裁判所はより客観的な視点から事実を認定しています。それゆえ、むしろ患者側に誤解を与えないように留意しつつ、適切なかたちで謝罪や共感表明をすることが必要と思われます。

　また、患者側が謝罪を求めているといっても、**ただ単に頭を下げて謝罪するばかりでは、結局は医療者側の自己満足に陥り、患者側が置き去りにされてしまうかも**しれません。謝罪や共感表明も、一方通行ではなく双方向的な対話の中で、意味あるかたちで共有されなければなりません。**謝罪や共感表明は、それを求める患者側**

の心情を受け止めて聴くことを伴っていなければならないのです。

　第4に、事故が二度と起こらないように「再発防止対策」をとってほしいというのも被害者の共通の願いです。単に公共的な意味だけではなく、「もし、自分たちが遭遇した事故が次の事故を防止するのに役立つとすれば、その死や受傷を無駄なものでなく、社会的に意義ある犠牲的受苦として意味づけ、受け容れることができる」という思いが込められているのです。これは受苦体験の受容と悲嘆からの回復を助ける大きな要素なのです。

　最後に、多くの被害者は「単なる金銭の問題ではない」ということを強調します。生命や身体被害を金銭に換算することの不可能性と痛みの深さを示す言葉ですが、「命を金に換えるのか」といった外部からのネガティブな意味づけへの拒絶でもあります。現実には金銭賠償が生活維持のために重要な意味をもつ場合もありますが、それでも被害者の心情としては、心の痛みこそが、まさに重要な問題なのです。

　このように、被害者側のニーズは、いずれも受苦体験と痛みを淵源として発せられている要求であって、この点を理解せずに医療事故問題への適切な対応はできません。

2）医療者側のニーズから

　ひるがえって、医療者側のニーズを見ましょう。事故は不幸な出来事であり、かかわった医療者も事故を起こそうと思って起こしたわけではないでしょう。期せずして事故にかかわった医療者も、被害者側と同様、強い精神的緊張にさらされることになります。訴訟では、「被害者（患者側）」に対置されるのは必然的に「加害者（医療者側）」となりますが、筆者らが考える医療メディエーションでは、「被害者（患者側）」に対置されるのは、悪質な例外を除き、多くの場合、やはり「被害者（医療者側）」にほかなりません。**医療者側も誠実であればあるほど苦しむのであり、ある意味で「医療事故の被害者」と言えるのです。**では、事故に直面した医療者側のニーズには、どのようなものがあるのでしょうか。

　第1に、医療者側もやはり「事故体験からの回復」というニーズを有しています。事故に直面した多くの医療者は、うろたえ、強度の精神的緊張にさらされます。患者側と立場は違っても、医療者側も同じような体験を受容し、前向きに克服していくために、適切なケアを必要とする存在でもあるわけです。

　第2に、医療者側も、事故が何によって生じたのか、なぜ防ぎ得なかったのかについて客観的な事実の経過を知り、当事者として自分の行動を省みる契機にしたいと願うでしょう。すなわち、患者側と同様に「真相究明」へのニーズを強くもって

いるわけです。

　第3に、「誠意ある対応と謝罪」をしたいというのも、素朴な感情的ニーズでしょう。ごく自然な対応が許されるなら、法的に過失であるかどうか、因果関係があるかどうかといった問題以前に、不慮の被害に遭った被害者に向き合って共感し、誠意や謝罪の意を示したいというのは自然な人間としての感覚です。とりわけ、ケアを職業の根幹に置く看護職をはじめとする医療者にあっては、誠意と謝罪は自然な感覚の発露として自らをも楽にし、救済する対応だと考えられます。

　第4に、「再発防止対策」へのフィードバックも、医療者として願う当然の課題でしょう。再発防止の客観的効果だけでなく、自分がかかわった不幸な事故に、その後のシステム改善への貢献という社会的意義を与えることは、医療者側にとっても一つの救いとなるはずです。

　最後に、医療者側も、ただちに問題を金銭問題として見ることはしないでしょう。問題が生じた場合、それが賠償問題を含むのは事実です。しかし、医療者側にとっても、金銭賠償は「金でカタをつけようとする」といったネガティブな反発を患者側から受ける可能性があり、ただちにはもち出せない問題です。その前にまず、精神的なケアと対立の解消が前提となるはずです。

3) ニーズの共通性

　さて、患者側のニーズと医療者側のニーズそれぞれを見て分かるのは、**医療事故をめぐる両者のニーズが実はかなりの程度共通している**という点です。もちろん、事故を挟んで両者の立場は正反対であり、ニーズが共通しているからといってただちに協調的な関係が成り立つわけではないでしょう。しかし、それでも、共通するニーズを手がかりに、いくらかでも対話と関係修復が可能になるとすれば、それは双方にとって応答的な選択肢となるのではないでしょうか。

　こうした当事者のニーズに丸ごと対応していけるような、ケアの理念に基づく事故対応のモデルが必要とされているのです。この発想こそが、ケアに根差した医療メディエーションの理念にほかなりません。双方の当事者たちが深い痛みにとらわれている医療事故の場面にこそ、双方的な対話を促進し、「解決」ではなく「関係の再構築」を目標とする医療メディエーションが適しているのです。

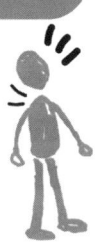

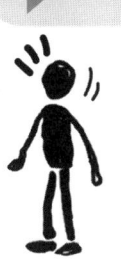

医療者側のニーズ	患者・家族側のニーズ
・事故体験から回復したい	・悲嘆体験から回復したい
・真相を究明したい	・真相を究明したい
・誠意ある対応をとりたい	・誠意ある対応・謝罪が欲しい
・再発防止対策に向けてフィードバックしたい	・再発防止対策をとってほしい
・単なる金銭問題ではない	・単なる金銭問題ではない

D 医療メディエーションの適応場面

> **POINT**
> - インフォームド・コンセントの場面で医療メディエーションを実践すると、患者側の発言の機会が保たれ、その背景や環境に根差した対話を促すことができる
> - 終末期の意思決定の場面で医療メディエーションを実践すると、臨床倫理や生命倫理が求められる場面に適合的な対話を促すことができる(生命倫理メディエーション)
> - 医療メディエーションは、医療事故や苦情などの問題発生時にとどまらず、日常診療を含め、医療のあらゆる場面で実践できる

　医療メディエーションが有効に機能すると思われる場面は、事故後の対応に限られるわけではありません。対話を促進し、情報共有を進め、認知の齟齬(そご)を解消していく医療メディエーションの可能性は、すでに医療の様々な場面で確認されています。以下、そのことを簡単に見ていくことにしましょう。

1. 患者相談窓口と医療メディエーション

　患者相談窓口の担当者や院内の患者相談担当者にとって、医療メディエーションの発想は不可欠です。実際、医療メディエーター研修にも、患者相談にかかわる事務職やコメディカルが多数参加し、現場に生かしています。苦情や事故の場合に限らず、様々な相談において、患者側に寄り添って真摯に対応していくことが求められています。しかし、「寄り添う」「真摯に」というのが単なる精神論や掛け声にとどまっていては、「寄り添っているつもり」「真摯であるつもり」に陥ってしまうことが少なくありません。単に、患者側の相談や苦情を「何とか解決すること」を目的とする解決志向的な従来型対応がなされていることも多いでしょう。いかに善意でも、それでは患者・家族側に向き合っていることになりません。

　医療メディエーションは、まさに、患者・家族側に向き合うとはどういうことかについて、技術ではなく姿勢を教えてくれます。相談員の場合には、後に説明する

セルフ・メディエーションによる対応も必要ですし、場面に応じて患者・家族側と医療者側をつなぐ柔軟な医療メディエーションの実践が必要になるときもあるでしょう。海外でも、イギリスのNHS（国民保健サービス）トラストの患者相談（Patient Advice & Liaison Service）や、アメリカのいくつかの病院の患者相談（patient advocacy）で、医療メディエーション的対応が意識されています。また、アメリカ病院協会の中に設置されたヘルスケア・コンシューマー・アドヴォカシー協会でも、メディエーションをペイシェント・アドヴォケートに必須の技能の一つとして研修を実施しています。

患者相談窓口や院内の患者相談担当の業務の中で医療メディエーションが有益であることは、これまで多くの担当者が医療メディエーションを学び、現場で活用していることからも明らかです。

2. インフォームド・コンセント

インフォームド・コンセントは、医療メディエーションが最も有益な場面の一つです。医療者側によるリスクの説明は、そのままストレートに患者側に理解されるわけではありません。現実の対話は解釈をとおして展開するものです。「この薬には重い副作用の出る可能性が1％あります」という説明に、医療者側は「非常に危険でリスクが高い」との意味を込めているかもしれませんが、患者側は「99％安全ということだから、ほぼ大丈夫だ、安心しなさいと言ってくれている」と解釈するかもしれません。この場合、不幸にも1％の副作用が現実に起こったとき、患者側からすれば「そんなに危険な薬とは聞いていない」ということになります。もちろん、「1％のリスク」という「言葉」自体は聞いていても、それは「安全である」との意味だと理解していたのですから、「危険な薬とは聞いていない」というのは、患者側の視点からすれば「偽り」ではない「真実」なのです。

こうした例でも、医療メディエーターないし医療メディエーションを学んだ看護師などが、より深い情報共有を促進するかたちでかかわれば、事情は違ってきます。医師の患者側への説明場面に同席し、医師の説明が分かりやすくなるよう、また患者が話す機会を作れるよう、適宜、質問をして間に入ることで、理解の向上を図ることが可能となります。例えば、医師が「この薬には重い副作用の出る可能性が1％あります」と言ったとき、第三の位置にいる医療メディエーターには、患者側に誤解されるリスクが傍目八目でよく分かります。そこですかさず、患者側に「私から

医師に質問してよろしいですか？」と了解をとったうえで、医師に向かって「1％というと100人に1人、副作用が発生するのですね？」と問いかけます。すると医師は、さらにリスクについて補足説明するので、患者側も誤解を解くことができるのです。そこで重ねて、「今の説明で分かったでしょうか？ さらに聞きたいことはありませんか？」と患者側の発言の可能性を作っていきます。こうして、患者側と医療者側の対話を拓き、情報共有と的確なインフォームド・コンセントを進めていくわけです。

　医療者側には分かりきったことでも、患者側には分からないことが多くあります。それゆえ、**医療メディエーターが認識の齟齬（認知のコンフリクト）を取り除き、患者側にも発言の機会を与えて双方向の対話を紡ぐことで、患者側の背景や環境に根差したインフォームド・コンセントが実現できる**わけです。医療メディエーションは、トラブルの予防やコミュニケーションのずれに起因する医療事故の予防にも役立つ対話モデルなのです。

3. 終末期の生命倫理メディエーション

　終末期の処置や意思決定については、様々な手続的規律の方法などが議論されているところです。その一つとして、アメリカではメディエーションを応用する考え方が提案され、実施され始めています。倫理コンサルティングや倫理委員会の助言がうまく機能していないことを背景に、ペンシルバニア大学の生命倫理研究センターに生命倫理メディエーションのコースが設置され、ニューヨークのモンテフィオーレ・メディカルセンターを中心に実際に適用されたり、教育プログラムが提供されたりといった動きが出てきています。

　具体的には、患者側と医療者側に対して医療メディエーターが対話促進を図り、情報共有を進め、そのうえでそれぞれの当事者の表層的な意見の背後にある深い思いを引き出して共有を図り、よりよい合意を構築していこうというものです。アメリカの経験では、チーム医療で対応がなされている場合、様々な医療者からそれぞれ異なるポイントを強調された話を患者側が聞かされ、それによって意見の相違が生じていることが多いため、まず情報共有を促進するためにも、医療メディエーションが有効であると言われています。情報共有を促進する医療メディエーションが適合することは明らかでしょう。

　ここで、架空の事例を素材に考えてみましょう。

> 　Ａさんは、1年あまり抗がん薬治療を続けているが、副作用と病気の進行により、全身状態は徐々に悪化している。別の抗がん薬に変えても効果はあまり期待できず、副作用の可能性もある。化学療法を停止して緩和治療のみに限定すれば、今よりよい状態でしばらくは過ごせると思われる。医療チームは、医学的知見および患者の生活全体への配慮から、緩和治療に限定したほうがよいとの判断をしている。しかし、患者は説明を聞いたうえで、「別の抗がん薬を試してみたい」と希望している。他方、患者の妻は、「これ以上、つらい思いをするより、家族としばらくでも静かに暮らしたい」と考えている。

　上記の事例は、臨床倫理の専門家である清水哲郎氏（現・東京大学教授）が、臨床倫理のあり方を検討する際の素材として取り上げたものをお借りしました。
　生命倫理メディエーションは、患者や家族の言葉の背後にある思いや人生観、価値観を共感的に受容しようとするところから始まります。「苦しくても新しい抗がん薬を試したい」という患者の言葉の向こうにはどのような思いがあるのだろうという「問いを立てること」から、その1歩が始まります。
　患者のＡさんは、新しい抗がん薬の効果を期待してというより、最期まで病気と闘う姿勢を見せることで、残される妻や家族への許し（ここまで頑張ったのだから先立つことを許してほしい）を期待して、新たな薬を試したいと言っているのかもしれません。また妻は、そうした夫の姿勢よりも、最期の安らかな時間を共に過ごすことを真摯に求めているのかもしれません。問いを立てることで、具体的な生の中にある患者・家族の思いが見えてくるのです。
　「妻にすまない。最期に何かを妻や家族に残したい」という夫の深い思いと、「最期に夫との間で永遠に残る何かを残したい」という妻の深い思いは、つながっています。ただ、その実現の仕方について「抗がん薬で闘う」と「緩和治療に変えて安らかな時間を過ごす」という相違が存在しているに過ぎません。2人で思いが共有できれば、相互に共感的なかたちで問題を乗り越え、決定していくことも可能になります。
　結論は最終的に、いずれかに決まることになります。しかし、このメディエーションによる対話の過程を経ることが、当事者の思いの共有とその決定の受容を、より納得のいく意義深いものにしてくれるのです。
　終末期の意思決定では、手続きをめぐって様々な議論がなされています。しかし、必ずしも確定的と言えない倫理的基準のジレンマの下で、具体的な過程で、どのよ

うに家族間の納得を獲得して対話を進めていけばよいかという問題は残ってしまいます。そこで、医療メディエーションという対話モデルないし医療メディエーターの支援が有効なのです。**終末期の意思決定へ至る手順の整備という問題に医療メディエーションのモデルを接合することで、臨床倫理や生命倫理が求められる場面に適合的で豊かな対話と合意形成のモデルを構築できる**のではないでしょうか。同様の試みが、すでにアメリカでも行なわれ始めています。

4. 日常診療とセルフ・メディエーション

　このように見てくれば、そもそも**日常診療を含む医療現場のほとんどの場面で医療メディエーションが有益である**ことは、指摘するまでもありません。医療メディエーション研修を受講したある医師は、受講後、外来診療の場面で医療メディエーター的視点と姿勢をもって診療に当たったところ、患者に非常に満足してもらえたそうです。患者側から見ての情報共有――医療者の説明を聞くばかりでなく、病いの主体としての自分の話が受容され、自分の病いについて医療上の協働作業がなされたという満足感が生じたのです。第三の位置に立つ医療メディエーターがその場にいなくても、医師自身が医療メディエーター・マインドをもって、自分で自分をメディエーションする（セルフ・メディエーション）プロセスが動いていたのです。

　このセルフ・メディエーションは、筆者の一人である中西淑美が提案したメディエーションの応用的モデルです。この発想は当初から中西により提示されていましたが、**患者－医療者の一対一の場面で、当事者である医療者自身が、当事者であると同時に医療メディエーターとしてのまなざしをもって患者と向き合うことの重要性**が、医療現場の日常診療における対話モデルとして有効に機能することが次第に理解されてきました。

　例えば、対応の悪い医療者はもちろん、対応がよく、できるだけ親切に分かりやすく患者に説明をしようとする医療者であっても、実は、まだ患者から見て望ましい対応の半分しか満たされていないことがあります。「分かりやすい説明」が医療者から患者へという一方通行の流れでとらえられている場合には、その説明は生きた説明として患者の中に入っていっていないかもしれません。本当に有効で満足のいく説明をするためには、患者の声や語りを医療者の立場で聴くのではなく、ありのままに受け止めていくような聴き方が必要です。

　**対話は双方向的でなければなりません。専門家としてではなく、まずは医療メディ

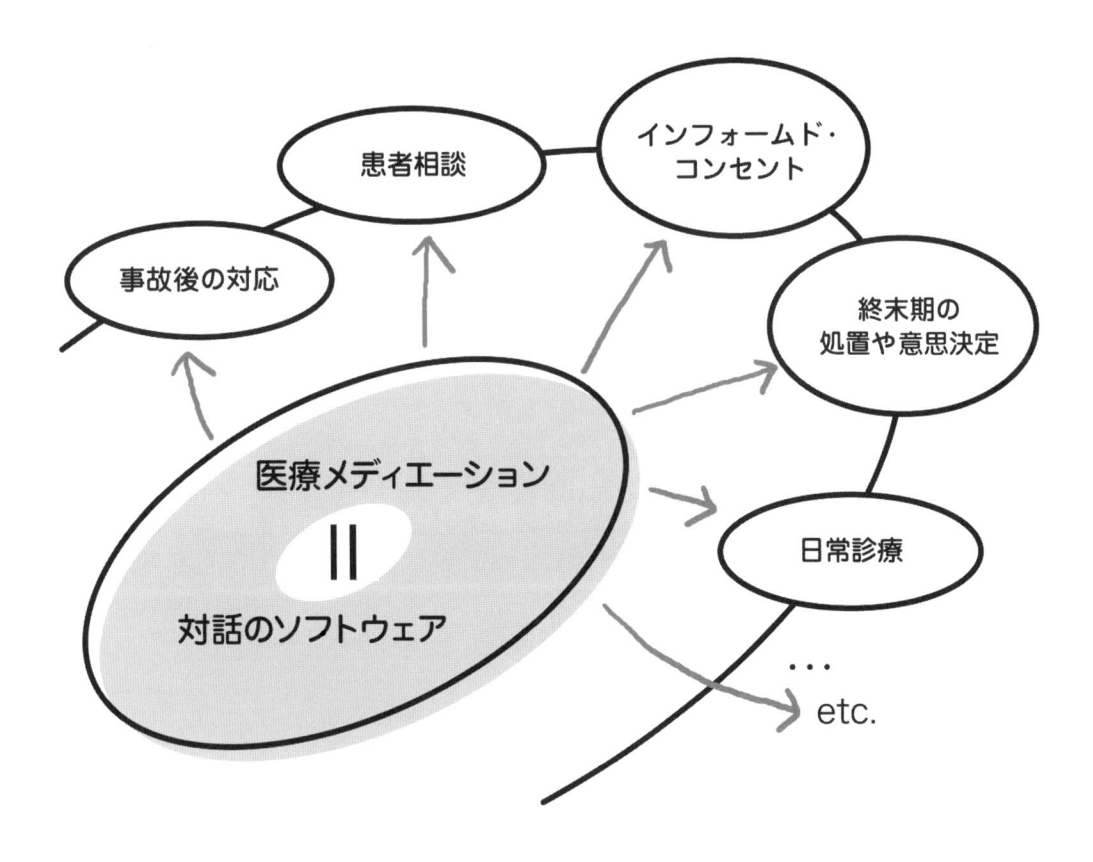

エーター的な姿勢で聴くことから始めると、対話は双方向的なものになっていきます。すると、医療者の説明が患者によりよく理解されるだけでなく、患者の声や求めていることも医療者の心に届くことになります。医療メディエーター的立場で聴き、対話を促進することにより、その応答はまさに一緒に医療を作り上げていく過程ともなっていくのです。

　医療メディエーションの理念と姿勢を適用することによって、一方通行的「寄り添い」から、真に患者の声を受け止めた寄り添いや説明が可能となるのです。このように、**自身の中に医療メディエーターの視点をもち、あたかも自身で自分と患者との対話を促進していく過程をセルフ・メディエーションと呼びます**。これによって、医療メディエーションの可能性は一気に広がることになります。いわば、システムというより、医療現場の**「対話のソフトウェア」**としてのメディエーションと考えられるでしょう。

E 医療施設における対話文化の醸成と医療メディエーション

POINT
- 院内医療メディエーターの存在は、医療施設全体に患者側と向き合い対話する姿勢と文化を醸成していくうえで有意義な効果を見せる
- 専従の医療メディエーターを養成するにとどまらず、広く院内の職員に医療メディエーター・マインドを浸透させていくことで、より大きな成果を生む
- 医療職の基礎教育に医療メディエーション教育が導入され始めている

1. 医療施設の上層部からの変容

　医療メディエーターの導入は、医療施設が患者側と向き合う姿勢の変化、文化の改善に貢献することになります。医療メディエーター研修に参加する医師のほとんどは、現状では院長や副院長、診療科長などの管理職ですが、**医療施設の上層部が医療メディエーションの意義を理解することにより、その施設での患者対応文化、対話文化の向上が促進される**ことになります。

　日本医療メディエーター協会（JAHM）が医療メディエーターに対して行なった調査でも、医療メディエーション導入の効果として、「患者に向き合う姿勢の向上」や「医療安全の向上」「対話文化の普及」などが上位を占め、「紛争解決の質の向上」はやっと5番目に出てくるに過ぎません。医療メディエーションの導入は、何より、医療施設が患者側と向き合う姿勢の向上に貢献しているようです。言うまでもなく、それは上層部が医療メディエーションの意義を理解し、サポートしていることの表れでしょう。

2. 院内医療メディエーターの活動から学ぶ

　主に事故や苦情の対応に当たる役職としての医療メディエーターが導入されている病院では、その活躍によって、嫌でも医療者側が患者側と向き合う機会が増えていきます。そして、深いレベルで患者側と医療者側の情報共有、相互理解が進んでいくケースが次第に蓄積されていきます。

　こうしたケースが重なっていくと、最初は懐疑的であった当該医療施設の医師らが医療メディエーターに協力的になり、患者側と向き合う機会をもつことへの抵抗感が薄らいでいき、さらには**医療メディエーターの活動から患者側と向き合う姿勢そのものを学んでいく**ことになります。

　有能な院内医療メディエーターの存在は、医療施設全体に患者側と向き合う姿勢と文化を醸成していくうえで有意義な効果を見せます。実際、有力な医療メディエーターが活躍する個別医療施設では、そうした成果が具体的に報告されているほか、各施設に医療メディエーターを導入している病院グループでもデータとして表れてきています。

3. 職員全体への教育と浸透

　医療メディエーションが事故後の対応に限らない広範な適応範囲をもつことを反映して、個別の医療メディエーターを養成するにとどまらず、院内の職員に徐々に浸透させていく試みも各地の医療施設で見られるようになってきました。個々の医療施設内部で研修を実施し、上層部から順次、医療メディエーションを学んでいく動きです。毎年、継続的に研修を実施し、院内に徐々に医療メディエーション文化を浸透させていくわけです。

　この場合、事故後の対応のための導入というより、日常診療も含め、様々な場面での患者-医療者間の対話の促進、情報共有、患者中心の医療の推進を目的として、まさに「**いつでも、誰でも、どこでもメディエーター**」（中村芳彦氏〔現・法政大学教授〕の言葉）という理念の実現が目指されていることになります。

　そのような施設での成果は、共通して次のような経過をたどるようです。まず、病棟や診療科の看護師長、医師の診療部長などが医療メディエーションを学ぶことにより、専従職としての医療メディエーターのところには、重篤な事故のケースを除いて苦情のケースなどはもち込まれなくなり、現場対応で関係再構築が図られて

いくようになる。次いで、スタッフレベルまで医療メディエーションが共有されることで、日常の患者対応が改善され、苦情そのものが減少していく。こうした成果は、まさに医療メディエーター・マインドの共有がもたらしたものと言えるでしょう。

4. 医学・看護学教育への導入

　医療メディエーター的姿勢が、医療者側が患者側と向き合う文化、医療施設の現場文化への処方箋となるのであれば、これをすべての医療者が備えるべき素養ととらえ、医学・看護学教育の課程に組み入れることも可能性として考えられます。実際に、そうした方向で若干の講義の時間を設定する大学もあります。ただ、いまだ患者と接した経験のない学部生にはピンと来ないところがあるかもしれません。現場に出た早い段階（研修医など）で医療メディエーションを学ぶ機会を作っていくことは、今後の課題と言えるでしょう。

F 医療安全への示唆

> **POINT**
> ●医療メディエーションを医療のあらゆる領域・次元に適応することで、患者のための安心・安全な医療の提供に貢献できる可能性がある

　医療は様々な対話によって編み上げられるものです。手術や薬の処方といった専門技術が適用される場面は、すべて対話によって構築されたプロセスを前提としています。**患者とのコミュニケーションは安全で適切な医療行為を実践する前提**として必須であり、医療者間のコミュニケーションも同様です。そこで的確な情報の共有・伝達がなされないと、患者満足やトラブルの防止という以前に、安全な医療行為の前提そのものが欠けることになってしまいます。

　コミュニケーションは医療安全の根幹であると言ってもよいでしょう。医療メディエーションは、ナラティヴ・ベイスト・メディスン（narrative-based medicine）と同様の理論的前提に立つ、情報共有促進のためのモデルです。通常のコミュニケーション論を超えて、実際に**患者側の病気の解釈、問題の解釈を受け止め、より深い情報共有を進めていく一つの対話促進モデル**なのです。

　セルフ・メディエーションなどの幅広い応用可能性を念頭に置けば、医療メディエーションは決して**事故後の対応にとどまらず、医療のあらゆる領域・次元で、対話促進と情報共有により、患者のための安心・安全な医療の提供に貢献できる可能性**を秘めていると言えるのです。

　では、医療メディエーションの医療安全への貢献について、もう少し詳しく説明しておきましょう。ここでは、狭義の患者安全だけでなく、広く医療の質改善への貢献も視野に入れて考えていきます。

　根本問題分析（root cause analysis；RCA）をはじめとする医療安全の分析手法は、医療者側の視点から多様なファクターを緻密に分析し、医療安全につなげていく、非常に優れた手法であることは言うまでもありません。医療メディエーションは、患者・家族側との対話の過程で得られる情報に内包された安全と質改善へのヒント

を、それにつけ加えることができる可能性をもっています。

　第1に、患者側の視点を踏まえた説明の質向上への貢献が考えられます。事故が起こった際に、患者・家族はみな、「真実が知りたい」と訴えます。医療機関が、そこで誠実に情報を開示し、RCAなどで事故を検証・分析した結果を隠さずに話したとしても、それでも患者側は納得できない思いをもつことがあります。これは、医療者側が客観的で医学的な検証結果を正直に説明しているつもりでも、患者側が知りたいと思っていることと一致していなかったり、患者側の思いを受け止めたうえで理解可能なかたちで説明を提供することができていなかったりすることが、しばしば原因になっています。

　つまり、医療者側が考える適切で正直で十分な説明と、患者側が求める誠実で正直で十分な説明との間では、その背景にあるナラティヴの構造や認知フレームが異なっていたり、齟齬が存在していたりすることを理解しなければなりません。医学的・医療的な検証と説明は、いかに客観的であっても、患者側に提供すべき説明としては、必ずしも十分なものではないのです。

　医療メディエーターは、患者側の思いに共感しながら、その語りを受け止めていくことで、患者側の視点から見て知りたいことは何か、どういう点が重要なのかを把握することが可能です。そこで得た知見を、事故や苦情事案の検証過程の中にフィードバックしていくわけです。それにより、医療者側のみならず患者側の視点を踏まえた、より応答的な検証と説明が可能となり、その質を高めていくことができるのです。この意味で、医療メディエーターの活動は、医療安全の向上に貢献することになります。

　第2に、医療安全への示唆の広がりが出る可能性があることです。先に見た点の拡張とも言えますが、患者側の苦情を十分に聴いていくと、問題になった直接の苦情原因だけでなく、それまでの病院との様々なやりとり、過去の出来事なども、問題として提示されることがあります。1つの苦情の背景には、長い経過と過去の問題の積み重ねが存在する場合が多いからです。医療者側が行なう客観的な医療安全分析だけでは、発生した問題の直接の原因は検証できても、過去の問題に隠れた医療安全への示唆などを見落してしまう可能性もあります。患者側と向き合う医療メディエーターの対話過程の中で、そうした背景が引き出され、それを検証過程にフィードバックすることで、直接の医療安全問題を超えた、より広がりのある課題、あるいは別途の課題も検討の対象にすることができるようになり、医療安全への対応もより充実することになります。

　第3に、医療安全と言えば、狭義には事故やインシデントの防止が念頭に置か

ることが多いでしょう。しかし、患者側にとっての質の高い医療とは、安全というだけでなく、安心をもたらす医療にほかなりません。「安心」は「安全」より範囲が広いものであり、安心な医療を提供できることが、広い意味での医療の質向上に貢献するはずです。医療安全管理はそのためのアプローチですが、必ずしも「安全」にとどまらない、より高い次元で「安心」につながる検証が、今や求められています。この面でも医療メディエーターは、患者側と接し、メディエーター・マインドをもって対話する中で、患者側の視点から見て質の高い医療とは何か、「安全」を超えた「安心」への希求はどのような点とかかわっているかなど、患者側の目線に即した質の改善への示唆を現場にフィードバックしていくことが可能になります。「安全」を超えた「安心」を医療の質と考えたとき、客観的な分析だけでなく患者との対話を通じて初めて、その認知のフレーム、ナラティヴの構造を踏まえた安心な医療の提供へ向けた示唆を得ることができるのです。安心が問題になればなるほど、医療メディエーションの貢献できる部分も大きくなるでしょう。

　第4に、医療安全に関して「一般予防」と「個別予防」という区分を設定することも可能かもしれません。一般予防とは、事故やインシデントの分析を通じて、医療者なら誰でも一般的に予防できるような機材の改良や手順の整備をすることを指します。個別予防はこれと違って実際に事故にかかわった医療者自身が問題の在りかを認識し、以後の医療者としての振る舞いの質を向上させていくことを指します。

　通常の医療安全分析は、どちらかというと一般予防に主たる焦点を合わせていると言えます。しかし、事故にかかわった医療者については、事故やインシデントへの反省が十分でなかったり、患者の視点を理解して十分反省したつもりになっていても実は問題の把握がずれてしまっていたりすることもあります。また、事故の経験が深い心の傷となって、現場で恐怖を感じてしまうようなこともあるでしょう。

　こうした場合に、患者側と向き合う真摯な対話の中で、相互のナラティヴへの共感と情報共有を進めていく医療メディエーションの過程に向き合うことは、個々の事故にかかわった医療者にとって、真摯な反省と患者側の視点の共有の機会として、また対話を通じた医療者にとっての癒しの機会として、機能することになります。その結果、真に有効な反省と前向きな姿勢の獲得が達成され、個人の中での医療安全、安心の医療のための質向上がもたらされます。これが医療安全に関する個別予防にほかなりません。個人の中に安全と安心の医療への意識が真の意味で根づくために、医療メディエーションが大きな役割を果たすと思われます。

　第5に、こうした医療メディエーションがもたらす医療安全への示唆を、より整備されたかたちでモデル化するため、筆者の和田と中西は、2010年の日本医療・

病院管理学会で、ナラティヴ・ベイスト・セーフティ・マネジメント（narrative-based safety management；NBSM）という概念を提起しました。NBSM は、メディエーションで用いられる IPI 展開を参考に、その中で医療安全に関与する部分を重点的に強調して適応化したものと言えます。ナラティヴ・ベイスト・メディスン（NBM）や、医療メディエーションと同様、後述する社会構成主義のナラティヴ概念に基づいています。おおむね、次のような流れで分析を試みていきます。

①患者側・医療者側双方の発話の中から、事故に関する叙述のナラティヴを抽出する。
②こうして抽出した語りをデータとして、出来事の複線的経路の可能性とその分岐点などを解析する複線経路・等至性モデル（trajectory equifinality model；TEM）という分析ツールを用いて分析していく。
③この分岐点など、語りに内在するリスクポイントにつき、そこでの医療者側の語りや認識と患者側の語りや認識との間の齟齬や、範型的ナラティヴを確認する。
④さらに、その安全・安心に関連するナラティヴの背景にある患者側の深い欲求や視点を確認する。
⑤これら諸次元の構造解析を行ない、自省の手がかりと医療安全・安心な医療への方策の提言を引き出す。

こうしたナラティヴの分析によって、例えば誤診や不適切な処置の選択がなされた際に、医療者側や患者側の決定や認知に、どのような種類のナラティヴが影響していくかを明らかにできます。保険制度や病院システムなどをめぐる一般的ナラティヴが、ある診断名の選択に影響し、その診断名を選択したことが後によくない結果をもたらすこともあります。個々の判断の背景には、様々な社会と医療をめぐる範型的ナラティヴが潜んでいます。NBSM では、語りと認識のレベルで、様々な背景要因の影響を検証していくのです。

この NBSM は、客観的医療安全分析手法の欠落部分を補うものであって、それに取って代わるモデルというわけではありません。ちょうど EBM（evidence-based medicine）に対する NBM の位置づけと相似しています。先にも述べたように、「安全・安心な医療」と言う場合の、とりわけ「安心」の部分に、このモデルはより多くの示唆を提供できると考えられます。いずれ、このナラティヴ・アプローチの根差した NBSM について、医療メディエーションと連携するモデルとして整理のうえ提示したいと考えています。

なぜ対話促進（メディエーション）が医療の質改善や安全に必要なのか

　筆者の一人である中西は、2003年、日本医療機能評価機構でのプログラム開発の当初から、医療の質や安全に医療メディエーションの概念が寄与すると提唱してきました[1]。

　「To err is human」であり、医療が不確実なものであるからこそ、真の専門家は自己と他者と組織という3つの局面について、複眼的思考で医療の安全（Patient safety）に向けて努力していく必要があります。

　図に示しましたが、エラー管理、リスク管理、医療の質の担保や改善のためのクオリティ・アシュアランス（質の管理）、これらは主にキュア（Cure）に関する最も重要な要素であり、医療の質や安全にとって第一義的なものです。さらに、対話と関係構築のモデルである医療メディエーションは、ケア（Care）をその理念とした広く対人関係をめぐるコンフリクト（認知の齟齬）管理と考えています。CureとCareで大別される2つの要素は連動して、患者・家族にも医療者にも「安心と安全の医療」の基盤を提供することになります。

　これら合わせて4つの要素がうまくかみ合いながら循環することで、初めて「安心・安全で質の高い医療」を提供することが可能になります。ですから、医療安全を考えるときにケアの要素を外してしまうと、「事故の再発予防」においても、「医

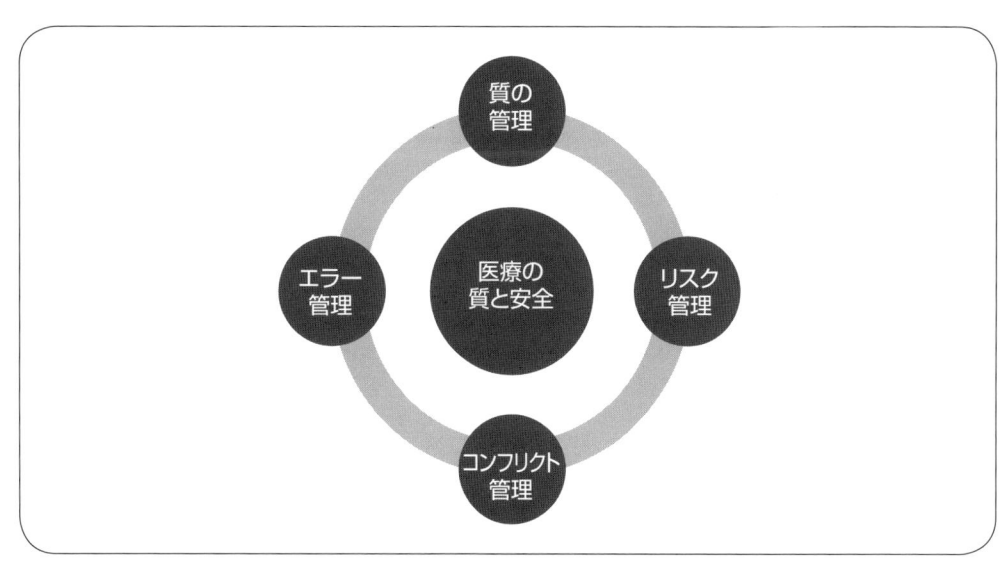

図●自己と他者と組織の安心・安全のマネジメント

療の質向上」においても、大切なものが欠落することになります。自他のコンフリクトをめぐるプロセス分析とそこでの気づきを共有して「再発予防」につなげることで、エラー管理、リスク管理、クオリティ・アシュアランス、メディエーションマインドの4つの要素は患者と医療者をつなぐ輪となり、病院全体の風土や安全文化に対する意識を変容させていくのです。

　医療安全管理者の業務は多忙ですが、だからといって医療メディエーションをはじめとする患者への対応を業務にかかわりのないものと位置づけてしまうのは早計です。医療者として多忙性などとは無関係に「人を大切に尊重する気持ち」をもつべきであり、患者対応としての医療メディエーションは、まさにそうしたケアの理念の発露であって、それが患者の視線から見ても納得のいく医療の質や安全につながるのです。患者とのコンフリクトのマネジメントとリスクマネジメントの協働なくしては、患者の視点を踏まえた医療の改善につながらないのです。

　Patient safety には、専門家の視点と非専門家の視点が必要です。有害事象が発生したとき、患者の視点やナラティヴからも医療を分析して見つめ直す構えを伴ってこそ、医療安全管理者の能力は生きるもので、それが傷ついた人たちを支える第一歩になるのだと思います。

参考文献
1）中西淑美：医療の質・安全に繋がる医療コンフリクト・マネジメントを目指して─Johns Hopkins Hospital での裁判外紛争処理（ADR）システムの調査から，患者安全推進ジャーナル，17：48-57，2007．

II

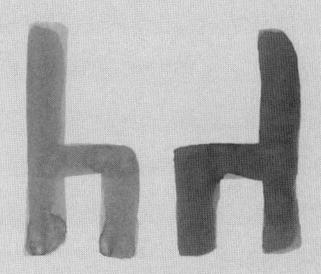

医療メディエーションの
理論的背景と構造

　本編では、医療メディエーションを支える理論的背景と医療メディエーションの構造について学びます。
　コンフリクト・マネジメントの概念とメディエーション（医療分野に限らない）の諸類型からナラティヴ・アプローチによる医療メディエーションへとつながる流れに注目してください。
　また、医療メディエーションは実践する場面ごとにその意義やかたちが少しずつ違うことも理解しましょう。

A コンフリクトとコンフリクト・マネジメント

POINT
- コンフリクトとは、ある事象に対する認知が相容れないかたちで存在している状態である
- コンフリクトへの対応を、コンフリクト・マネジメントという
- メディエーションは、コンフリクト・マネジメントの一種である
- メディエーションは、当事者同士によるコンフリクト・マネジメントを第三の位置にある者が支援するモデルである

1. コンフリクトの研究と定義

まず、医療メディエーションが前提とするコンフリクトの定義を示しておきます。

《コンフリクトの定義》
　ある事象に対する認知が相容れないかたちで存在している状態を指す。顕在化している場合もあれば、気づかれないまま潜在化している場合もある。

「**コンフリクト**」(conflict)という必ずしも耳慣れない英語をカタカナのまま用いるのには理由があります。コンフリクトをめぐる研究は、社会科学のあらゆる分野で取り組まれてきました。その分野や研究対象によって、「コンフリクト」は様々な日本語に訳されてきています。「紛争」「争い」「対立」「衝突」「軋轢（あつれき）」「緊張」「葛藤（かっとう）」などです。実際、その対象は、国際的な対立や社会階層間の利害対立、個人間の争いや組織内部の不協和音、個人の心の中の葛藤や認識のずれに至るまで非常に幅広く、その対象に応じて、経済学、政治学、社会学、人類学、法律学、心理学などによって多様なアプローチがなされてきています。

このように日本語にすると、意味が狭く限定されて誤解を招く可能性があるため、あえて耳慣れない、しかし幅の広い「コンフリクト」という原語をそのまま用いて、医療メディエーションがかかわる対象事象を指すものとして用いることにしていま

す。なぜならメディエーションは、これらすべての事象にかかわることのできる幅広い適応可能性をもった関係調整モデルだからです。

多くの場合、コンフリクトは利害（経済的利害、政治的利害など）や価値観の対立する状態として定義されています。利害をぶつけ合いつつ妥協する、価値対立で衝突するといった具合です。しかし、われわれは、後述する**社会構成主義ないしナラティヴ論をベースに、コンフリクトを「認知が相容れない状態」としてとらえる**ことにしたいと思います。また、このように社会構成主義的に定義すると、コンフリクトが存在するかどうかも客観的に確定することは困難で、当事者自身（および医療メディエーターなど）がどう意味づけているかというかたちで、それぞれの主体的認知に返していくことになります。利害や価値は、それ自体が認知的に構成されたものにほかならない、それゆえ変容の可能性もあり得ると考えるわけです。

しばしば、医療メディエーションは、「紛争解決」を目標にしているとの誤解を受けてきました。短絡的に、コンフリクトが「紛争」と読み替えられたことによる誤解ですが、**「認知の齟齬」という幅広いコンフリクト概念を前提にすれば、医療メディエーションの適応範囲は格段に広がる**ことになります。この点は、医療メディエーションを理解するうえでの重要なポイントになります。

2. コンフリクト・マネジメントとは

コンフリクト・マネジメントの概念も、「コンフリクト」という言葉の多義性を反映して、幅広い意味をもっています。コンフリクト研究が進む中で、様々な言葉が用いられてきました。それらは、筆者らの研究領域の学説史を示すものでもあります。かつては、"conflict resolution"（葛藤・対立の解消）、"dispute settlement"（紛争の解決〔dispute は conflict より狭い紛争概念〕）などの語が普通に用いられてきました。

しかし、1980年代に入ると、「解決」「解消」という言葉は現実に合致していないとの批判が出てきます。裁判所や第三者にとっては「解決」「解消」かもしれないが、当事者にとっては、その後も問題の影響は連綿と続いていくことが人類学の研究などを中心に明らかにされ、"resolution"（解消）や "settlement"（解決）の語に替えて、"processing"（処理）や "management"（対処、管理）という語が用いられるようになりました。これらは、「紛争は解決しない」「当事者にとっての意味を尊重すべき」という学問的志向を強く反映した言葉です。

しかし、今度は、processingやmanagementは第三者が中心となるイメージをもっているとの批判が出てきます。また、日本語ではprocessingに「処理」という印象のよくない訳語が当てられたことで、それに対する批判も出てきました。そこで、コンフリクトをマネジメントするのは第三者でなく当事者であることが付言されたり、"conflict transformation"（コンフリクト変容）という語が提言されたりしてきました。筆者の一人である和田も、この世代のコンフリクト研究者であり、1991年の最初の著書の中で、すでに「紛争解決」や「紛争処理」の語に替えて「紛争交渉」という語を提案しています。しかし、専門研究者は別として、一般にはなお「紛争解決」「紛争処理」「紛争管理」といった言葉が用いられているのも事実です。

こうした学説史的背景も踏まえながら、本書では一般にも分かりやすいように、**コンフリクト・マネジメントという言葉を「コンフリクト（認知の齟齬）状況への対処」という意味で定義して用いていく**ことにします。「マネジメントは第三者でなく当事者自身が主体的に行なう」というのは当然の前提です。

さて、このようにコンフリクト・マネジメントを定義すると、その対処の仕方には様々なバリエーションがあることが分かります。以下に整理してみましょう。

1）合理化による乗り越え

われわれは日常生活の中でも様々な葛藤を抱えます。例えば、患者が医師の言葉に少し不満を感じたとすれば、「先生に思い切って問い質すべきか、我慢するか」と心の中で迷い、すなわちコンフリクトが生じます。「これからも診てもらうんだし、大したことでもないし……、まあ、いいか」といった具合です。このとき、自分の決定を「よい判断だった」として認知するような心理的なドライブがかかります。そのように決定すれば、「大した問題ではなかった」という認識が強まるように自然と感じ始めるわけです。心理学で「合理化」と呼ばれるような作用が働いています。

こうしたコンフリクト・マネジメントの方法は、われわれが日常よく採用しているもので、社会が小さなことで不協和に満ちてしまわないために有益と考える立場もあります。しかし、医療の現場では、こうした自身によるマネジメントでは、少し残った葛藤が次第に蓄積して、いつか大きなトラブルにつながらないとも限りません。できるだけ、患者から自由に表出できて、医師もそれに対応できるような日常的関係を作っていくことが重要になります。

2）当事者間での話し合い

　葛藤の存在が認識されたら、それを表出して相手方と話し合うというのが、次に考えられるコンフリクト・マネジメントの方法です。しかし、小さなことなら問題なく対処できるかもしれませんが、しばしば、この当事者同士によるコンフリクト・マネジメントはうまくいきません。とりわけ、患者と医療者のようなケースでは、権威勾配(こうばい)があったり、専門知識の差があったりして、なかなかよいかたちにするのは難しい場合があります。先に書いたように、二項対立の対話では、なかなかうまくいかないことも多いのです。

3）第三者がかかわるコンフリクト・マネジメント——メディエーション

　当事者同士のコンフリクト・マネジメントがうまく進むよう、第三の位置にある者（メディエーター）が支援するのがメディエーションです。この意味で、メディエーションは当事者同士によるコンフリクト・マネジメントを支援するモデルにほかなりません。メディエーションについても様々な考え方がありますが、それは次章で検討することにします。

4）第三者がかかわるコンフリクト・マネジメント——裁定型

　もう一つ考えられるのは、第三者がかかわるものの、メディエーションのような支援型ではなく、第三者自身が判断して裁定を下すようなかたちです。典型的には裁判のようなかたちとなります。これも、当事者がコンフリクトをマネジメントする一つのやり方ではあります。しかし、言うまでもなく、このモデルでは患者側も

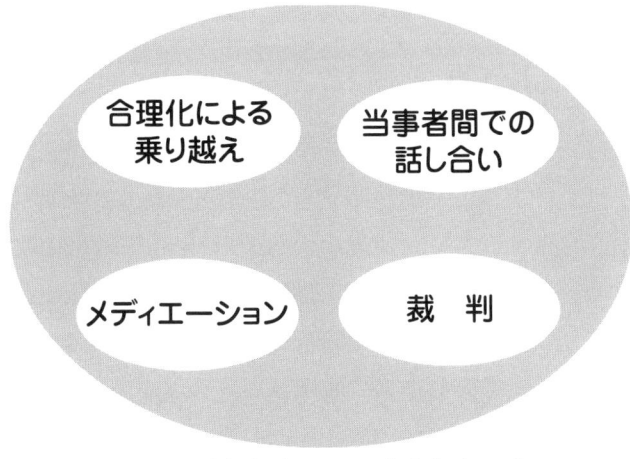

コンフリクト・マネジメント
- 合理化による乗り越え
- 当事者間での話し合い
- メディエーション
- 裁判

医療者側も自己の正当性を裁定者に向かって主張することになり、当事者同士の対話の機会はほとんど失われてしまううえ、認知や対立の溝はいっそう深まっていきます。

　以上のようなコンフリクト・マネジメント手法のバリエーションの中で、医療の様々な現場では、やはりメディエーション的アプローチが有効と言えるのではないでしょうか。
　筆者らのコンフリクトやメディエーションについての考え方を論じる前に、メディエーションというものの意味について、次章で検討しておきましょう。

B メディエーションの諸類型

> **POINT**
> - メディエーションは、広義には、対話促進により日常的人間関係を調整するためのソフトウェアである（争いを前提としない）
> - メディエーションの基本理念は、当事者の主体性と自律性を尊重して支える「ケアの理念」である
> - 医療メディエーションは、ナラティヴ・アプローチを基盤に、様々なメディエーション・モデルを脱構築して編み上げた新しいモデルである

1. メディエーションとは──「制度的手続き」と「ソフトウェア」

　メディエーションは、アメリカ、イギリス、そのほかの英語圏で、標準的なコンフリクト・マネジメントの手法として広く認知され、定着しています。また、その適応範囲や意味も多様化してきています。ここでは、メディエーションの狭義の意味である「制度的手続き」と、広義の意味である「人間関係調整のソフトウェア」とに分けて、それぞれのあり方を見ていきましょう。

1）第三者紛争処理手続きとしてのメディエーション

　メディエーションは、狭義には、第三者紛争処理機関での手続きモデルを指す言葉として用いられます。日本の裁判所の調停手続きのようなものですが、そのモデルや考え方は日本にはないものです。この手続きにも実際には様々なバリエーションがありますが、共通するデフォルトのかたちとしては、原則として当事者が同席のうえ対面して話し合いを進めること、多くの場合でメディエーターが判断や評価を示したり裁定したりはしないこととなっています。日本の裁判所の調停手続きは、同席対面でなく別席で個別に話を聞き、調停委員が最後には調停案というかたちで判断・評価に基づく提案をするというのが今も主流になっている点で、メディエーションとは大きく異なっています。

　ただ、このように大きく異なる発想に基づいているにもかかわらず、裁判以外の紛争処理の方法という意味で、日本ではメディエーションが「調停」と訳されるこ

とが多いのです。われわれが、「コンフリクト」のみならず「メディエーション」についても耳慣れない原語をそのまま用いているのは、そうした誤解を避けるためなのです。

　また、第三者紛争処理機関の手続きとしてのメディエーションを念頭に置くと、「厳密な第三者ではない医療施設の職員がメディエーションを行なうことなど不適切である」という批判につながってきます。それはもちろんそうでしょう。しかし、ここまで見てきたように、医療メディエーションの役割も適応場面も、第三者紛争処理機関の手続きとはまったく違います。それでも「メディエーション」という語を用いることは不適切なのでしょうか。その答えのカギは、「メディエーション」という語がより広い意味で用いられている英米圏の現状にあります。

2) 人間関係調整のソフトウェアとしてのメディエーション

　メディエーションは、広義には、対話を促進することで人間関係を調整する**ソフトウェア**としての意味をもっています。そもそも、"mediate" という英語の動詞は「仲介する」という意味ですから、それは当然のことです。

　ソフトウェアである以上、様々な場面で用いられています。例えば、アメリカでは小学校でも子どもたちがメディエーションを学んでいます。「今月はディックがクラスのメディエーターだよ」という具合に、子どもたちが関係調整のスキルを身につけることを目的として教育されているのです。中学校や高等学校でも教えているところがあります。また、筆者（和田）の知人でニュージーランドの研究者と結婚した女性がいますが、メディエーションのことを話したら、「それは学校の成人教育で勉強したよ」との答えが返ってきました。子育てのスキルの一つとして、メディエーションが親たちに教えられているわけです。そのほか、管理職のための教育として、職場でメディエーションが教えられたりもします。部下をどう扱うか、職場内の人間関係をいかに調整するかというスキルとして普及しているのです。

　医療施設でも同様です。イギリスのNHS（国民保健サービス）の病院では、職員のメンタルヘルスを扱うカウンセラーが、同時にメディエーターとして、職員間の関係調整をしていました。それが有益だということで、多くの医師や看護師も教わって、いろいろな場面で活用しているとのことです。アメリカでも、コロンビア大学ロー・スクールのキャロル・リーブマン教授が、看護職のナンシー・ダブラー氏と一緒に、医療者に向けて生命倫理領域および患者対応でのメディエーション・スキルの教育に当たっています。ペンシルバニア大学の生命倫理研究センターでも生命倫理メディエーションのコースが設置されています。同じペンシルバニア州の

アビントン・メモリアル病院でも、医師や看護師にメディエーション教育をする試みに取り組んでいます。このほか、医療安全への先進的な取り組みで知られるミシガン大学ヘルスシステムでも、すべてのリスクマネジャーがメディエーション研修を受け、事故発生時の患者対応に生かしていますし、アメリカ病院協会のペイシェント・アドヴォケートもメディエーションを必須スキルとして選定し、教育を行なっています。

　これらは、公式の第三者手続きなどとは異質な、「ソフトウェアとしてのメディエーションの普及」という現象です。生命倫理メディエーションなどの試みからも分かるように、メディエーションは何も「争い」を前提とするものではありません。まさに対話促進による日常的関係調整のソフトウェアとしてメディエーションを位置づけることに、何も問題はありません。

2. 医療メディエーションの特徴

　医療メディエーションの精神を一言で言えば、問題状況にある当事者の主体性を尊重する「ケアの理念」となるでしょう。
　簡単に言えば、医療メディエーションは、対立する2人以上の当事者がいる場合に、対話の橋渡し役としての医療メディエーターが、当事者を援助し、エンパワーすることで話し合いを促進し、自分たちの手で認知の齟齬や葛藤を乗り越え、関係の修復を達成してもらう仕組みのことです。その基本的構造は、次頁の図で示すことができます。

　図の中で、医療メディエーターからのかかわりが「援助」とされていることからも分かるように、医療メディエーターの基本的な役割は、患者側・医療者側双方の当事者の感情や思いを受け止め（傾聴、共感）、信頼を築きながら、感情的に混乱した当事者自身が「自分が本当に求めているものは何か」「それを実現する現実的で前向きな方策は何か」などについて気づき、語り直しながら、情報共有を進めていけるようケア型の援助をしていくことにあります。医療メディエーターからの援助を得ながら、当事者自らが語り、対話していくことで、ニーズと前向きな認識への「気づき」が促され、相手の視点への理解と情報共有が促され、自律的な問題克服の可能性が見えてくることになるのです。

　医療メディエーションとは、言ってみれば、認知的コンフリクトという混乱状況の中で、医療メディエーターの援助の下に、当事者同士が向き合いながら自力で解

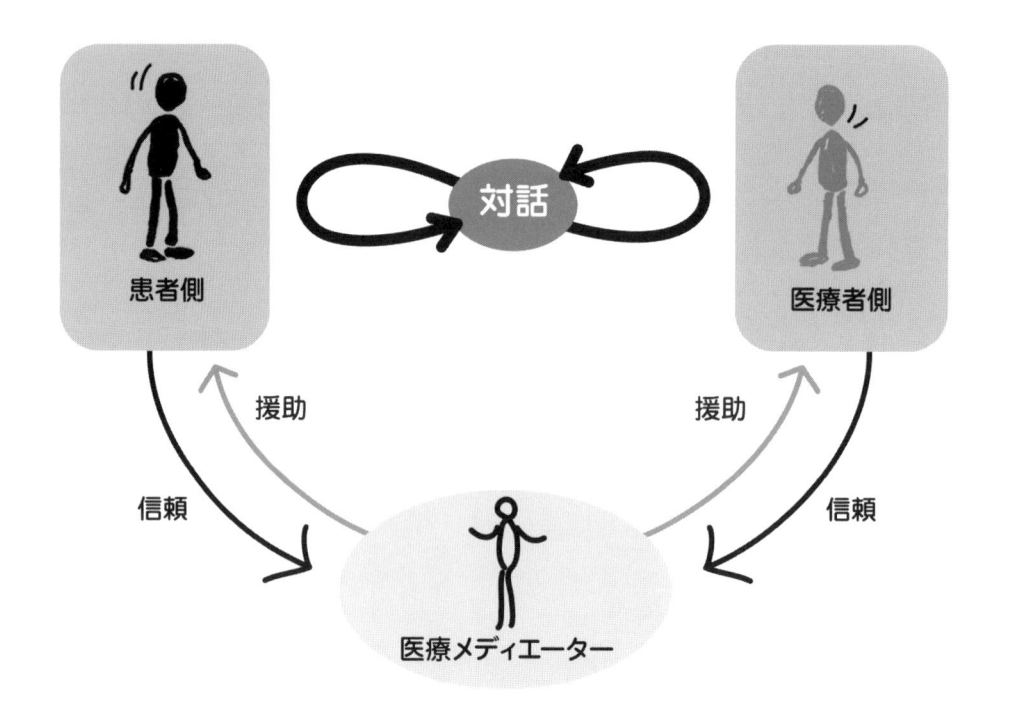

決を模索していくアプローチにほかなりません。そこでは、悲嘆や怒りに苛まれている当事者の思いをまずは共感しつつ受け止め、その自律的な問題克服能力や自己治癒能力を信頼し、回復を促していく「ケアの理念」が生かされています。

　ケアとは、決して上から癒しを与えるような対応を意味するのではありません。『ケアの本質』を著したミルトン・メイヤロフによれば、ケアとは、その人がその人自身であることを支えることであり、何かを「してあげる」ことではありません。「非援助としての援助」という言葉もあります。要するに、その人の主体性と自律性を徹底的に尊重して支えることこそがケアというわけです。この考え方が、われわれが考える医療メディエーションの理念の基盤をなしています。

　また、医療メディエーションは、カウンセリングと異なり、クライアントと一対一で向き合って行なわれるのではありません。一方の当事者（例えば患者側）の語りを共感的に傾聴している目の前に、もう一方の当事者（例えば医療者側）がいるのです。まず患者側と一対一対応をする場合も、常に、もう一方の当事者の存在と、対話の可能性を念頭に置いています。それゆえ、医療メディエーションでは、基本的に当事者の思いや視点を傾聴して受け止めはするものの、それが決して「同意」や「視点の同一化」になってはいけないのです。常に不偏性（偏りのなさ）を維持し続けなければならないからです。そのため、医療メディエーターは、先に述べた「約束」（行動規範）を常に守らなければなりません。

ここで、医療メディエーションの重要な特徴をまとめて挙げておきましょう。

・医療メディエーションでは、医療メディエーターはケア提供をとおして対話を促進するものの、介入は控え、あくまでも当事者自身の自助能力の回復援助と合意形成の援助に徹するという点が第1の特徴である。第三者である医療メディエーターが、話し合いの論点や方向を決めたり、自分の意見や判断を示したり、解決案を作ったり、言ってみれば裁判官のような役割を果たすことはないし、してはならない。
・その結果、医療メディエーターからの援助に支えられ、当事者は自分で問題と向き合い、克服へ向けて解決策を練り上げていくことになる。そのことで、心理面も含めた深い意味で、認知的コンフリクトの乗り越えが可能になる。
・話し合いの進め方や最終的な解決の合意内容も、基本的に当事者自身がコントロールしていく。裁判での「過失」の有無や「金銭賠償」をめぐる狭い問題構成と異なり、謝罪でも事故防止への改善策でも、様々な事柄を合意の内容として自由に含めることができる。その結果、より納得のいく、実情に即した問題克服が可能となる。もちろん、その前提として公正で正直な医学的検証が行なわれるべきことは指摘するまでもない。
・裁判のように、起こった事故について回顧的に「過失」や「因果関係」を問題にする後ろ向きの議論の仕方ではなく、どのような対話過程が当事者双方にとって最も意義があるか、有益で納得のいくものになるかを前向きに考えていくことを大切にする。過去志向的な責任追及型ではなく、将来志向的な創造的対話の探求が医療メディエーションの利点なのである。
・裁判のように、対立的に攻撃し合って勝敗が決まるというのではなく、両当事者が本当に求めるものは何か、そこに潜んでいる共通性や認識の変容（語り直し）の可能性に着目し、最終的にどちらもが納得できる問題克服（ウィン-ウィン）をもたらすことが可能となる。もっとも、ウィン-ウィンといっても、理想的なものが達成できることはほとんどない。それでも、結果は同じであれ、その過程での医療者側の対応に納得が少しでもできるか、不満を抱き続けるかには大きな違いがある。ウィン-ウィンというのは、「勝ち・勝ち」ではなく、「価値・価値」の意味であるととらえ、そうした「要素」が少しでも達成されるような対話を紡ぐことには大きな意味がある。

医療メディエーションのこれらの要素こそ、患者側と医療者側の双方にとって、

事故という不幸から生じる苦悩や悲嘆を乗り越え、前向きに歩んでいくための本当の場を提供してくれるのではないかと考えられます。

最後に、もう一度、医療メディエーションの特徴を端的にまとめておきましょう。

- 問題克服は、当事者自身が練り上げていき、合意によってのみ達成される。
- 進め方は柔軟であり、また合意内容も違法でない限り、謝罪も含めて自由に決められる。
- 当事者が向き合い、適切な対話がなされることで、情報共有が進み、理解が促進される。
- 過去の出来事の責任追及より、将来へ向けた創造的な問題克服を考える。
- 対立点を強調するのではなく、共通する、共存しうるニーズに焦点を合わせる。
- 非公開であり、率直なコミュニケーションが可能となる。
- 医療メディエーターは、ケア提供をとおして対話を促進するが、介入は控え、あくまでも当事者自身の自己治癒能力の回復援助と関係修復の援助に努める。

3. メディエーションの諸モデル

メディエーションの基本的考え方やスキルについては、主にアメリカで研究や実践が重ねられてきました。その過程で、様々な理念に基づくメディエーションのモデルが提起されてきました。ただ実際には、適応領域ごとに適したモデルも違ってきますし、どれか単一のモデルを用いるより、複合的なアプローチが有効と思われる領域もあります。医療現場のコンフリクトは、感情的なコンフリクトが強い場合もあり、認知の離齬も大きくなりがちな領域です。ある段階で一つのモデルが適合的でも、次の段階では別のモデルが必要になる場合が多く、まさに複合的なモデルが必要となる難しい領域なのです。結論を先取りして言えば、われわれは、**ナラティヴ・メディエーションの考え方を基礎に、ほかのモデルの発想や概念を脱構築（換骨奪胎）して読み替え、医療の領域に適合的なメディエーション・モデルとして組み立ててきました。**

ここでは、医療メディエーションの基礎となる、いくつかのメディエーション・モデルについて説明していくことにします。

1）トランスフォーマティブ・メディエーション・モデル

　最初に説明するのは「トランスフォーマティブ・メディエーション・モデル」（transformative mediation）と呼ばれるものです。「トランスフォーマティブ」とは、そのまま訳せば「変容的」ということになります。つまり、問題状況にある当事者の状況認知を変容させることに主眼を置くモデルということになります。バラック＝ブッシュとジョセフ・フォルジャーによって提起されたもので、その考えは『The Promise of Mediation』という本にまとめられています。彼らの考え方は、本書で筆者らが提起している医療メディエーションにも強く反映されています。

　トランスフォーマティブ・メディエーション・モデルの基本精神は、いわゆる「ケアの理念」をベースとして、問題状況にある当事者に本来備わっている自己治癒能力を徹底して信じているところにあります。メディエーターの役割は、コンフリクトにとらわれて混乱している当事者本人が、自己治癒を果たしていくのを支えていくことにほかなりません。カウンセリングの基本的発想と似ていると言ってもよいでしょう。これは、**エンパワメント**（empowerment）と**リコグニション**（recognition）という言葉で表されます。分かりやすく説明していきましょう。

　エンパワメントは、最近、日本でもよく使われるようになってきている言葉ですから、聞いたことがあるかもしれません。問題状況に直面した当事者は、日常的な安定した「現実」感を結べなくなって混乱した状態にあります。生命や健康にかかわる被害は強い情緒的反応を呼び起こすため、とたんに混乱が生じて、「現実」をどう受け止めてよいか分からなくなってしまいます。そのまま強い疑念や怒りの感情にとらわれて、「医療事故の物語」が構成されていきます。多かれ少なかれ、コンフリクトに直面している人は、ちょうど患者と同じように、非日常的状態の中で混乱したり不安に苛まれていたりします。こうした状態にある人にケアを提供し、その人が本来もっている自己治癒力によって「現実」を構成していく力を回復できるよう支えることがエンパワメントです。エンパワメントによって、問題状況にある当事者には、自分の置かれている位置や問題の在りかなどを、多様な視点から少し距離を置いて見ていくための「構え」ができていきます。

　さて、エンパワメントがうまく進むと、問題状況にある当事者は、置かれた状況について自分自身が考えた見方以外にも、別様の見方があることに気づいていきます。これがリコグニションですが、この言葉はこなれていないので、以下では「**気づきの促進**」と呼ぶことにします。

　ここで具体例を挙げてみましょう。生まれてきた赤ちゃんに何らかの障害があったとします。医療行為にまったく問題はなく、先天的なものです。しかし、昔と違っ

て、今では「出産は正常にいって当たり前」という感覚がありますから、両親は感情的に混乱した中で「これは医療ミスによるものではないか」と疑い、説明を求めてきます。それに対して医師は、医学的な専門知識を駆使して、あくまで先天的なもので一定の確率で生じる不可避の結果なのだと説明します。しかし、両親はそれを受け容れられません。対立的なコンフリクトがエスカレートしていくことになります。

こうした場合、トランスフォーマティブ・メディエーション・モデルでは、まず両親の言い分や思いをそのまま共感的に受け止めることでエンパワーするのです。どちらの言い分が客観的に正しいかといったことは扱いません。まず、聴いてエンパワーします。「ミスではないか」という認知と、その背景にある深い悲嘆に寄り添い、認知をそのまま共感的に受け止めていきます。メディエーターに共感的に聴いてもらうことで、両親は落ち着きをいささかでも取り戻していきます。その結果、別の見方（例えば、専門的に見れば一定の確率で生じうるものであるという客観的・合理的説明）が存在するかもしれないことに「気づく」可能性が出てくることになるのです。

これはあくまでも「別の見方もある」ということの承認であって、その別の見方に同意することまでは意味していません。しかし、ここに至ることで初めて、本当の対話が始まることになると言えるのです。本当の対話が始まれば、公正で正直な事実検証の結果に基づいて、将来志向的で創造的な視点からコンフリクトを克服していくことも可能になるのです。

これがトランスフォーマティブ・メディエーション・モデルの基本的な考え方です。筆者らは、感情的コンフリクトが強い医療紛争の領域では、まずこうしたアプローチがとられることが、解決へ向けた必須の条件だろうと考えています。**医療紛争への対応は、まず「エンパワメント」と「気づきの促進」から始まらなければならない**と考えているのです。

また、このアプローチによって、少なくともコンフリクトの「縮小可能性の確保」と「エスカレートの防止」が可能となるでしょう。周知のように、医療事故では初期対応が非常に重要です。初期段階でボタンの掛け違いが起こると、そこからどんどんコンフリクトが深まり、激しい対立に至るという経過はよく見られるところです。ですから、このアプローチは、当事者へのエンパワメントを達成すると同時に、結果として対立の激化を抑制する、適切な「初期対応のアプローチ」と言うことができます。

しかし、複雑な医療事故の領域では、このモデルだけで十分とは言えません。解

決すべき課題や争点が複雑かつ重大で、ここから先も難しい調整が必要だからです。「後は自己治癒力で何とかしましょう」というのでは済まないでしょう。そこで、トランスフォーマティブ・メディエーション・モデルを基盤としながらも、別のメディエーション・モデルの考え方を適応することが必要になってくるわけです。それが次に述べるファシリテーティブ・メディエーション・モデル（プロブレム・ソルヴィング・モデル）です。

2）ファシリテーティブ・メディエーション・モデル（プロブレム・ソルヴィング・モデル）

トランスフォーマティブ・メディエーション・モデル以上に広く流布し、用いられているのが、ファシリテーティブ・メディエーション・モデルです。「問題解決」メディエーションとも呼ばれますが、英語ではそのまま"problem-solving mediation"となります。先のトランスフォーマティブ・メディエーション・モデルが問題状況にある当事者の認知の変容に主眼を置いていたのに対し、**ファシリテーティブ・メディエーション・モデルでは、当事者の間に存在している「問題」そのものに焦点を合わせて、その解決を考えます**。

「問題」そのものに焦点を合わせるとは、どういうことでしょうか。例えば、担当看護師が点滴の針入れを何度もやり直したことで患者が怒り、「担当看護師を代えてくれ」「もう退院する」と言っているとします。医療者側は「担当看護師の変更はできない」「退院すべきでない」と考えているとします。この場合、「担当看護師の変更の可否」「退院の可否」が焦点を合わせるべき「問題」（＝論点）でしょうか。

主張の背後には、患者側には「安全で親切な医療を受けたい」という根本的な利害欲求があり、医療者側には「安全で親切な医療をトータルに提供したい」「患者の病状を回復させたい」という利害欲求があります。**ファシリテーティブ・メディエーション・モデルでは、この表面に出ている主張をポジション、論点をイシュー、そうした主張をとらせている関心利害をインタレストという概念で呼びます**。

ファシリテーティブ・メディエーション・モデルでいう「問題」（解くべきイシュー）とは、決して争点化している表面的イシュー（「担当看護師の変更の可否」「退院の可否」）を指すのではありません。より深いインタレストも含めて考えた「問題」を意味しています。この例の場合なら、「安全で親切な医療を受けたい」という患者側のインタレストと、「安全で親切な医療をトータルに提供したい」という医療者側のインタレストを踏まえ、いかにすれば共に満たすことができるのかというこ

とが「問題」となります。

このように「問題」をとらえ直すと、担当看護師だけでなく、ほかのスタッフも含めて対応を見直すとか、担当看護師の変更はできなくとも点滴注射だけは誰かが代わりにするとか、そのほか様々な解決方法を思い浮かべることができるようになります。そうなれば、「退院の可否」などの表面的イシューは、いつの間にか自然に消えていってしまうでしょう。

つまり、ファシリテーティブ・メディエーション・モデルは、次のような過程で考えます。

①問題状況にある当事者は、表面的なイシューについて対立し、感情的コンフリクトもあって、その見方にとらわれてしまっている。
②そこで、イシューの背景にある当事者のインタレストに注目する。
③インタレストの観点から当事者の見方を変容させ、イシューを別のかたちに再構成させる。
④インタレストに基づく「問題」（解くべきイシュー）として再構成されたら、それを満たす方法を自由な創造的発想で考えていく（ブレイン・ストーミング）。
⑤選択肢を調整し、合意を形成していく。

　ここで重要なのは、「人」と「問題」を切り離すこと、双方が納得可能なウィン-ウィンの解決を目指すこと、過去の問題を取り上げ非難するのでなく、将来にとってベストな解決を目指すことである。

看護師の交代を迫った患者の主張は「担当看護師への怒り」から出ているかもしれません。患者にとっては、担当看護師という「人」がコンフリクトの対象になっているわけです。人は感情的になっているときには、なかなかその見方から逃れることはできません。

しかし、われわれも日常よく経験することですが、少し感情が和らいできたら、例えば時間に遅れてきた相手に対して、「相手も悪気があったのではないから」「それより今からどうすべきか考えよう」などと、少し見方に幅が出てくることがあります。うまく「人」と「問題」を切り離すことができれば、それが可能になるのです。この患者も「あれはたまたま起こったミスだ。これから安全で親切な対応をしてもらえれば満足だが、そのためには何をしてもらえばいいのか……」というように、担当看護師という「人」への非難から、「安全で親切な医療を受けること」へと問題の見方がシフトする可能性があります。そうなれば、自然に将来志向の前向

きな解決へ向けて対話が進んでいくことになります。

　これがファシリテーティブ・メディエーション・モデルの基本的な考え方です。「人」ではなく「問題」に焦点を合わせる、相手方は対立者というより「共通の問題」を克服していくための協働者だということになるわけです。表面的主張であるポジションの背景に、動因としてのインタレストがあるということです。

　後述するように、この「究極の動因としてのインタレストが固定的に存在し、それが発話や行動を規定している」という見方は分かりやすいものですが、実際に医療メディエーションを遂行していると、そのように単純な構図でないことが浮かび上がってきます。ですから、われわれは、後述するナラティヴ・アプローチを基盤に据えることで、より現実に即した概念へと独自に再構成していくことにします。ここでは、とりあえず、ファシリテーティブ・メディエーション・モデルのエッセンスを理解しておいていただくだけで結構です。

　また、重篤な医療事故のケースなど感情的コンフリクトが激しいケースでは、「問題」の見方のシフトは容易ではありません。だからこそ、医療紛争ではトランスフォーマティブ・メディエーション・モデルのようなアプローチが必須で、いきなりファシリテーティブ・メディエーション・モデルに基づいた対応を試みることには無理があると思われます。

3）評価型メディエーション・モデル

　評価型メディエーション・モデルは、最終的に当事者間での合意形成が必須である点では先の2つのモデルと同じですが、その過程でメディエーターが積極的に介入したり、専門家としての自分の判断を示したりするものです。

　メディエーターが専門的判断を下し、対話の過程を方向づけたり決定づけたりする方式は、感情的葛藤の強い医療事故紛争の初期段階では不適合と言わざるを得ません。特に、院内でメディエーターの役割を担う担当者が、十分な信頼関係ができないうちに、こうした行動をとると、患者側では「こちらの話を聴かず、医療者側に立って抑え込もうとしている」などと認識されかねません。メディエーターの過度な介入や判断提示は、メディエーターの信頼や不偏性を一気に失わせてしまいます。

　このように、評価型メディエーションは医療の現場では不適合ですが、不要かというと、そうではありません。医療現場のコンフリクトは、専門知識のない患者側と専門知識のある医療者側とでは、事実についての認識がまったく違う場合が多いからです。このギャップを埋めるために、メディエーションのある段階（メディエー

ターへの信頼が十分に築かれ、患者側にも問題を前向きに乗り越えようという機運が生まれた段階が望ましい）、ある場面で、問題を絞って専門的判断を取り入れることで、両者の対話がよりスムーズに進むことも考えられます。

ただし、このような場合でも、メディエーターが直接判断を示したり伝えたりしてはなりません。そうした役割はメディエーター以外の者が担うべきです。

4）ナラティヴ・メディエーション

後に詳しく解説していきますが、近年、社会構成主義という理論的立場に基づくナラティヴ・アプローチが様々な領域に影響を与えています。医療の領域では、ナラティヴ・ベイスト・メディスン（NBM）というかたちで提起されているので、ご存知の方も多いと思います。このナラティヴ・アプローチをメディエーションの領域に応用したのがナラティヴ・メディエーションと呼ばれるものです。ニュージーランド出身のウィンズレイド教授およびモンク教授による提言・教育が、現在ではカリフォルニアを中心に行なわれています。

ナラティヴ・メディエーションは、前述のファシリテーティブ・メディエーション・モデルとその諸前提について、当事者個人を単位とし、それぞれの行動の背景に固有の利害（インタレスト）があると前提する点を批判します。究極の動因として固定したインタレストというものを想定していく発想が、難しい言葉ですが「本質主義」という近代の発想にとらわれているというのです。

ナラティヴ・メディエーションでは、当事者が現実をストーリーとして言説的に構築していると前提します。インタレストに動かされるというより、インタレスト自体も言説的な構築物にほかならず、当事者の中で現実像を語り直すうちに変容していくものととらえることになります。そこでは、当事者の現実像の背景をなす支配的な言説ないし「ものの見方」を語りの中であぶり出し、外在化し、脱構築（換骨奪胎）し、代替的な物語（ものの見方）への語り直しを促進していく対話過程の促進が課題となってきます。こうした発想は、家族療法などの領域で発展したナラティヴ・セラピーの影響を強く受けています。ナラティヴ・セラピーについては分かりやすい入門書がいくつも出ていますので、それらを読めばナラティヴ・メディエーションの基礎となる発想についても理解していただけると思います。

ただ、ナラティヴ・アプローチは、先に挙げたそのほかのメディエーション・モデルとは、やや次元的に異なるモデルと言えなくもありません。本書で展開する医療メディエーションの考え方は、このナラティヴ・アプローチを理論的・理念的前提としつつ、その観点から先に見た他のメディエーション・モデルを脱構築して、

新しいモデルとして編み上げたものということになります。例えば、本来はビジネス交渉や外交交渉を中心に適応されてきたIPI（後述）の概念も、医療の領域ではナラティヴ論的な観点から大幅に意味づけし直すことが必要になります。

> **Practical hint 1**
> **ナラティヴ・ベイスト・メディスン**
> 　西洋医学的な知識やエビデンスを前提に、医療者が患者の病気を診断していくという発想に対して、むしろ医療者と患者との間のコミュニケーション、語りの作用に着目して、医療をとらえ直そうという動きが、医療の領域全般にわたって出てきています。ナラティヴ・ベイスト・メディスンです。その基礎になっているのは、ナラティヴ・セラピーという家族療法から発した考え方です。われわれの発想は、これらの動きと非常に共通するところを多くもっています。関連する本もたくさん出ていますので（例えば、斎藤清二・岸本寛史『ナラティブ・ベイスト・メディスンの実践』〔金剛出版、2003〕）、興味のある人はぜひ勉強してみてください。

C ナラティヴ・アプローチによる医療メディエーション

> **POINT**
> - ナラティヴには、パターン化されたストーリー（範型的ナラティヴ）と、その実践・行為としての「語り」の２つの位相がある
> - 人は、範型的ナラティヴに基づいた認識の枠組み（認知フレーム）で現実を認識している
> - 認知フレームは、置かれている環境・状況や社会的立場によって異なる
> - コンフリクト状況では、ほとんどの場合、認知フレームの対立・葛藤が起こっている
> - 患者側・医療者側の双方にとって質の高い問題克服を図るためには、認知フレームの葛藤をほぐす対応が必要となる

1．理論的枠組み

　さて、本書で示す医療メディエーションは、理論的には社会構成主義の立場ないしナラティヴ・アプローチを基盤に、その視点で他のメディエーション・モデルを脱構築（換骨奪胎）し、読み替えて構成されたものと言えます。以下では、筆者らの医療メディエーションの理論的背景について説明していくことにします。

1）社会構成主義とは

　社会科学の領域で、近年、大きな影響力をもった考え方の一つが社会構成主義と呼ばれるアプローチです。心理学、社会学、人類学から、「法と社会」を研究する筆者の領域まで、その発想は広がっています。いわゆるポストモダンと呼ばれる思想の系譜に位置し、科学主義や実証主義的考え方への批判的議論ということができます。医療の領域でも、この立場を背景にしたナラティヴ・ベイスト・メディスンと呼ばれる考え方が提起されていますし、セラピーの領域でもナラティヴ・セラピーというアプローチが市民権を得てきています。さらには、メディエーションについても、ナラティヴ・セラピー的な発想を応用したナラティヴ・メディエーションが提起されるに至っています。

　代表的な論者としては、心理学者のケネス・ガーゲン、臨床心理領域ではマイケ

ル・ホワイト、エプストン、アンダーソンなど、メディエーションについてはウィンズレイドやモンクといった名前が挙がります。ここでは学説史をたどるのが目的ではないので、その基本的発想をいくつか紹介し理解していただくことにします。

（1）「現実」のナラティヴ的構成

社会構成主義では、われわれが見ている「世界」や「現実」（リアリティ）について、既存のドミナント（優勢な）・ストーリーを適用して言説的に構築される相対的なものと考え、唯一の「客観的真実の存在」という観念を否定します。もちろん、「そこには何もない。すべては言語的な想像の産物だ」などと荒唐無稽な主張をしているわけではありません。そこに何かあったとして、それを感知して理解するときに、言説的なフィルターをとおして自分なりに理解しているのだということです。「世界」や「現実」は、われわれが出来合いの認識の枠組みたるストーリーを当てはめることで初めて「現実」として認識できるのだと、社会構成主義では考えます。

時代が変わり、環境が変われば、人々の「現実」構成を支えるドミナント・ストーリーも変わっていきます。受動喫煙を例にとりましょう。筆者（和田）が学生の頃、教授が教室で喫煙しながら講義するのは見慣れた風景でした。喫茶店でもタバコを吸うのは当然で、煙たくても我慢するのが当たり前でした。この時代には、「今日も元気だ、たばこがうまい！」などといった流行語さえあり、その害を強く意識することはありませんでした。当時の喫煙をめぐるドミナント・ストーリーは、「タバコを吸うのはかっこいい」「大人になった証拠」などという感覚を伴った、肯定的なストーリーだったと言えます。しかし現在では、喫煙自体の害はもちろん、受動喫煙の害をめぐる意識が高まり、ドミナント・ストーリーは「タバコは健康を害する」「人前で喫煙する際にはマナーをわきまえなければならない」といった感覚を伴うものになりました。日本でもタバコのパッケージに健康を害することへの警告が記載されていますが、先日、シンガポールでタバコのパッケージを見たときには、がんに侵された肺の画像がカラー印刷されていて驚きました。

また、一昔前までは、出産は生命の危険と隣り合わせの危険な営みと認識されていましたし、「七つまでは神のうち」と言われるように幼児の死亡は日常的に起こるやむを得ないことと感じられていました。しかし、医療が発展して妊産婦死亡率が世界トップのレベルまで改善され、乳幼児死亡率も低減するにつれて、「気持ちよいお産」と言われるように、出産は安全で当たり前、むしろ出産時の「心地よさ」が求められるようになってきました。出産や乳幼児死亡をめぐるドミナント・ストーリーも変わってきているわけです。

われわれは、その時代、その社会のドミナント・ストーリーに取り巻かれ、その見方を内面化して生きているわけです。「当たり前」と思っていたこと、「世の中の常識」と思っていたことも、時代や状況が変われば変わっていくのです（女性の社会的役割なども典型例です）。ただ、そのただ中で生きているわれわれには、それが「当たり前」に見えているので、その相対性が認識できません。あと数十年もすれば、「そういえば、昔は、結婚などという制度が当たり前と思われていたなあ」という時代が来るのかもしれません。

　われわれが「現実」を見るときは、ドミナント・ストーリーの枠の中で見ること（構成していくこと）しかできません。言うまでもなく、この**ドミナント・ストーリーは一貫しているわけでも体系化されているわけでもなく、相矛盾するかたちで存在していますし、見る人の職業や知識などによっても相対的です**。とりわけ専門家である医療者が見る「当たり前の現実」と患者が見る「当たり前の現実」は、違っていることも多いわけです。

（2）代替的ストーリーへの語り直しの可能性

　もう一つ、前述の内容から出てくる、非常に重要な点です。もし、「現実」がドミナント・ストーリーの影響の下で言説的に構成されているのだとすれば、それは**対話をとおして他のストーリーと交錯する中で手がかりを得て、代替的なストーリーを構成し直すことで、変容していく可能性がある**ということです。ここに、社会構成主義がセラピーの領域やメディエーションの領域で取り入れられていく素地があると言えます。

（3）**本質主義の否定**

　社会構成主義の発想には、本質主義の否定というものもあります。近代科学は、ある要因と結果との因果的法則性を明らかにしようと試みてきました。近代医学は、まさにその一つの典型です。この発想の根幹には、ある本質的な動因が存在し、それが一定の結果をもたらしているという考えがあります。自然科学領域の環境制御が可能で、限定された関係であればまだしも、こうした視点が人間行動に適用されると問題が出てきます。例えば、フロイトは、人間の認識や行動を規定する本質的動因として性的リビドーを想定しました。それによってすべての人間行動を理解することには、言うまでもなく無理があります。

　社会構成主義は、何か１つの本質的要因が人間の認識や行動を規定しているという発想をとりません。**社会構成主義の理解では、本質主義的説明そのものも語りの中で構成されたものに過ぎない**と考えていきます。「現実」のイメージが言説的に構成されるものだとすれば、何が行為や出来事の原因・動機かという認識も「現実」

の一部である以上、変容していくものだと考える必要があります。この点は、後に検討する、メディエーションの基礎概念である「インタレスト」の理解に関して非常に重要なポイントなので、覚えておいてください。

2) ナラティヴをどう理解するか

先ほど、分かりやすく「ストーリー」という言葉を用いましたが、「ナラティヴ」という言葉と同義だと考えていただいて結構です。「ナラティヴ」も、訳されるときには「物語」と「物語り」という2つの言葉で区別されます。それには理由があります。ここでは、まず筆者らの医療メディエーションの基盤をなす概念としてのナラティヴについて解説しておきます。

(1) 「範型的ナラティヴ」と「語りとしてのナラティヴ」

ナラティヴないし物語には2つの位相があります。

第1は、**われわれが語ったり、理解（解釈）したり、書いたり、読んだりする際に活用される、世界理解のための、一般に流布した「認識の枠組み」**という位相です。社会の中には、出来事を「現実」として構成するために用いられる、言ってみれば出来合いの認知の枠組みがあるわけです。小説や映画、あるいはニュース報道の中にも、そうした出来合いの認識の枠組みが散りばめられています。これらはパターン化されたストーリーを含むようなかたちで存在しています。こうしたストーリーは「ナラティヴ」ないし「物語」と呼ばれることがあります。すなわち、「範型的ナラティヴ」ないし「範型的物語」です。

われわれは、範型的ナラティヴを用いることで、日常では体験しないような出来事（殺人事件など）についても、それを了解可能なものとして認識することができるわけです。「親子の関係をめぐる物語」「医療者と患者をめぐる物語」「事故の加害者と被害者をめぐる物語」など、様々なパターン化された範型的ナラティヴが、われわれの周りを取り巻いています。範型的ナラティヴには、「日本人は争いごとを嫌う」「間違ったことをしたら謝罪するのが当たり前だ」といった一般的なものから、教育によって獲得される知識体系なども含まれ、それ自体が重層的な構造をもっています。

また、重要なポイントとして、範型的ナラティヴは必ずしも一貫していないこと、相互に矛盾したり、社会成員の間でしばしば不均等に偏在したりしていることを理解しておく必要があります。例えば、「子育てはやはり母親が担うのが一番だ」という母性のナラティヴもあれば、「子育てにジェンダーは無関係だ」というジェンダー・バイアスを否定するナラティヴもあります。

第2は、**範型的ナラティヴを活用しつつ、現に発話され表出される個々の一回起性の実践ないし行為としての具体的な「語り」**の位相です。これを単純に「語り」ないし「語りとしてのナラティヴ」と呼ぶことにします。「お医者さんの言うことに、少し腹も立ったけれど、何も言わなかった。やっぱり僕も日本人だからなあ」などという発話は、これに当たります。また、書かれた文章や身振りで、それが表現されることもあるでしょう。われわれが実際に聞き、読み、見ることができるのは、語りとしてのナラティヴだけです。範型的ナラティヴはそれを構成し、その中に溶け込むかたちでしか現れません。

（2）ナラティヴの再帰的循環と対話

　先に述べたように、範型的ナラティヴは、どこかの中空に物として実在するわけではありません。個々の語りの中に埋め込まれるかたちでしか存在し得ないのです。ちょうど、言語が具体的な発話や記述の中にしか存在しないのと同様です。「日本語」というものを、「これが鉛筆です」と示すように物として示すことはできません。ただ、個々の文章や語りの中に具体的で個別的なかたちをとって現れるだけです。

　範型的ナラティヴがなければ、われわれは、まるで何も知らない幼児のように、出来事について語ることすらできなくなってしまいます。範型的ナラティヴをとおして初めて世界を意味あるものとして理解し、それについて語ることができるのです。このように、範型的ナラティヴと語りとしてのナラティヴの間には、再帰的・循環的関係が見られます。それは、ちょうど、スポーツやゲームのルールと個々のプレイの関係に似ています。

　例えば、野球やサッカーといったスポーツ、囲碁や将棋といったゲームを想定してみてください。サッカーにも将棋にもルールがあります。というよりも、これらはルールによって初めて成立します。ルールがなければ、そこにあるのは無秩序の混沌状態だけです。一定のルールおよびその下で生成された「セオリー」とか「定石」と呼ばれるものの存在によって、個々のプレイ、個々の一手は、プレイヤーや観衆にとって意味をもつことになります。この「ルール」「セオリー」「定石」といったものが、範型的ナラティヴに相当するものです。

　ルールや定石によって支配されているにもかかわらず、ゲームの展開は何度繰り返しても一度として同じにはなりません。個々のプレイヤーの繰り出すプレイ（語りに相当します）は、その時その場で無限に即興的に変幻し続けています。範型的ナラティヴは個々の実践を生み出しますが、それは決して機械的・画一的な生産のようなものではなく、個々のプレイヤーの特性、個々の場の状況に応じて無限の多様性を示すことになります。ルールに依拠しつつ、同時にルールに回収しきれない

個別性を内包しているのが、「実践」としての具体的なプレイや行為、語りということになります。そして、この多様性が新たな「定石」や「セオリー」を生み出し、時にはルールそのものの改変にもつながります。つまり、**範型的ナラティヴが個々の語りとしてのナラティヴを生み出し、また、その個々の語りの多様性が再帰的に範型的ナラティヴを変えていくという循環的関係があるわけです。**

スポーツやゲームと違うのは、われわれの世界では、「ルール」「セオリー」「定石」が一貫しておらず、多元的で矛盾をはらんでいることです。それゆえ、個々の具体的語りの位相で様々な齟齬(そご)が生まれてきます。しかし、そのことはまた、対話をとおして、相互の範型的ナラティヴの見直しも含め、認知の変容が起こる余地が大きいことも意味しています。だからこそ、対話が重要なのです。語り合うことで、異なる範型的ナラティヴに起因する齟齬や誤解を防ぐことができるかもしれません。また、異なる範型的ナラティヴを調整したり、共有したりする道も開かれてきます。

対話の過程について、もう少し考えてみましょう。「聴く」という行為は、聴き手による様々な範型的ナラティヴの無意識の動員をとおして意味が構築されていく創発的な過程と言えます。「この手術で麻痺が残るかもしれません」と語るとき、医師の頭の中には、医学的な範型的ナラティヴに基づいた「麻痺の医学的定義」が浮かんでいて、その意味で語っています。しかし、それを聞いた患者は、「医師の言葉」（テクストと呼びます）に自身のもつ範型的ナラティヴを当てはめて理解します。患者の日常において、「麻痺」は単に「しびれ」を意味する言葉に過ぎない

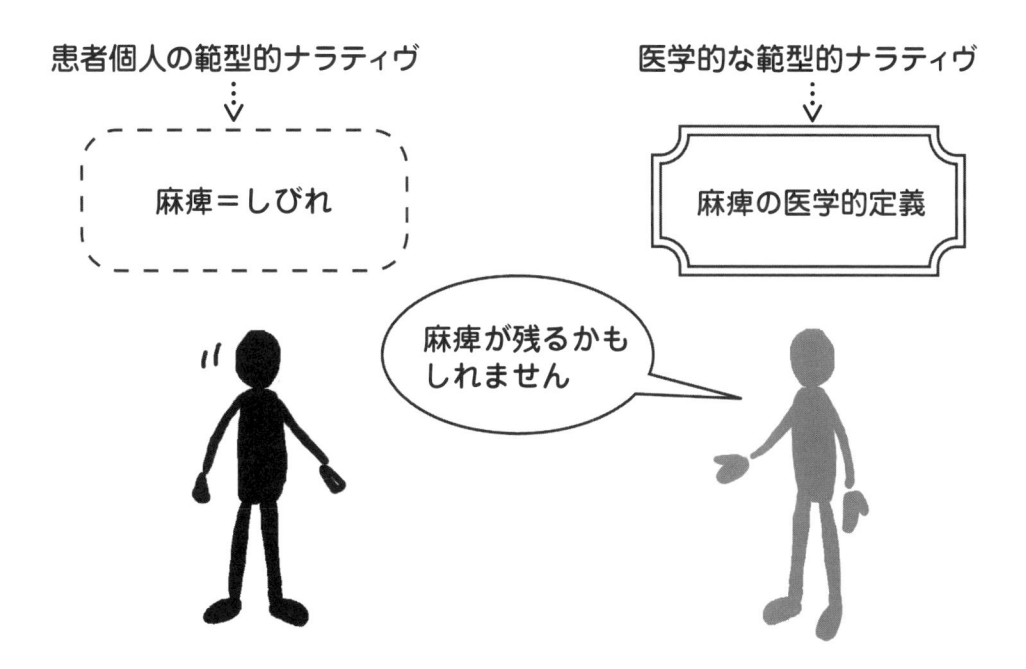

患者個人の範型的ナラティヴ　　　　　医学的な範型的ナラティヴ

麻痺＝しびれ　　　　　　　　　　　麻痺の医学的定義

麻痺が残るかもしれません

かもしれません。それは無理もないことなのです。語り合う中で、それぞれの語りを構成している範型的ナラティヴの世界にまで耳を傾けて初めて理解できることにほかなりません。医療メディエーションは、そうしたナラティヴの深い構造まで踏まえた「語り合い」のプロセスを促進していくことになります。

2. ナラティヴ・アプローチによる基礎概念の再考

1) コンフリクト概念の再考

　ここでは、ナラティヴ・アプローチの考え方を踏まえて、改めてコンフリクトの概念を検討してみましょう。

　医療の現場に限らず、われわれは日常、様々な意見や利害の対立、認知の齟齬に直面しています。家族や友人との間でも、「なぜ、この思いが分かってもらえないのだろう」「なぜ、こんなことで怒っているんだろう」と、考え込んでしまうことがしばしばです。また、思わぬ誤解から問題が引き起こされたりもします。こうした認知の齟齬としてのコンフリクトは、相手方との間でだけ生じるのではありません。問題の渦中では、「これでいいんだろうか」「理屈では分かるけれど、感情的に受け容れられない」など、人は相手方との間だけでなく自分の内部にも認知の不協和や葛藤を抱えているわけです。そして、自分の中にある葛藤と、外部の相手方との認知の齟齬は、相互に密接に結びついてもいます。

　このように、コンフリクトが認知の齟齬や不協和である以上、そこには非常に主観的な要素が含まれているものです。だからこそ、コンフリクトに適切に対処していくことは難しいのですが、また同時に、そこにこそコンフリクトを克服していくための手がかりが隠されています。

　ここではまず、コンフリクトに直面した際の当事者の「ものの見方」のメカニズムについて、ナラティヴ・アプローチを下敷きにして見ていきましょう。

(1)「現実（像）」を構成するフレーム

　われわれは、「現実」を見るとき、自分が日常慣れ親しんだ視点から見ています。病院で1人の患者が亡くなったとき、医療者はそれをまさに「1人の患者さん」の死として受け止めます。他方、亡くなった患者の家族は、それを「かけがえのない○○の死」として受け止めます。もちろん、その患者の死それ自体は客観的な事実ですが、一人ひとりの人間にとっての「現実」は、その客観的事実をどのように「見る」か、意味づけるかによって違ってくるわけです。

『最後の初恋』（2008年公開）という映画で、医療事故訴訟を起こされた医師（リチャード・ギア）が遺族（妻を亡くした夫）に会って話す場面があります。弁護士に止められたにもかかわらず、誠実な医師は遠方の遺族に会いに行きます。医師は、その症例が5万件に1件程度の割合で起こるまれなケースで、亡くなったのは不可抗力であったことを理解してもらおうと説明します。それに対して遺族は、怒りを抑えつつ、「あなたは妻の目の色が何色だったか覚えているか？」と問いかけ、医師は答えられず絶句してしまいます。医療者が慣れ親しんでいる「医療者のものの見方」（5万件に1件程度の割合で生じた一つの症例）と、「家族としてのものの見方」（かけがえのない愛する者の死）が、そこでは鮮明なコントラストをもって対峙しています。

　この「ものの見方」のベースをなしている枠組みを**認知フレーム**と名づけておきます。言うまでもなく、この認知フレームは、先に述べた範型的ナラティヴを基盤に構成されています。**一般的な範型的ナラティヴが個々の場面に当てはめられる際に構成される認識の枠組みを、ここでは認知フレームと呼ぶことにします。**

　人間は通常、日々起こる変化に安定的に対応できるように、範型的ナラティヴを基盤に、パターン化された認知フレームに依拠して「現実」を認識しています。毎日毎日、瞬間瞬間で起こる出来事に、一つとして同じものはありません。そのつど、「この事態をどう見るか」などと考え込んでいては生活ができません。微細な変動はあっても、それを安定した日常的な「現実」として認識していけるのは、このパターン化された認知フレームのおかげです。

　認知フレームには、実はその人ごとの癖のようなものが反映されています。これ

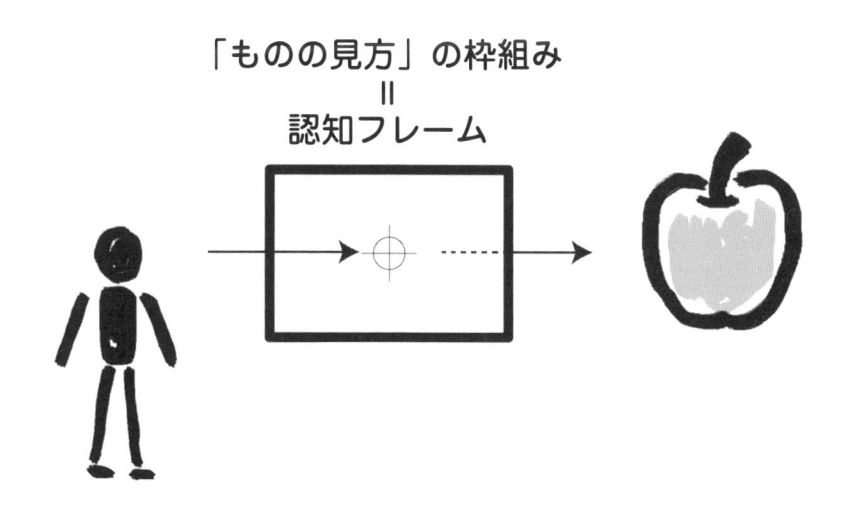

「ものの見方」の枠組み
＝
認知フレーム

まで生きてきた歴史や、置かれている環境によって、各人ごとに認知フレームは微妙に違っています。物事を悲観的にとらえがちな人、楽観的にとらえがちな人、科学者のように物事を客観的・合理的に認識する傾向のある人、芸術家のように感覚的にとらえる傾向のある人など、いろいろいます。

　また、個人の性向というより、社会関係の中で置かれた立場や位置によって認知フレームに相違が出る場合があります。教育によって構成される深く整理された後天的な認知フレームもあります。専門家は専門知識に基づいた独自のフレームから「現実」を見ることができますが、一般の人にそれはできません。医療者と患者はその典型的な存在ですが、多かれ少なかれ、どのような職業や社会的位置にある人でも、その世界に固有の認知フレームをもっているのです。

　このように、**われわれが「現実」と思って見ているものは、範型的ナラティヴを基盤としながら、その人固有の性向に彩（いろど）られた認知フレーム、社会的な立場・位置に結びついた認知フレームなどが組み合わさった視点から、眺められ、意味づけられ、作り上げられているものだと言えるわけです。**

　では、実際に例題（ワーク）を素材にして考えていくことにしましょう。

WORK●1 認知フレーム

よく考えると、客観性を重視しているニュース報道にも、範型的ナラティヴや、ある特性をもった認知フレームが秘められています。次のニュース報道の中に含まれる認知フレームの特徴はどのようなものでしょう？

「昨夜、○○州を襲った山火事による死者は36名に達しています。今後、救援活動が進むにつれ、死者は増えていく模様です。家を失った住民は、避難所で不安な一夜を過ごしています」

解答例・解説 ➔p.277

(2) フレームの揺らぎとコンフリクト

　先に述べた「現実」は、常に安定しているわけではありません。新しい出来事や体験に出合ったとき、非常事態に直面したときには、それまでの認知フレームでは不適合となり、認知が不安定化します。

　医療行為の結果、予期しない有害事象、例えば患者の死が生じたとします。遺族にとっては、まったく非日常的な体験です。十分に予想できていた病状の悪化や死亡なら安定した認知フレームが大きく揺らぐことはありませんが、予期しない死亡となると話は違ってきます。もちろん、専門知識はもたないので、どう理解（認知）してよいのかも分かりません。事態をうまく「現実」として認識して構成するフレームが崩れてしまっているからです。「どうしたらいいか分からない」「現実に起こったこととは思えない」といった表現は、それをよく表しています。この状況自体、個人の中で認知的コンフリクトが生成しているものと言えます。

　「現実」をうまく認識できない状態は非常に不安なもので、人は自然に何とか安定した「現実」認識を構築しようとします。その際、自分の中にはなくても、よく見聞きする範型的ナラティヴが手がかりとなることが多いのです。医療事故をめぐる、「真相を隠そうとする加害者の病院側と、弱者である被害者の患者・家族側」という物語は、マスコミなどを通じて広く流布しています。さらに、その病院での日常的な患者対応について、「不親切でよくない病院」という認知が構成されていたとします。こうした認知が重なれば、遺族側は範型的ナラティヴに依拠して「現実」を読み取っていくかもしれません。「これは医療ミスに違いない！」と。

　医療者側は、当然、これとは異なるフレームで「現実」を構成しています。「一定の確率で生じるやむを得ない予測不能な結果としての不利益であって、ミスではない」と。これは、医学専門知識に根差した固有の認知フレームから見て、初めて理解可能な「現実」です。

　つまり、遺族側と医療者側が、まったく異なるフレームで「現実」を見ていることになります。そして、言うまでもなく、認知の齟齬としてのコンフリクトが生じてくるわけです。**コンフリクト状況では、ほとんどの場合、「現実」を見るベースとなっているフレームの対立が見られるのです。**

様々な
認知フレーム

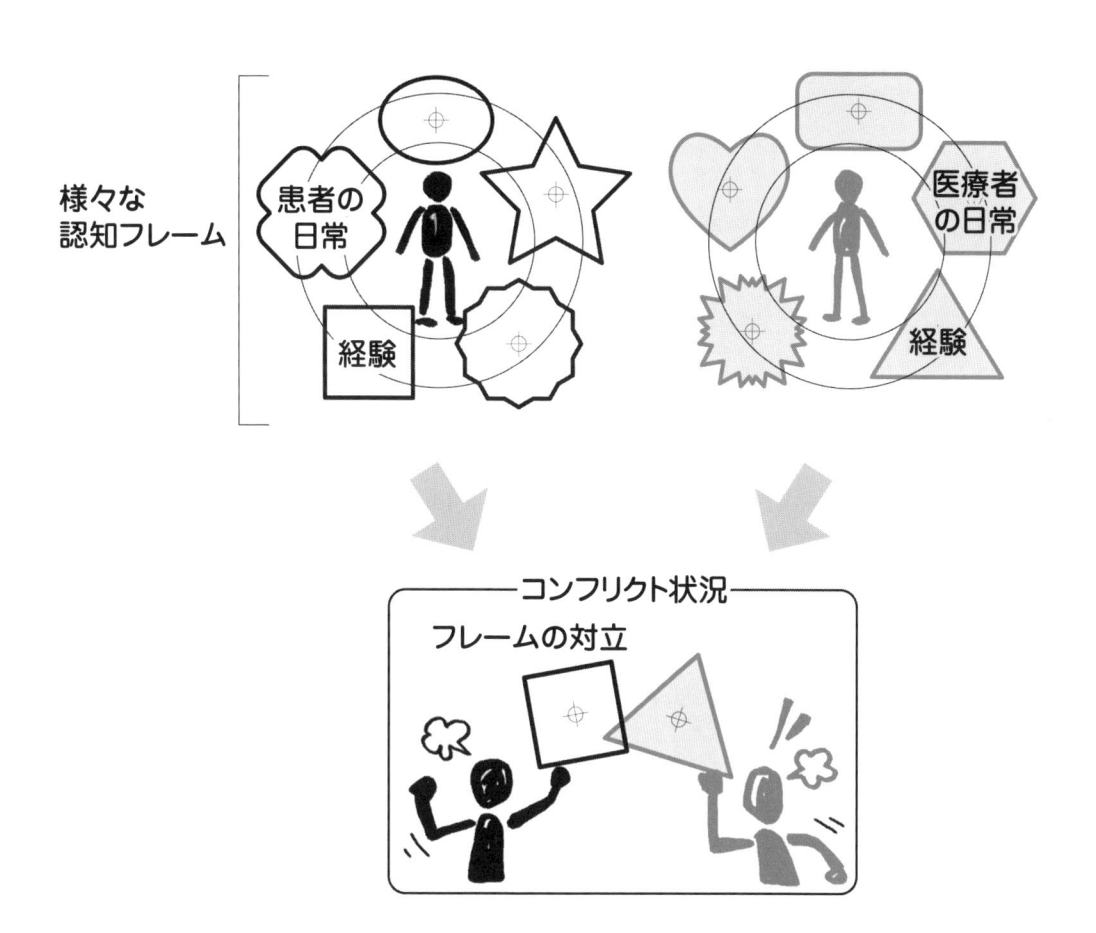

コンフリクト状況
フレームの対立

（3）フレーム変容の方向を決めるもの

　もちろん、非日常的事態に際して認知フレームが揺らいだとして、すべてのケースが同じ経過をたどるわけではありません。先に述べたように、範型的ナラティヴはゲームのルールのように首尾一貫したものでなく、矛盾する範型的ナラティヴや対応的な範型的ナラティヴが存在することも普通です。それゆえ、医療をめぐっても、常に一定の範型的ナラティヴが作用するわけでなく、別のフレームが働く場合もあります。

　次のような例を考えてみましょう。病気という非日常的な体験で不安を感じていた患者が、医師や看護師の適切で親切な対応によって、入院患者としての安定した認知フレームを構成していたとします。「この病院のお医者さんも看護師さんも親切で信頼できる」といった「現実」の認識です。ところが、ある日、担当の看護師が点滴の針を入れるのに何度もミスをしてしまいました。看護師は謝罪します。患者は「いつも適切に処置してくれるのに、今日はどうしたんだろう」と思いながらも、「いいですよ。大丈夫です」とこたえました。

もう一つ別の例を考えてみます。ある患者が病気という非日常的な体験で不安を感じながら入院したところ、医師や看護師の事務的で時には乱暴な対応によって、次第に不安と不満がたまっていきました。「お医者さんも看護師さんも不親切で大事に扱ってくれていない。何か信頼できない。大丈夫だろうか」という、いわば不信に基づいた「現実」認識のフレームが構成されていました。ある日、担当の看護師が点滴の針を入れるのに何度もミスをしてしまいました。看護師は謝罪します。患者は「何でこんなミスをするんですか。患者のことをどう思っているんですか！」とクレームをつけました。

　前者の例では、日常的診療の中で構成された、医療者や病院に対する好意的な認知フレームが患者の中にもともと存在し、点滴注射のミスに際しても、それを好意的認知フレームの観点から意味づけています。後者の例では、不信に基づく認知フレームがもともと存在し、医療ミスをめぐる範型的ナラティヴと結びついてクレームに至ったと考えることができます。

　認知の齟齬としてのコンフリクトは、何か（点滴注射のミス、予期しない死など）があれば当然に生じるものではなく、日常的な認知フレームのあり方や、参照可能な範型的ナラティヴの存在によっても推移が変わってくることになります。コンフリクトを防ぐカギは、まずは日常診療の中での良好なコミュニケーションだということが、ここから理解できます。より重篤な医療事故の場合であっても、ミスをした医療者がそれまで本当に親身になって対応してくれていたからという理由で、穏便に話ができる場合も現実にはあるのです。また、事故直後の医療者や病院関係者が患者の求めるところをよくくみ取り、その悲嘆を受け止めつつ、誠実かつ的確で正直な対応をしていたなら、認知の齟齬としてのコンフリクト自体が生成しない場

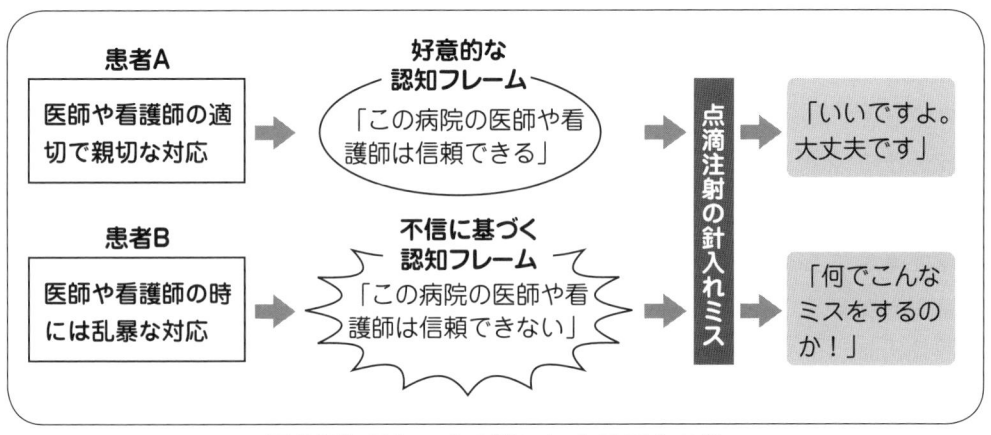

図●認知フレームの違いによる反応の差

合もあるのです。

(4) 認知フレームの重層構造

　さて、1点だけ確認しておきます。認知フレームは、のっぺりした一枚岩ではありません。最も基礎には様々な範型的ナラティヴがありますが、その上に、まず大きな基盤になる認知フレーム、さらにその上に積み重なった問題ごとの二次的な認知フレームといった具合に重層構造が存在し、また時には、その内部でさえ、相互に矛盾していることがあります。人間の認識は、そのように矛盾だらけの複雑なものとして存在しています。

　先ほどの入院患者の例では、医療者や病院に対する好意的認知フレームがベースにありますが、その上で、「点滴の針入れミス」という出来事をどう見るかという小さな範囲の二次的フレームが構成されているわけです。また、「みんな親切だけれど、この看護師さんだけは慌て者で、どうかなと思っていた」というような、看護師個人に対する別のフレームも、そこにあったかもしれません。あるいは家族に医療者がいれば、その点でも異なった認知フレームが影響するかもしれません。

　このように安定した「現実」を構成しているような場合でも、実は、突き詰めていけば、いくらでも矛盾や複合的な小範囲の認知フレームが含まれています。ただ、優勢な認知フレーム（ドミナント・フレーム）が全体を抑えているので、矛盾する要素や小さな異質のフレームには気づきさえしないことが多いのです。

(5) 「ネーミング→ブレーミング→クレーミング」モデル

　ところが、認知がぶつかる状況では話が違ってきます。それまで好意的認知フレームで見ていてくれたとしても、より重篤な事故が発生したような場合、好意的認知フレームとは異なる認知フレームへの変容が起こる場合があります。医療事故をめぐる範型的ナラティヴが参照され、「そういえば、あのときこんな対応をされた」などと、当時は何とも思っていなかったことがネガティブな方向に意味づけられて「現実」となっていきます。こうして、認知の齟齬としてのコンフリクトが発生し、顕在化してくることになります。

　この問題状況の生成をモデル化したものが、ネーミング（naming）→ブレーミング（blaming）→クレーミング（claiming）という展開モデルです。

　ネーミングとは、何らかの被害・不利益の発生を認識することを指します。先の点滴の針入れミスの例では、「針がうまく入らなくて痛い思いをした」という認知です。

　ブレーミングとは、ネーミングされた被害・不利益の責任をどこに求めるか（責任帰属）の認識を指します。先の例では、「看護師のミスだ」（看護師への責任帰属）

例　点滴の針入れミス

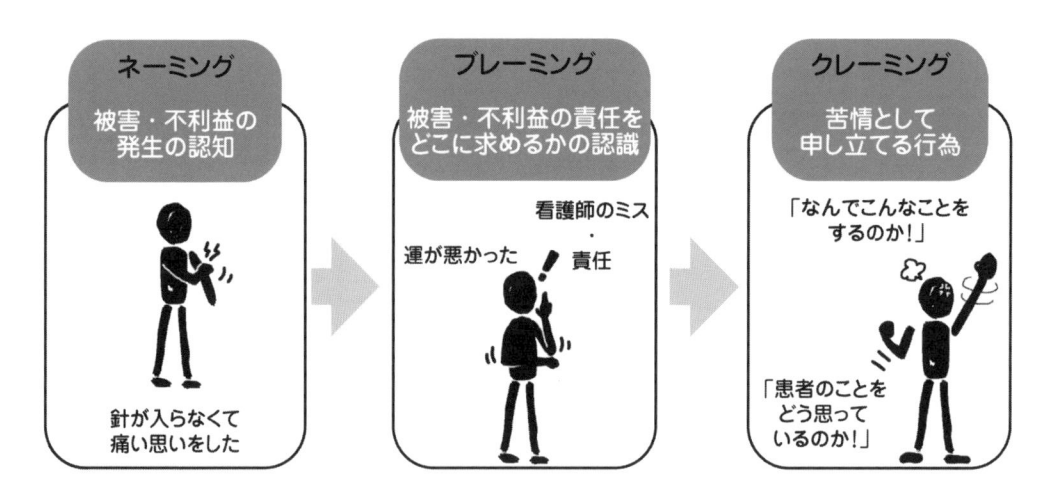

ネーミング	ブレーミング	クレーミング
被害・不利益の発生の認知	被害・不利益の責任をどこに求めるかの認識	苦情として申し立てる行為
針が入らなくて痛い思いをした	運が悪かった／看護師のミス・責任	「なんでこんなことをするのか！」「患者のことをどう思っているのか！」

という場合もありますが、「いやあ、今日は運が悪かったな」（運への責任帰属）というように、「運」という超自然的なもののせいにしてしまうこともあります。これもブレーミングの一つです。

　クレーミングは、ネーミングとブレーミングがなされたうえで、それを苦情として申し立てる行為を指します。もちろん、「点滴の際に痛い思いをした」（ネーミング）、「看護師のミスだ」（ブレーミング）と認識したうえで、「でもまあ、これくらい我慢しておくか」と考えてクレーミングに至らないケースも多々あるでしょう。

　こうしてネーミング→ブレーミング→クレーミングの流れがたどられると、コンフリクトが発生したということになるわけです。言うまでもなく、このネーミング→ブレーミング→クレーミングそれぞれの認識の過程で、認知フレームが変容して構成されているわけです。

（6）認知フレームと対話

　さて、ここまで、「現実」を見るということ、そこでのフレームの作用と構造について述べてきたのには理由があります。なぜなら、コンフリクトの構造と発生のプロセスを知ることは、とりもなおさず、認知の齟齬としてのコンフリクトにいかに対処していくか、克服していくかを考える際に、非常に重要な手がかりを与えてくれるからです。

　これまでに述べてきたことで、コンフリクトが発生する際に、認知フレームの動きが大変重要な働きをしていることを理解していただけたと思います。そうだとすれば、**コンフリクトを抑制し、克服していくためには、認知フレーム、平たく言えば「患者側のものの見方」「医療者側のものの見方」に働きかけ、双方が双方の視**

点を深く理解し、自らの視点を気づきによって変容させていくことがキーポイントだということになります。

例えば、予期できない、医学的にはどうしようもない死の場合でも、患者側が「医療ミスに違いない」という認識をもっていることがあります。ここで医療者側が、医学的な専門知識に根差したフレームで合理的説得を試みても、患者側は容易にはそれを受け容れてくれません。「現実」認識のフレーム自体がまったく異なっているからです。コンフリクトは、むしろエスカレートしていく可能性すらあります。医療者側が、医療者側のフレームに固執し、患者側の視点や思いへの理解と共感を欠くとすれば（映画『最後の初恋』のエピソードのように）、いかに真摯に対応しているつもりでも、十分ではありません。

そこで必要になってくるのが、このフレームの変容を促すような共感と傾聴、そして認知変容への働きかけなのです。訴訟は、法的フレームに即して行なわれる紛争解決であり、当事者のフレームを受けつけず、法の枠組みを優先させて問題処理していきます。法的意味での「過失」「因果関係」「賠償額」には答えが出るかもし

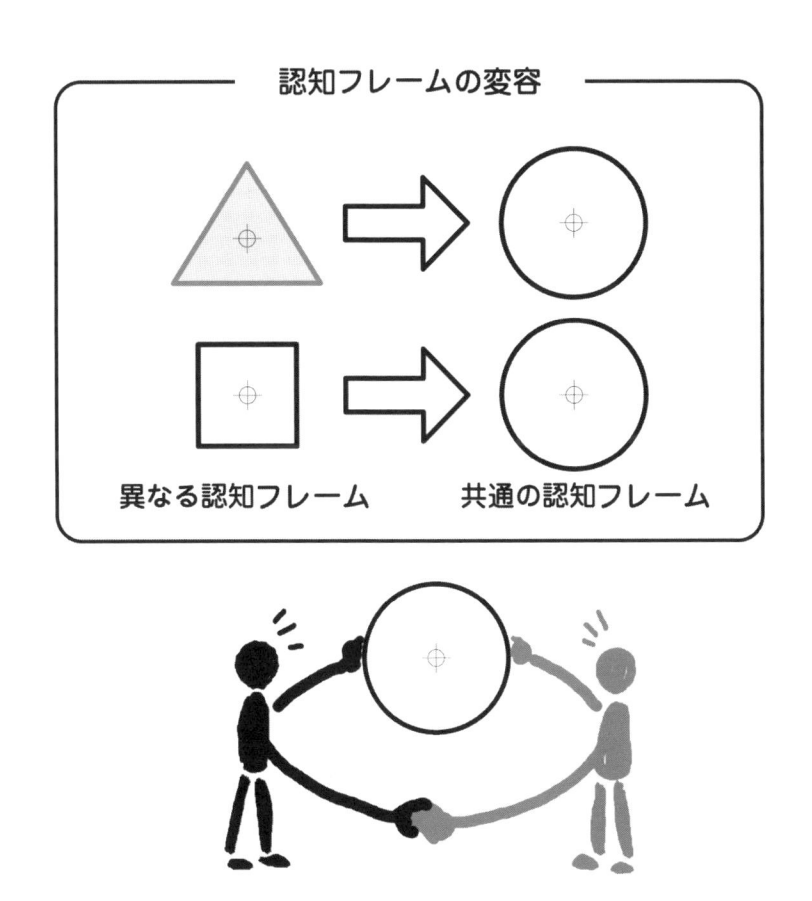

認知フレームの変容

異なる認知フレーム　→　共通の認知フレーム

れませんが、当事者たちが抱えていた認知の齟齬としてのコンフリクト、すなわち認知フレームの対立・葛藤という問題は、そのまま置き去りにされてしまいます。

　患者側と医療者側の当事者双方にとってより質の高い問題克服のためには、認知フレームの葛藤がほぐれていくような対応がなされなくてはなりません。ナラティヴ・アプローチによるメディエーションは、まさに、そうした対話の過程を紡いでいくためのモデルにほかなりません。

2）IPI概念の再考
（1）IPI展開は何のためにあるか？

　患者に寄り添い、その思いを受け止めることの重要性はよく指摘されています。しかし、問題は、そのような意図をもっていても、「寄り添っているつもり」「受け止めているつもり」になっているだけで、結果的に納得してもらえないことも多いということです。そこで、実際に患者側をはじめとする当事者の思いに気づき、それに向き合う姿勢と態度を涵養する手がかりが必要になります。それが「**IPI展開**」です。「IPI」とは、先に「ファシリテーティブ・メディエーション・モデル」のところで少し触れましたが、**イシュー（issue：争点）、ポジション（position：主張）、インタレスト（interest：関心利害）**の３つを指しています。

　IPIの解説に入る前に、誤解のないように重要なポイントを２つ指摘しておきます。

　第１に、IPI展開は、患者側や医療者側の考えを「モルモット」のように分析するものではありません。一言でいえば、「**言葉を聴くのでなく、心を聴く**」ためのスキルです。それを言語化したものがIPI展開の諸概念であり、構造です。

　医療メディエーター養成研修の参加者は、ロールプレイを通じて、当事者である患者、家族、医療者といった役割を体験します。そして、ロールプレイ終了後に、参加者はIPI展開を図に表した円形マップを用いて、まさに地図で確認するように、自らの体験を検証していきます。それぞれの結果は異なっているのが通常で、正解などありません。そこからディスカッションを展開して、相互の振る舞いのどこが問題か、何が欠けていたのかを検証していきます。このフィードバックが非常に大切であり、これをとおして様々な気づきが生まれます。そして、「言葉を聴くのでなく、心を聴く」という姿勢が、一人よがりの思いの受け止めでなく、自省的なプロセスとして身についていくのです。

　言語化されたIPIの概念は、そうした姿勢や気づきのセンスを涵養するための教育的手がかりであり、また実践の中で自省を促す契機にほかなりません。医療メディ

エーターは、実践の中で当事者と向き合うさなかでは、そのような手がかりは必要としません。すでにそれをスキルとして姿勢と態度の中に組み込んでおり、心の声を聴いていくことになるのです。ただ、面談終了後、自身のかかわりが独善的にならないよう自省する際には、また有益な手がかりとなるでしょう。

　第2に、IPI展開をするのは誰でしょうか。当事者だけが、当事者こそが、問題克服の主体であるという医療メディエーションの理念を思い出してください。実は、IPI展開は、患者・家族側や医療者側の当事者自身が自然に実践する過程でもあるのです。深い情報共有、関係の再構築が実現されるためには、言葉でなく心の声がそれぞれに届き、自身の、そして相手のIPIが自然に把握されている必要があります。

　医療メディエーターが行なうIPI展開は、それによって自身が対話を制御するためではなく、「間違っているかもしれない、とりあえずの羅針盤」として手がかりにしながら、患者側と医療者側の間で自然なIPI展開、言い換えれば対話と「気づき」（ナラティヴ論的には「語り直し」）が生まれるのを支援する手がかりにほかならないのです。こうした点を踏まえて、IPI展開について見ていきます。

(2) 従来のIPI概念

　もう少し厳密に、IPI概念について説明しておきましょう。

①イシュー：ぶつかり合っている主張の対立点

　イシューとは、様々な主張や要求の対立点や課題を指します。当事者が主張するポジションの中に含まれています。イシューの中には、それを追求しても対立を激化させるばかりのものもあれば、インタレストとつながって、より協調的な深い問題に連結可能なものもあります。

②ポジション：当事者が行なう表層の主張

　ポジションとは、当事者による様々な事実についての主張や要求などの言い分そのものであり、次の3つに整理できます。

・事実の主張

　「先生は病室に来なかった」「看護師が注射の準備の際によそ見していた」など、起こったことの事実関係についての主張。

・要求の主張

　「看護師を辞めさせろ」「賠償金を払え」「治療費は支払わない」など、行動への要求を伴う主張。

・感情の表出

　事実でも要求でもなく、感情を表現する場合。ただし、多くの場合は、事実の主張、要求の主張に伴って示される。

```
        患者側  イシュー  医療者側
          イシュー    イシュー
              ポイント
              となる問題

        ポジション    ポジション
         当事者が行なう表層の主張
        （事実主張/要求主張/感情表出）

        インタレスト    インタレスト
         深層の関心利害、思い、欲求
```

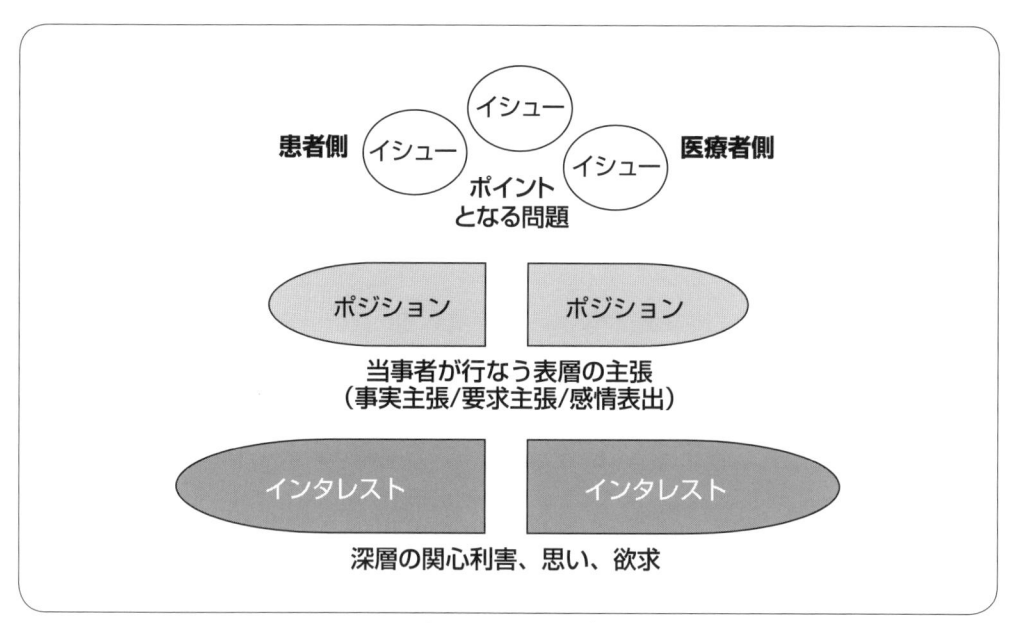

図● IPI 展開モデル

③インタレスト：深層の関心利害、思い、欲求

インタレストとは、当事者に表層の主張を行なわせている背景にある、より深い根源的な関心利害を指します。

(3) IPI概念の脱構築——医療現場への適合化

IPIという概念は、ハーバード・ロー・スクールの交渉研究プログラムで開発され、ロジャー・フィッシャー教授らによって、1982年に『Getting to Yes : Negotiating Agreement Without Giving In』（金山宣夫・浅井和子訳『ハーバード流交渉術』〔TBSブリタニカ、1982〕）という、この分野ではすでに古典としての地位を確立している書物の中で提言されたものです（同教授らは、続編的性格の書物として2006年に『Beyond Reason : Using Emotions As You Negotiate』〔印南一路訳『新ハーバード流交渉術』〔講談社、2006〕〕を発表している）。筆者（和田）は、ちょうどこの時期、ハーバード・ロー・スクールに研究員として在籍しており、両教授の授業に参加することができました。ロー・スクールの従来の授業のイメージを覆す、ロールプレイを中心とする極めて新鮮な授業に衝撃を受けた記憶があります。帰国してすぐ、当時奉職していた九州大学のゼミでロールプレイを実施したものです。

ただ、ロー・スクール（およびビジネス・スクール）の授業として開始されたことからも分かるように、そこで念頭に置かれていたのはビジネス交渉であり、外交交渉でした。それゆえ、インタレスト概念も、比較的明確な利害や価値として認識

されるものでした。すなわち、比較的合理的にインタレストとポジションを結びつけて、分析できるような構造が念頭に置かれていたわけです。

　しかし、この本来のIPI概念を医療現場の問題に当てはめることには、いくつかの点で無理があります。

　第1に、**医療現場の問題はより複雑で、利害に還元できない情緒的・感情的な問題を抜きに語ることはできません。**ハーバードの元祖IPIモデルでは、そうした点を的確に組み入れて対応することはできません。後に、この点を補う補論的な著作もフィッシャーによって著されていますが、十分なものではありません。

　第2に、ナラティヴ・アプローチの観点からすると、究極の本質的インタレストがあらかじめ存在し、それがポジションやイシューを生み出す動因として背後に存在しているという本質主義的前提は、それ自体が作られたイメージということになります。インタレストについても、対話の中でより動態的に動くものではないか、その動きとは当事者による気づきと認知による変容そのものではないか、というのが重要なポイントです。

　その観点から見ると、**インタレストは、あらかじめ存在するものではありません。実は、時間軸に沿って、対話の中で当事者が次第に気づき、いわば「現実（像）」を意味づけ直していく重層的な深さをもった認知の帰結ということになります。**少し難しいのですが、ポジションとインタレストは単純な二分法ではなく、時間の流れに沿って動く、何層にも重なった構造を有していると考えると分かりやすいかもしれません。そして、浅い部分から深い部分へと、対話をとおして当事者が気づいていく、言い換えれば、新たな現実として語り直していく、らせん状に深みを増していく過程こそが、メディエーションの過程ではないかということになります。

　要点をまとめると、次のようになるでしょう。

- インタレストは、あらかじめ存在する本質主義的関心利害でなく、当事者により認知的に構成される「現実（像）」の構成要素にほかならない。
- インタレストとポジションは、何重にも重なる重層構造をもつ。
- この重層構造は対話の流れと時間軸の次元をもち、メディエーターの支援により、浅い層から深い層へと深められつつ、「現実（像）」の変容と共有を促進する。

　インタレスト概念は、ナラティヴ論的視点から脱構築すれば、なお有効であり、ナラティヴ・アプローチをとるからといって、それを廃棄する必要はありません。先に示したナラティヴ・メディエーション自体は、ナラティヴ・セラピーの概念を

```
I＝インタレスト    P＝ポジション
 （関心利害）     （表層の主張）
```

気づき　気づき　気づき　対話の流れ

現実（像）の変容と共有

多用しており、家族紛争などの領域ではそのまま有効ですが、医療の問題については、そうはいきません。ナラティヴ論の視点をベースにして他の多様なメディエーション・モデルを読み替えながら活用する、新たなモデルの構築が必要なのです。インタレスト概念のナラティヴ論的脱構築は、そのための最も重要なポイントです。こうした視点に立った実際のIPI展開とインタレストの把握については、次編で検討していくことにします。

3. スキルとは何か

ここまでに述べた理論的背景を前提に、スキルというものについての正確な理解を示しておくことにします。スキルを表層的な技術やテクニックととらえることを避けるため、ぜひとも押さえておかなければならないポイントです。

1）スキルはマニュアル的技術ではない

「スキル」というカタカナ語は、何か意図的に適用するマニュアル的技術のようにとらえられがちです。本来の英語の"skill"は、むしろ意識して用いることができない技法、言語化して説明することが難しい技法を意味する言葉です。例えば、

注射の上手下手、目に見えない料理の腕前、サッカー選手の瞬時の身のこなしなどがそれです。マニュアルに載っているあいさつやお辞儀の仕方などは、通常はスキルとは呼びません。**スキルとは、何らかの姿勢と目標をもって行為するとき、意識しなくても自然に表れる、複雑な要素（知識、技術、態度、価値目標など）を統合した、熟練した振る舞いのことなのです。**理論的には、「実践のセンス」「身体知」「暗黙知」といった言葉で表されるようなものにほかなりません。

サッカー選手がいちいち頭の中で「今の状況はこうだから、これくらいの力でボールを蹴ろう」と意識したり、注射をしようとする医療者が「どれくらいの力と速さと角度で針を入れたらいいか」などと意識的に考えたりしていると、かえってうまくいかないことになります。スキルとは、意識して「用いる」ものではなく、目標に真摯に向き合う姿勢をもったとき、自然に具体化してくるものなのです。

この点を理解するために、中島敦の小説『名人伝』の概要を紹介しましょう。

趙の邯鄲に住む紀昌という男が弓の名人になろうと志し、弓の達人として名高い飛衛に弟子入りする。精進の甲斐あり、紀昌の腕前は師の飛衛に匹敵するに至る。そこで飛衛は、紀昌に向かって、「このうえは、西の山中に住む甘蠅老師に学ぶべきである。老師の技に比べれば、われわれの技は児戯に等しい」と勧める。

紀昌は、さっそく、甘蠅老師を求めて西に向かう。目指す山中に至り、老師に面会した紀昌は技を披露する。それを見た老師は、「所詮、射の射というもの。好漢いまだ不射の射を知らぬと見える」と述べ、弓矢を用いず、見えない矢を空に放って鳶を射落としてしまう。

その後、9年を経て、紀昌は山を下りてくる。その惚けたような表情を見て、飛衛は「これこそ天下の弓名人である」とひれ伏し、人々は技の披露を期待する。ところが、紀昌は、いっこうに弓矢を手に取ろうとせず、「至為は為すなく、至言は言を去り、至射は射ることなし」と述べるのみで、とうとう40年の後、この世を去るまで一度も弓矢に触れることさえなかった。

老いた紀昌は、ある日、訪問した家で弓矢を目にして、「それは何に使う器具であるか？」と質問した。最初は冗談と取り合わなかった主人も、紀昌が本気であることを知って、「ああ、夫子が、──古今無双の射の名人たる夫子が、弓を忘れ果てられたとや？　ああ、弓という名も、その使い途も！」と思わず叫び、驚愕したという話が伝えられている。

> その後、邯鄲の街では、画家は絵筆を隠し、楽人は絃を断ち、工匠は規矩を手にするのを恥じたという。

　この作品が、中国の古典に忠実でありつつ、同時にそれを自らのものとして作品へと昇華させるという希有の技量をもった文人、中島敦の最後の作であるという点も極めて示唆的なのですが、ここでは、この小品の中に込められた「技」をめぐる省察を検討してみましょう。「至為は為すなく、至言は言を去り、至射は射ることなし」こそ、スキルというものの本質を見事に言い当てた言葉と言えるでしょう。分かりやすく言い換えれば、**「技を修得するということは、技を忘れることである」**とでもなるかと思います。

　ここで示されているのは、学問的には、哲学者マイケル・ポラニーが探求した「暗黙知」という知のあり方であり、哲学者ドナルド・ショーンが「反省的専門家」(the reflective practitioner) という言葉で理解しようとした営みであり、社会学者ピエール・ブルデューが「実践感覚」という概念で把握しようとしたものにほかなりません。それらの学問的探究と異なるのは、その共通する課題が、学問的言語や分析的概念をとおしてでなく、古典的物語というナラティヴの中に埋め込まれ、われわれの前に提示されているという点です。

　「技」というものは、スキルそれ自体としての存在を超えて、またそれを用いる主体の「意図」や「意識」を超えて、「主体」と「技」が、まさに渾然一体として身体化され、刻一刻と移ろう環境と状況の中で非意識的に調整されつつ状況を構築していくという流れの中に溶け込んだとき、初めて深い修得の次元に至るのです。「技を修得するということは、技を忘れることである」という、論理的には矛盾したパラドクスが、中国古典のナラティヴ的世界と読者であるわれわれの経験に根差すナラティヴ的世界が共鳴する中で、すんなりと了解され、受け容れられていくのです。

　このような深い省察は、文庫本でわずか9ページという小品の中に、凝縮した美しさを伴って結晶しています。ポラニーやショーン、ブルデューらの分厚い著作を手にして読みこなすのが苦痛であったとしても、中島敦の『名人伝』を楽しむことは万人に開かれた可能性でしょう。

　われわれが意識もせず箸を使いこなせるように、意識もせず自転車を乗りこなせるように、体得され、自然に表現されていく能力を、英語本来の"skill"という語は指しています。ですから、「向き合う姿勢」そのものの「身についた振る舞いと

しての表現」もスキルなのです。

　私たちは、年長者と会話するとき、言葉が自然と丁寧になったり、身のこなしが丁重になったりします。箸を使うのと同様に、いちいち「こういう言葉を使ってみよう」「こういう声調で話そう」などと考えはしません。私たちには、年長者との対話のスキルが身についているのです。箸の使い方と違うのは、そこに「年長者を大切にしよう」という姿勢や態度が結びついていることです。もし、この姿勢や態度が欠けていれば、そのような自然な振る舞いは現れないでしょう。

2）スキルを言語化する意味

　本書では、「スキル」という語を以上に述べた意味で用いることにします。患者や医療者に寄り添い、その思いを受け止めて聴こうとする姿勢をもったとき、自然と無意識に出てくるスキルを身につけることこそ、医療メディエーション研修が目指すものです。表層的な言葉や意図的に適用される技術では決してないことに注意してください。

　しかし、教育の過程では、単なる精神論に陥らないために、スキルを言語化して認識していくことも必要です。例えば、傾聴のための様々なスキルと言われるものがあります。うなずき、あいづち、言葉の言い換えなどです。これらは、姿勢や態度に結びついた能力であるスキルが振る舞いの中に表れた「表現」を言語化したものと言えます。**地図が土地そのものではないように、言語化されたスキルは抜けがらであって、スキルそのものではありません。**ただ、スキルという目に見えないものを言語化して整理することは、土地の地図を作るように可能ではあります。

　例えば、箸を使うスキルは目に見えない能力ですが、それを具体的に言語化すると、「親指と人差し指で2本の箸を持ち、中指を真ん中下方に添え、力を入れて箸先を操作する」などと表現できるかもしれません。しかし、この文章を読んだ子どもや外国人は、箸を使えるようになるのでしょうか。そうではないでしょう。

　同様に、傾聴の様々なスキルを言語化して理解したとしても、傾聴のスキルが身につくものではありません。地図をいくら見ていても、現地を旅した感動や体験は得られないのと同じです。傾聴のスキルとは、傾聴の姿勢と態度が身について、自然と振る舞いの中に表れたときに発揮されるもので、言語化されたスキルの表現をうわべだけなぞっても不自然なものになります。

　だからといって、スキルの言語化がまったく無意味かというと、そうではありません。なぜなら、自らが実践して振る舞うとき、本当に傾聴の姿勢と態度を実践できているかを知る目安になるからです。地図には自らの位置を知るという有益な機

能があるのです。そのため、本書でもスキルを言語化して解説しています。

　次編以降で、具体的な医療メディエーションの実践とそこでのスキルの意義を示していくことにしましょう。その目的は、当事者と向き合ったときに、医療メディエーターが患者側や医療者側の深い思いに寄り添うことを可能にする姿勢の涵養にほかなりません。精神論ではなく、当事者に「寄り添う」とはどういうことでしょうか。当事者の深い思いや心の声を真摯かつ的確に受け止める姿勢と気づきのセンスが医療メディエーターには必須です。それを涵養するためには、すでにスキルのある医療メディエーターが自然に実現している暗黙知としてのスキルを言語化し、ロールプレイなどを通じて体得に結びつけていくことが必要となってきます。そうした教育を経て、当事者に真摯かつ的確に寄り添う姿勢に根差した能力としてのスキルが身についていくことになります。

D 医療メディエーションのラダーと流れ

> **POINT**
> - 医療メディエーションの意義やかたちは実践する場面ごとに少しずつ違う
> - 医療メディエーションには「セルフ・メディエーション」「現場対応メディエーション」「専従メディエーターによる医療メディエーション」などがある

　これまで見たように、医療メディエーションの適応場面は様々です。対話のマインドと人間関係調整のソフトウェアとしての医療メディエーションは、医療の様々な場面に一貫して流れる通奏低音と言えます。ただし、医療メディエーションのかたちは、場面ごとに少しずつ違ってきます。

　ここでは、まず、医療者側が患者側と一対一で向き合う場面で用いるセルフ・メディエーションを解説します。それから、通常のメディエーションの流れに沿って、ポイントを見ていくことにします。

1. セルフ・メディエーション

　セルフ・メディエーションは、日常的な診療場面から、医療者自身が患者から苦情を向けられたり、不満を述べられたりした場面まで、医療現場で患者と向き合うほぼすべての対話過程で有益な姿勢と指針を与えてくれます。

　ここでは、クレームや説明要求が医師や看護師本人に直接向けられたケースを考えましょう。難しいケースですが、それを検証することで、日常診療での対応の姿勢も併せて理解することができると考えられるからです。

1）セルフ・メディエーションの実際

　医療事故やミス、あるいは満足できない対応やインシデントがあった場合、感情的になった患者からの訴えに対して医療者はいたたまれない気持ちになり、時には「何とか逃れる方法はないか」といった防衛的な発想にとらわれることもあるでしょ

う。あるいは、医療者にミスや落ち度がないことが明白なら、医療者は専門的な知識や判断に基づいて合理的な理由を述べ、患者に納得してもらおうと説得を試みることもあるでしょう。ここでは、前者を「防衛的応答」、後者を「説得的応答」と呼んでおきます。

　こうした応答は、対話と情報共有のためには必ずしも有効ではありません。防衛的応答をした場合、患者はそのことを鋭敏に感じ取り、対話の姿勢そのものに疑念と怒りを感じ、不満はいっそうエスカレートしてしまいがちです。また、一見、有効そうに見える説得的応答も、いかに真摯に行なったとしても、怒りの感情によって混乱している患者には単なる言い逃れに聞こえてしまい、疑念と怒りを増幅させてしまう可能性があります。時には、説得が「上からの抑圧」に感じられることもあるでしょう。人間は、自分の中に構築された認知フレームを基盤として現象を認識していますが、それが感情によって固定・強化されている場合には、いかなる合理的な説明も、ほとんど受け容れられないからです。そもそも、「別の見方」を受け容れる心理的な「構え」ができていないのです。

　怒りは二次的な感情の表現型であり、その背景には必ず、悲嘆、悔しさ、不安、苦悩のような、傷ついた感情があります。この傷ついた患者の感情や思いを共感的に受け止め、問題を見直す自己治癒能力の回復を援助し、「別の見方」を受け容れる「構え」をもってもらうためには、メディエーション・マインドとそれに基づく対応が不可欠です。それは同時に、医療者自身が患者の視点を共感的に理解し、自らの説得的応答が一方的であったことへの気づきと態度変容を生み出すことをも意味しています。

　この状況で、メディエーション・マインドはどのように生かされるでしょうか。それは、患者と直接に向き合って応答する医療者が、自分の中に、いわば2つの人格をもつように努めることから始まります。1つの人格は、まさにクレームに直面して当惑している「**当事者としての自分**」、もう1つの人格は、第三者的な「**医療メディエーターとしての自分**」です。

　「**当事者としての自分**」は、しばしば、患者の感情的な訴えに対して、同次元で感情的に反応したり、防衛的に反応したり、説得を試みたりしがちです。それが結果的に患者の怒りをエスカレートさせるリスクであることは先に述べました。

　そこで、「当事者としての自分」ではなく、「医療メディエーターとしての自分」の視点で状況を客観的に眺め、まずは患者の主張やクレームをそのまま受け止めていくのです。それは、とりもなおさず、医療者の態度が説得的応答から共感的傾聴へ変容したということにほかなりません。共感・傾聴することで患者の感情的混乱

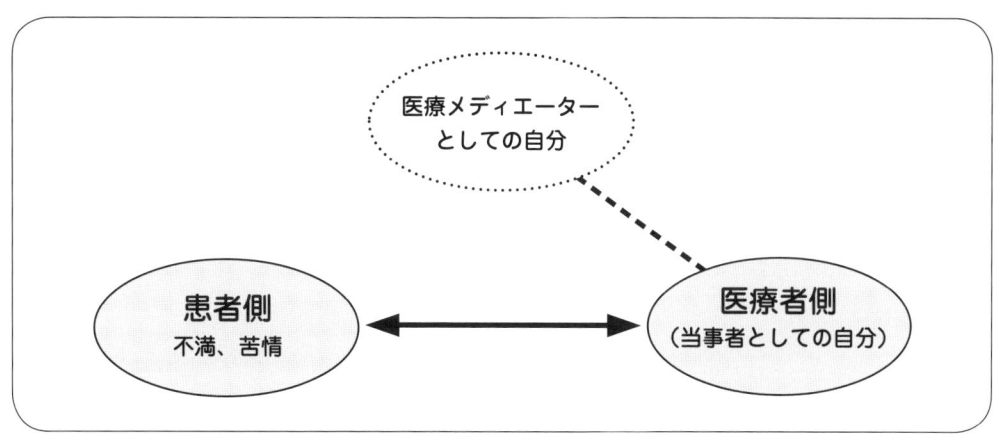

図●セルフ・メディエーション

を受け止め、その怒りの背後にある深い思いや傷ついた感情に耳を傾けていきます。ただし、その内容に同意しなければならないということではありません。患者にとっては、内容についての同意はなくとも、きちんと自分の言い分を尊重して聴いてくれたということが、まずは非常に大きな意味をもちます。

　怒っている患者がみんなクレーマーというわけではなく、その背後には見えない様々な経験や事情、傷ついた思いが潜んでいます。それを含めて受け止めて聴いていくことで、多くの患者は落ち着いて対話してくれるはずです。尊重され、受け容れられることで、患者にも「別の見方」を受け入れる「構え」を構築していくことが可能になるのです。この過程は相互的なものです。医療者が患者を尊重する姿勢、深い声を聴く姿勢をもてば、患者も同様の姿勢をもってくれるはずです。患者の示す態度は、医療者側の応答姿勢を映す鏡のようなものにほかなりません。

　そこで、自分を含めた当事者を少し俯瞰的な視点から眺めながら、「今、患者の思いを受け止めて対話を拓いていくためには、どのような応答をすべきか」「敵対的な対話モードから落ち着いた対話モードに転換していくには、どのような応答をすべきか」、自分で自分に問いかけてメディエート（仲介）していくわけです。このような医療メディエーターの視点を併せもつことで、医療者自身が患者の怒りという表現を直接に正面から浴びて傷つくこともなくなります。怒りの向こうにある思いや声を聴こうとする姿勢そのものが、向けられた「怒りの負のエネルギー」を緩和させ、「当事者としての自分」をも傷つけずに済むわけです。このようにして、相互に尊重し合って聴く姿勢と構えができれば、その後の対話はスムーズに進んでいくことになるでしょう。

　なお、インフォームド・コンセントや日常診療の場面でもメカニズムは同じです。

説明は、一方通行的なプロセスであってはなりません。思いと事情を受け止めることで、患者は信頼を寄せてくれます。

2）感情をどう受け止めるか

　IPI分析を提唱したロジャー・フィッシャーらは、その後、『Beyond Reason：Using Emotions As You Negotiate』（印南一路訳『新ハーバード流交渉術』〔講談社、2006〕）という本を発表して、交渉における感情の問題に検討を加えています。

　フィッシャーらは、交渉（本書でいう対話）時の相手への感情のあり方（ポジティブなものか、ネガティブなものか）にかかわる5つの核心的（基本的）欲求があるとして、「価値理解」「つながり」「自律性」「ステータス」「役割」を挙げています（**表**）[1]。これらが無視されていれば否定的な感情が生まれ、尊重されていれば肯定的な感情が生まれるというわけです。

　この5つの基本的欲求は、セルフ・メディエーションにおける患者の感情の理解と応答のあり方を考える際にも示唆的な視点を含むので、フィッシャーの議論を下敷きに、簡単に見ておくことにします。

（1）価値理解

　対話の相手が自分の価値を認めてくれている、尊重してくれているという感覚は、当然に感情のあり方にも大きな影響を及ぼします。では、「価値を認める」「尊重す

表● 5つの核心的欲求

核心的な欲求	無視されている場合	満たされている場合
価値理解 appreciation	自分の考え方、思い、行動に価値がないとされる	自分の考え方、思い、行動によい点があると認められる
つながり affiliation	敵として扱われ、距離を置かれる	仲間として扱われる
自律性 autonomy	意思決定をする自由が侵害されている	相手が自分の意思決定の自由を尊重してくれる
ステータス status	自分の置かれた位置が、他者の置かれた位置よりも劣っているような扱いを受ける	自分の置かれた位置が、それにふさわしいものとして認められる
役　割 role	自分の現在の役割とその活動内容が個人的に満足できるものではない	自分の役割とその活動内容を、満足できるものに定義している

（ロジャー・フィッシャー，ダニエル・シャピロ〔印南一路訳〕：新ハーバード流交渉術，講談社，2006, p.37. より引用）

る」とはどういうことを指し、どういうかたちで表現できるでしょうか。

　第1に、相手の考えを理解することが条件となります。当然と思われるかもしれませんが、実はそう簡単ではありません。患者の訴えや不安を聴いて、それまでの経験から、「ああ、あのことか。○○の症状が不安なのだろう」と決めつけて「理解したつもり」になっていることはないでしょうか。「理解する」ということは、言葉の表面的な意味から判断できるものでなく、また一方的にこちらの認知フレームで意味づけてしまうというのでもありません。「理解した」と思ったことを一度問いにして返してみる、その対話の中から、患者の固有の関心を聴き当てることでなくてはなりません。まさにセルフ・メディエーションが必要なわけです。

　第2に、理解した相手の思いの中に価値を見出すことが必要です。表層の言い分は同意できるものでなくても、その理由づけを聴いていけば一定の認めうる価値が存在する場合があります。頭ごなしに否定するのでなく、深く聴いていけば、表層的には不合理な見解であっても、その背後にある思いには承認すべき理由があるかもしれません。そうした部分に対して承認を提供することは、意見全体についての同意ではなくとも、一定の肯定的な効果をもちます。

　第3に、相手の思いを理解して、そこに一定の価値を見出したら、そのことを相手に伝えることが重要です。そうした表現をすることは、決して譲歩ではありません。相手を尊重して、その思いに寄り添うことの表現として意味があるのです。

(2) つながり

　つながりとは、文字どおり、相手との関係性そのものです。フィッシャーらは、同じ学校の卒業生、同じ仕事の仲間といった「構造的つながり」と、個別具体的なかかわりの中で作られる「個人的つながり」に分けて論じていますが、医療の現場では圧倒的に後者が重要な意味をもっているでしょう。むしろ、日常的なかかわりの中で信頼関係を築いていくことが重要なのです。医療の現場では、医療者と患者という、それぞれ固有の役割で向き合うことになりますが、同時に、互いに人間である以上、その役割を超えた次元の関係性も実は共有しています。そうした次元でのつながりを結ぶことは重要です。例えば、日頃から一つ二つ当たり障りのない雑談的対話を交わしておくことが、つながりの強化に有効かもしれません。

(3) 自律性

　インフォームド・コンセントなどの場面では、自律性が最も重要な要素として認識されています。しかし、もちろん、日常的な診療においても患者の自律性の尊重は重要です。医療者としては当然の判断を告げるとしても、患者の認知フレームからすれば決して「当然」ではないことも多いかと思います。そこで、意見を表明す

る機会を与えられないこと、それ自体が患者にとって「自律性の侵害」として意味づけられることがあります。たとえ、意見表明の機会を提供したところで「はい、それで結構です」という返事が返ってくるだけにしても、意見表明の機会自体が自律性の尊重としての意味をもつのです。

　また、状況によっては、その場にいない関係者の自律性をも考慮する必要があります。患者本人だけでなく、その家族はどう考えるか、患者との間で決定することが家族の自律性を侵害してはいないか、といった配慮です。家族の自律性を尊重すべき場合には、患者本人と家族の間で医療者自身が医療メディエーター的な役割を担うことも、時には必要かもしれません。

(4) ステータス

　ステータスの要素について、フィッシャーらは医療現場の例から議論を始めています。次のような例です。

　回診に来た医師に対して、患者を夜どおし看ていた看護師が、深夜に異常な心音があったことを報告し、ICUに移すよう提言したところ、「君はいったい、どれだけ心臓病の患者を扱った経験があるんだ。私は今、患者と話してきた。少し心音が乱れただけだ」と言って取り合わなかった。
　看護師は、医師の態度に怒りと無力感を覚えたため、患者は胸の痛みを感じていて、それが腕のほうまで広がっていたことを告げる気もなくなり、そのままにしておいた。その結果、数時間後に患者は心停止に陥り、生命維持装置なしでは生きられない状態になってしまった。

　医師は看護師の言葉にプライドを傷つけられたと感じ、看護師は医師の言葉に反発を感じ、それが結局、罪のない患者の不利益を招いてしまったわけです。

　「医師は看護師の言い分に耳を傾けるべきであった」「看護師はもっとアサーティブに医師に情報を伝えるべきであった」と正論を述べるのは簡単です。しかし、人間が社会的生き物である以上、それぞれが何らかのステータスを身にまとい、それに伴う期待を構成していることも否定できません。われわれは、社会の範型的ナラティヴの下で生きているからです。

　フィッシャーらは、ステータスを2つに分けて考えました。社会的に位置づけられ意味づけられた「社会的ステータス」と、より個別的な関係の中で認知される「特定ステータス」です。後者は社会的に位置づけられた構造的なものではなく、運動

能力、料理の腕前、人生経験、サカナについての知識など、多様で個別的なステータスを指します。ある疾患と長く闘ってきた患者あるいはその患者に長く付き添っている家族や看護師には、その体験に根差す、他の者には計り知れない知識や経験というステータスがあるというのも、その一例です。

　このように、ステータス概念を広く認めれば、人は誰でも何らかの面で優位なステータスをもっているに違いありません。この、誰についても何らかのステータスを見つけていこうという視点が、第1に重要な点です。

　第2に、ステータスを尊重することが大切です。先の医師と看護師の対話の例でも、「医師と看護師の間に権威勾配があってはならない」という正論は確かに重要ですが、現場の実際上は有効ではないでしょう。むしろ、医師のステータスに伴う期待を前提に、そのステータスを尊重する一言が付加されれば、医師も耳を傾けたかもしれません。ステータスを尊重するというのは、もちろん、看護師のステータス（夜どおし看護していた経験から発するステータス）や、患者のステータスへの尊重も含まれることになります。互いに相手のステータスを尊重することで、相互的な尊重が生まれ、対話がスムーズに進むことになります。アサーティブネスの前提として、相互のステータスへの尊重・ケアが必要なのではないでしょうか。それは、まさに、セルフ・メディエーション的な対話の姿勢そのものと言ってもよいでしょう。セルフ・メディエーションは、患者に対してだけでなく、医療スタッフが相手であっても、重要な対話の姿勢として生かすことができます。

　第3に、ステータスの副作用に気をつけなければなりません。例えば、医師のステータスは医師としての医療知識に根差すものです。しかし、そもそもステータスの源泉とは直接かかわりのないことにまで、ステータスの影響が及ぶ場合があります。医療メディエーション的な視点をもっていれば、ステータスの副作用にも意識的でいられるでしょう。

(5) 役　割

　それぞれの人が立つ位置に根差して、固定された役割というものがあります。例えば、医師と患者は、それぞれの役割をまとって診察室で向き合います。しかし、実際の過程では、そうした固定的な役割を超えて、一時的に具体的な役割を引き受ける場合も出てきます。医師と患者という枠組みの中でも「聴き手」「話し手」という役割はダイナミックに変容していきますし、時には患者の疾病に関する経験から医師が学ぶようなこともあるでしょう。こうした一時的な役割の生成は、相互のステータスや自律性の尊重、価値理解、さらにはつながりを強化する機会にもなります。医療者対患者という固定的役割にとらわれず、役割関係のダイナミズムに目

配りすることも重要となります。

　以上に見た5つの要素が対話の際の感情のあり方に影響を及ぼしている、というのがフィッシャーらの考え方です。その理論的立場に与(くみ)するかどうかは別として、感情を含む関係の構築のための重要なヒントが、そこには多く示されているのではないでしょうか。
　対話時の感情的なムードの良し悪しが、その内容や情報共有にも大きな影響を与えるのは当然です。それゆえ、患者の感情を受け止め、それをできるだけポジティブなかたちに変容させるように働きかけていかなければなりません。自律性の尊重や価値理解などは、患者と向き合う医療者にとって重要な姿勢であり、セルフ・メディエーションは、まさにそうした気づきを医療者に与えてくれる対話の視点であると思います。

2. 現場対応メディエーション

　苦情などの場合に、セルフ・メディエーションで患者の納得が形成できない場合には、現場に近いリスクマネジャーや看護師長などがかかわる必要性が出てきます。これらのスタッフが医療メディエーターの役割を担うことになるわけです。比較的小さなケースでは、専従の医療メディエーターでなく、現場のスタッフで医療メディエーションを勉強した人が対応することでよいと思います。実際、多くのスタッフが医療メディエーションを学んでいる病院では、専従の医療メディエーターのところに問題がもち込まれる例は重篤な有害事象などに限られ、多くは現場レベルの対応で終えているようです。
　このような現場対応メディエーションでは、いきなり準備なしに、患者・家族側と医療者側の対話の場に直接入っていくことが必要なケースが多いかもしれません。患者・家族側が介入を拒否することはほとんどないと思われますが、医療メディエーターの役割を担うスタッフがかかわる場合は、まず自己紹介し、自分の役割を説明し、患者・家族側の了承を得ることが大切です。これは、患者の自律性やステータスを尊重することをも意味します。言うまでもなく、ここでも、医療メディエーターの役割を担う人は、自分の意見を述べたり評価・判断したりしてはなりません。
　現場対応メディエーションは、範囲が多方面にわたるのに対してゴールは限定的であるという特徴があります。

まず、多方向的な医療メディエーションが要求されるのは、どのような場合でしょうか。例えば、強いクレームがあった場合には、患者・家族側が必ずしも一枚岩ではないケースがあります。時には、一番の当事者の患者本人のほか、その家族や親戚までが、それぞれに異なる要求や主張を医療者側に投げかけてくることがあります。医療メディエーターとしての現場スタッフは、これらに臨機応変に対応することが必要です。このとき、患者本人への対応の中で強い信頼を得ることができたら、異なる見解や主張をもった家族間の対話を促進させ、患者側内部の視点の共通化を進められる可能性さえ生まれてくるでしょう。

　また、医療者側も実は一枚岩ではありません。診療科間やスタッフ間で責任の所在をめぐってコンフリクトが生じる可能性もあり、その結果、事故情報の収集や分析がゆがんでしまうリスクも否定できません。ここでも医療メディエーターは、各医療者の思いを受け止めることで、事故問題の克服へ向けた協働の基盤を作っていくことになります。

　このように、初期の医療メディエーション対応は困難なものですが、その後の展開（専従の医療メディエーターに引き継ぐ場合など）を大きく左右することになります。

　次に、ゴールの限定性とはどういうことでしょうか。特に有害事象が発生した医療事故や安全にかかわる大きなインシデントの場合、即時に行なわれる現場対応メディエーションでは、医療メディエーターは多方面の当事者へのケアによるエンパワメントと、「別の見方」を受け容れる「構え」の構築のみをゴールとして意識すべきです。合意の形成や苦情の収束を直接のゴールとしないのです。言い換えれば、「ケア提供により認知の齟齬（そご）のエスカレートを防止する」だけで十分なのです。「構え」ができないうちに、合意の形成や苦情の収束を急いだり、説得的応答を試みた

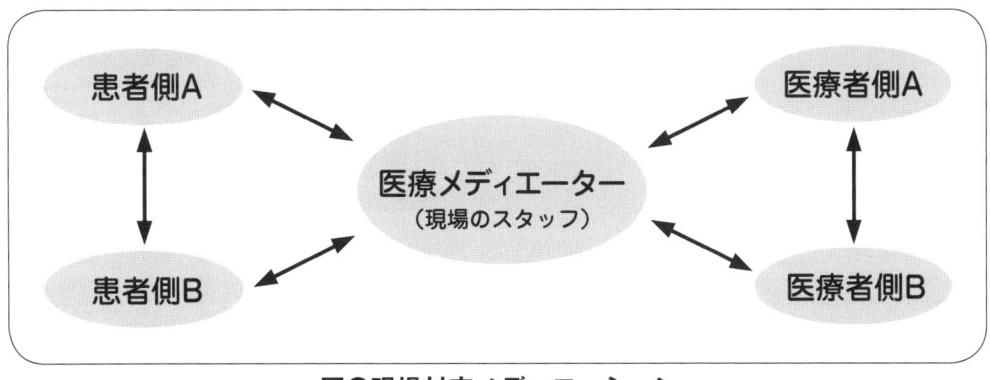

図●現場対応メディエーション

りすることは、かえって患者側に疑惑や怒りを抱かせることになります。むしろ、ケアリングとエンパワメントに徹することで思いや自律性の尊重につながり、患者側の当事者の自律的な問題克服が達成される可能性も増します。

なお、この現場対応メディエーションの段階では、意思決定権限をもつ管理責任者（院長、事務長など）が対応することは避けたほうがよいと思われます。問題の本質が見極められないうちに、表面的な決定が行なわれてしまう可能性があるからです。

3. 専従メディエーターによる医療メディエーション

現場対応メディエーションを引き継ぐかたちで、あるいは医療事故や重大なインシデントにまつわる苦情の場合には直接に、専従の医療メディエーターのところに問題がもち込まれてきます。この場合、いきなり三者でのメディエーションに入ることは少ないと思われます。医療事故やインシデントが発生した現場に、急遽、専従の医療メディエーターが呼ばれて対応するようなこともありますが、通常は、まず患者と一対一で話を聴く機会をもつようにします。次いで、医療者とも対話して、そのうえで患者側と医療者側の直接対話の場を設定して両者の対話を支援していきます。この流れに即して、医療メディエーションのポイントを見ていくことにしましょう。

1）医療メディエーターへの連絡

病棟や外来、患者相談窓口の現場から、現場だけでは対応不能な医療事故発生時やクレーム発生時に医療メディエーターへ連絡されることになります。この時点で一定の現場対応メディエーションが行なわれている場合もありますが、重篤な有害事象が発生した医療事故などのケースでは、できるだけ早く専従の医療メディエーターによる対応が必要です。

なお、医療メディエーターについての情報が一般にも浸透しつつあることを反映して、患者側から医療メディエーターの対応を要請されることも、しばしばあるようです。

2）患者・家族側との一対一対応

医療メディエーターは、可能な限り、患者・家族側と一対一で十分に話を傾聴し

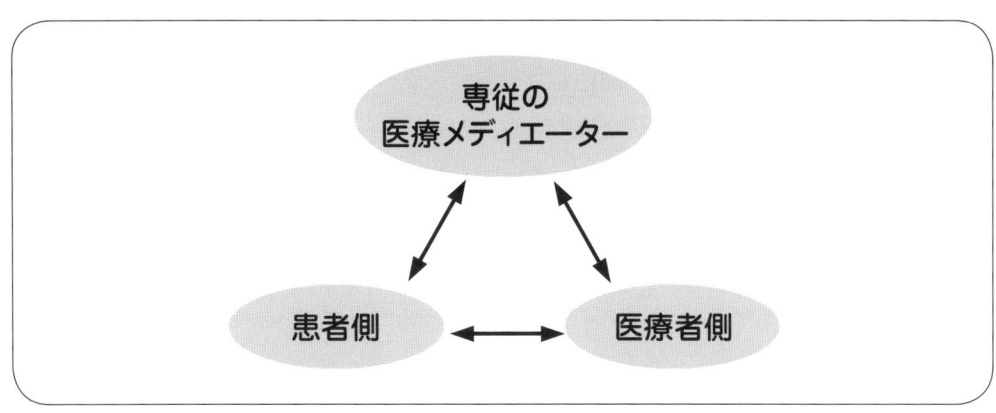

図●専従メディエーターによる医療メディエーション

ていきます。その際はまず、自分が病院職員であること、院内で患者・家族側と医療者側の橋渡し役をしていることを説明し、話を聴かせてもらえるようお願いします。例えば、「私は、院内で患者さんと病院側の対話の橋渡しの役割をしている○○と申しますが、今回の件について、お話を聴かせていただけますでしょうか」というようにコンタクトします。当初は、病院職員ということで警戒され、医療メディエーターにも怒りをぶつけてくる患者もいますが、関与を拒否されることは実際はほとんどないようです。

その後は、先に述べたように、病院の立場を背負ってではなく、まさに橋渡し役として誠実に話を聴く姿勢を示していきます。本当に真摯に話を聴く姿勢をもてば、患者も次第に信頼を寄せてくれて、様々な思いや事情を聴かせてくれるようになります。患者の表層の言葉より、これまでの隠された経験、深い思い、事情などを丸ごと受け止めて聴き、患者の視点に含まれる価値の理解や自律性の尊重を達成していきます。この段階で注意すべき点は、先のセルフ・メディエーションの場合とほぼ共通していると言ってもよいでしょう。

ここでの真摯な姿勢こそ、医療メディエーターのケアの理念に根差す役割の発現と言えます。この過程をとおして、患者との間に、「この人は病院職員だけれど、きちんと話を聴いてくれる人だ」という信頼関係も生まれてきます。「病院職員なのに、患者の信頼など得られるのか？」との質問をよく受けますが、現場で活躍している医療メディエーターから、この点での信頼を得られなかったという声はほとんど聞きません。

3) 医療者との一対一対応

医療事故の場合であれクレームの場合であれ、医療者のほうも傷ついています。

医療メディエーターは、患者に接するのとまったく同じ姿勢で医療者にも接し、情報を得るとともにケアを提供していきます。ここでも、医療メディエーターのケアの理念に根差した真摯な姿勢が重要です。

　場合によっては、多数の関係者へのケアと対話が必要になることもあります。その場合、スタッフが医療メディエーターに協力するよう、施設のトップが医療メディエーターの役割を院内全体に周知し、浸透させておくことが重要な前提条件となるかと思います。トップの指示と組織的バックアップ、そして医療事故の場合は公正で正直な事故調査、これこそ医療メディエーションの必須の土台になるものです。

4）症例検討などへの参加

　医療メディエーターは、症例検討や事故調査に参加した場合、患者・家族側との対話の中で得られた患者の視線から見た知りたいポイントなどを示唆するほかは、実質的な関与は避けたほうがよいでしょう。また、検証の結果としての医療者側の見解を患者・家族側に代弁したりしてはいけません。しかし、対話を促進するうえで、医療事故やクレームが発生した事情に関する客観的知識を得ておくことは重要な意味をもちます。それゆえ、あくまで第三者的な立ち位置で、医療メディエーターが症例検討や事故調査などに参加することは望ましいと思われます。

5）メディエーション・セッションの準備

　ここから、本来のメディエーション・セッションの準備に着手します。患者側は誰が何人ほど出てくるのか、患者側は医療者側の誰に出てほしいと望んでいるのか、それを踏まえて医療者側は誰が何人出るのか、時間設定はどうするのか、といったことを決めていきます。

　その際、医療者側の出席者数が患者側の出席者数より過度に多くなると、それだけで圧迫感を与えることがあるので、通常は同数程度にとどめるのがよいかと思います。

　セッションの時間は、1時間、2時間などと、あらかじめ区切って設定しておきます（ただし、医療メディエーター自身はセッション終了後も対応が必要になるので、それ以上の時間を予定しておく必要があります）。医療メディエーターは、少なくともこの時点までに、時間設定についての同意が得られる程度までは、患者側の信頼を得ておく必要があります。

　セッションの記録として対話を録音することは、双方の行き違いをなくすためにも望ましいと思います。当然、録音の許可を得ることは必要ですが、患者側に対し

ては、2本のテープなどに録音して一方を提供することをあらかじめ話しておくと、同意を得られることが多いでしょう。

　話し合いを行なう部屋は、明るい雰囲気で不要な什器(じゅうき)類がない、シンプルな部屋のほうが好ましいでしょう。狭過ぎる部屋は閉塞感がありますが、逆に広過ぎると、それだけで対話が散漫な印象になりがちです。メディエーションは本来、患者、医療者、医療メディエーターの三者が等距離に位置できる丸テーブルで行なうのが理想的とされますが、物理的な制約から難しいことが多いので、机を挟んで患者・家族側と医療者側が向き合い、医療メディエーターは両者の中間、三角形の頂点に当たるところに位置するのでかまいません。

　その際、患者側と医療者側の双方のキーパーソンになる人物に医療メディエーターに近い位置へ着席してもらうこと、とはいえ、あまり近からず遠からず、最も自然な感じのする距離で着席してもらうことが重要です。文化の中で空間認知のあり方はほぼ共有されているので、そこで自然と感じられる距離が、おそらく当事者双方にとっても自然に感じられているものです。もちろん、患者・家族側が上座に当たる位置に座るようにし、説明のためのホワイトボードなどが必要なら医療者側の座るほうに持ってきておくなど、細かな心配りが必要です。

6）出迎えと誘導

　セッション当日、医療メディエーターは、予定時間より30分程度は早く玄関に出向き、患者側の到着を出迎えるようにします。特に医療事故は、患者側の当事者の心を大変に苦しく悲しく不安な状況に追い込んでいます。そうした思いから、患者側が早めに到着することも想定し、対応できるように心配りしておく必要があります。

　患者側が到着したら、足を運んでくれたことに礼を述べ、面談の場所へ案内します。実際、患者側も仕事を休んで出向くなどの一定の負担をしているのであり、そのことに感謝の気持ちをもつことが大切です。

　部屋では医療者側があらかじめ待機しておくようにします。部屋に入ったら、必ず、まずは患者側に着席を勧めた後、医療者側に着席を勧めます。これは、マニュアル的な手順というより、患者側の苦悩や悲嘆への真摯な思いをもてば当然になされるはずの姿勢の表現と言うべきでしょう。

7）セッションの開始

　医療メディエーターは、面談に出席してもらったことについて謝意を述べたうえ、

自分が橋渡し役として司会を務めること、その役割の具体的内容などを述べて了解を得ます。常に、区切り区切りで、患者側、次いで医療者側に了解を得ていくことが大切です。

そうしたら、まずは患者側から、起こったことについての考えや疑問に思っていることなど、何でも自由にストーリーとして話してもらい、それを端緒として対話を進めていきます。

最初のあいさつは、事案ごとに医療メディエーターの素直な思いと気持ちを示せばいいのですが、ここでは一つ例を挙げておきましょう。例えば次のように話すとよいでしょう。「○○様、本日はわざわざ当院まで足をお運びいただき、本当にありがとうございます。本日、お話し合いの司会と橋渡し役をさせていただきます□□と申します。よろしくお願い致します。△△医師も、本日はありがとうございます。私は、本日は病院の代表としてではなく、あくまでも橋渡し役として、お話を伺わせていただきます。何かご質問などございましたら、いつでもお申し出ください。今、何かご質問はございますか。……では、今回の件につきまして、まず○○様より、現在の状況や考えておられること、疑問に思っておられることなどについてお話しいただければと思います。お話が終わるまで、△△医師、お聴きいただけますでしょうか。その後で、△△医師にお話ししていただきます。○○様、それでよろしいでしょうか。……では、お話を聴かせていただけますか」。

このように、まず患者側の話を傾聴する姿勢を示し、自分の役割を説明し、その過程でも問いかけを交えて常に質問の機会を提供し、配慮を示していくことが重要です。

8）対話の促進と援助①──初期段階

対話が始まったら、医療メディエーターはその流れを促進していきます。当初は対立感情が強く、表層の主張の応酬となることが多いでしょう。医療メディエーターとしては、当事者双方の話を受け止めて聴くことを中心に進めていきます。無理に対話に入っていく必要はなく、当事者の語りが作り出す流れを尊重し、受け止めながらついていきます。

とりわけ、患者・家族側の医療者側に対する思いを十分に表出してもらうことが重要で、この段階では、医療メディエーターは対話を見守り受け止めていくだけで十分です。例えば、患者が怒りの中で「この先生は、病室に来ると言っていたのに、まったく来なかった。嘘つきじゃないか」と言ったような場合には、「病室に来ていただけなかったんですね」「それはご不安でしたね」などと、一つひとつ丁寧に

受け止める言葉を返していきます。

　医療者側の話は、客観的な説明が長くなる傾向があります。そうした専門的説明は、いかに分かりやすくとも、長くなると一方的な押しつけに感じられることが多いため、医療メディエーターが少し難しいかなと思う場面で適宜間に入り、患者・家族側の発言を促したり、理解を確認したりしていきます。それによって、一方的な説明ではなく、双方向的な対話としてのリズムを作っていきます。

　間に入る場合も、まずは患者・家族側に了解を求めます。「私から医師に少し質問させていただいてよろしいでしょうか」と尋ねて了解を得られたら、「今のお話をまとめると〜ということでしょうか」と、医療者側により詳しい説明を求めます。それを受けて説明がなされた後、「何かご質問はありませんか。今の説明でよろしいですか」と、患者・家族側に発言の機会を作るよう常に配慮していきます。これは、患者・家族側への配慮であると同時に、患者・家族側に誤解されがちな医療者側の長い説明に区切りを入れ、双方向的な対話のリズムを作り、医療者側を誤解から救う意味もあります。

　医療者側の代表者が医療メディエーションについて理解していれば、客観的説明の前に、または説明と同時に、患者・家族側の思いを聴くことに時間を費やす必要があることも理解してくれているでしょう。この場合、医療メディエーターは、その役割を比較的スムーズに進めることができます。

　セッションが始まって初期の段階では、まずは患者・家族側の思いを吐露してもらい、その訴えを傾聴すること、それをとおして少しでも患者側の深層の関心を理解しようとする医療者側の姿勢を示していくことがポイントとなります。

9）対話の促進と援助②──変容段階

　当事者双方の感情的なぶつかり合いが幾分収まり、対話の機運ができてきたら、医療メディエーターは、表層の主張にとらわれず双方の深層の関心への気づきが生まれるように、質問をとおして対話を促進していきます。ナラティヴ論的には、いわば双方向的な語り（ナラティヴ）の交錯をとおして問題認識の書き換えを促進していくわけです。

　具体的には、当事者には見えていない相手方の背景事情や、誤解が生じているポイントなどについて、事実情報を掘り下げるように質問をしていきます。例えば、手術室で起こっていたことが分からず患者側が不信を抱いていても、医療者側は理解が困難な医療的説明に終始して、不信を払拭できないことがあります。このような場合は、医療メディエーターが患者・家族側の視点を踏まえて、手術室の中の出

来事（患者・家族側に見えていなかった事実）を医師に詳細に語ってもらい、実際に行なわれた対応のイメージを知ってもらうようにします。また、「急患の手術が入って約束どおりに対応できなかった」というような事情は、医師が患者・家族側に直接話せば防御的な言いわけと認識されかねませんが、医療メディエーターが「そのときの事情をお話しいただけますか？」という質問を投げかけて医師に語らせると、防御的な姿勢とは無縁な客観的な事情説明として受け容れられることがあります。

逆に、医療者側が患者・家族側をクレーマー扱いして、背景の事情まで配慮しないこともあり得ます。そのような場合は、「ご主人は、ご家庭ではどのような状態なのですか。痛がっているということですが、どんなご様子なのでしょう」というように、医療者側には見えていない患者・家族側の背景事情を聴く質問をしていきます。すると、「クレーマーと思っていたけれど、家庭でそんな事情があったんだ」というように、医療者側の認知が変わっていくでしょう。

こうした対話の促進によって、表面的な対話では見えない情報を当事者双方が共有でき、相手の懸命さや苦しさ、つらさなどへの共感が生まれてきます。患者・家族側と医療者側の双方が膨らませていた相手方の悪いイメージや言動の意味などについて、以前とは違った見方ができるようになってくるのです。そして、深い情報共有により、双方の深層の関心への気づきが促進され、表層の主張とは異なる新たな問題克服の方向性を当事者自身が見つけていくようになります。こうした情報共有による認知変容と相互理解を促進するよう問いを立てていくのが医療メディエーターの役割なのです。医療メディエーションの巧拙は、いかによい問いを立てられるか、いかによいタイミングで問いかけることができるかにかかっています。

なお、深層の関心（インタレスト）が重要だとしても、その方向へ医療メディエーターが誘導しようとするのは間違いです。あくまで、主役は当事者でなくてはなりません。いまだ当事者が浅い次元での応答に終始しているときに、医療メディエーターが深い次元のインタレストにつながる問いを投げかけたとしても、うまくいきません。「今は、そんな話をしているのではない」と拒絶されることが多いでしょう。医療メディエーターは、当事者が向き合って交わしている**「今、ここでの対話」**についていかなければなりません。その土俵でよい問いを投げかけ、当事者自身がより深い関心へ向かうよう支援していくことが重要なのです。

10）セッションの終了と継続

もちろん、重大な医療事故の事案などでは、1回のセッションで終わることはあ

り得ません。あらかじめ設定した時間になったらセッションを終え、後は医療メディエーターが患者・家族側のフォローを行ないます。終了時、必要なら次回セッションの期日を決めておきます。

「本日は、どうもありがとうございます。そろそろ、お約束の時間が来てしまいましたので、今日はここで終わらせていただきたいと思いますが、よろしいでしょうか。まだ、話しておかなくてはならないことがあれば、再度話し合いの場をもちたいと思います。それでよろしいでしょうか。△△医師も、よろしいでしょうか。次回の日時は、私が調整させていただいて、またご連絡を差し上げます。では、本日は本当にありがとうございました」などと伝えます。

なお、書面による記録を求められたときは、セッション終了後、患者側と一緒にその経過を記録することも有益です。後日、医療者側が文章を作成して渡すことにすると、内容をめぐって齟齬や疑義が生じるリスクが非常に高いからです。患者側と協働して、その日の話し合いの経過を一緒にまとめ、次回の課題を挙げていくとよいでしょう（箇条書きでもかまいません）。

また、終了後は、先の一対一対応のときと同様、十分に時間をとって、医療メディエーターが患者側の感想や思いに寄り添って聴いていく機会を作っておく必要があります。

11）セッション後の対応

医療メディエーターは、セッション終了後も2～3日に1回程度、患者側に連絡をとり、思いを傾聴する機会を作ることが望ましいと思います。特に医療事故は、被害者にとって四六時中、心を苦しめ悲しみをもたらす経験にほかなりません。その苦悩や悲嘆に配慮するなら、医療メディエーターとして配慮ある声かけをしていくべきでしょう。事故調査などで時間はかかりますが、その途上であって結論は出ていなくても、傾聴のために連絡をとることは必要です。患者側に向き合う姿勢をもって、それを示し続けることが大切です。

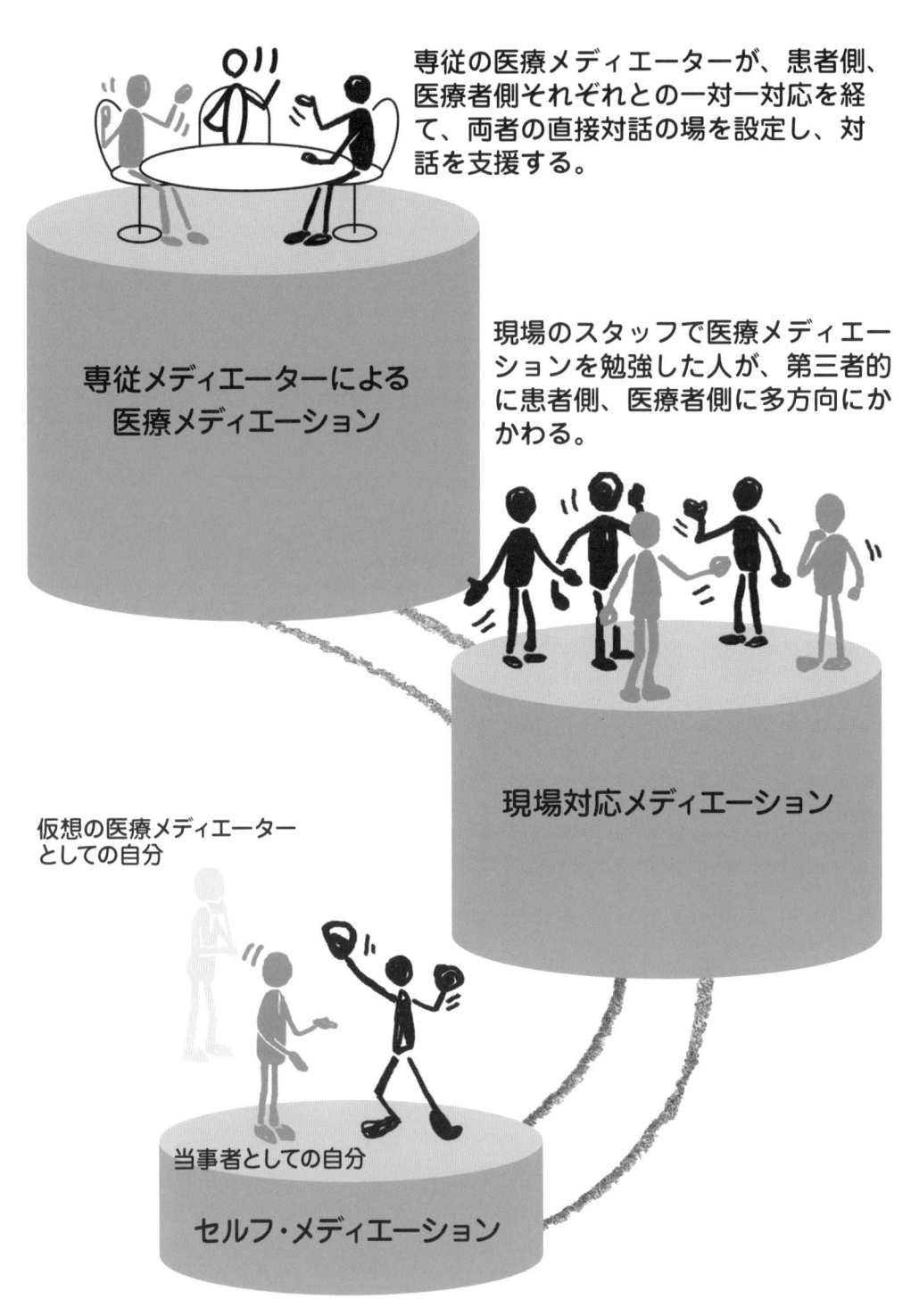

専従の医療メディエーターが、患者側、医療者側それぞれとの一対一対応を経て、両者の直接対話の場を設定し、対話を支援する。

専従メディエーターによる医療メディエーション

現場のスタッフで医療メディエーションを勉強した人が、第三者的に患者側、医療者側に多方向にかかわる。

現場対応メディエーション

仮想の医療メディエーターとしての自分

当事者としての自分

セルフ・メディエーション

苦情や説明要求を受けた医療者自身が、直接に患者と向き合う。

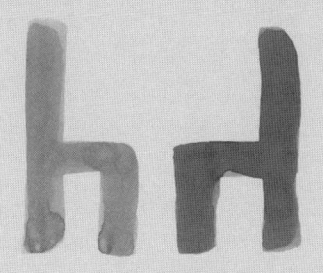

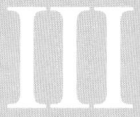

III
医療メディエーションのスキル

　本編では、医療メディエーションの具体的なスキルについて解説します。医療メディエーションのスキルは、①「気づきのためのスキル」、②「エンパワメント・スキル（聴くスキル）」、③「対話促進のスキル」のグループに分類できます。医療メディエーターの発言のほとんどは「質問」のかたちをとること、スキルの意味が「マニュアル的テクニック」ではないことに注意しましょう。

A 医療メディエーターの振る舞い方のポイント

> **POINT**
> - 医療メディエーションは当事者による対話の促進を目標とするため、医療メディエーターの発言のほとんどは質問というかたちをとる
> - 医療メディエーターは、問いを立てて質問を繰り出していくことで、当事者間の対話の流れを作り、対話の質が向上して情報共有が進み、それぞれの気づきが促進されるように支援していく

　医療メディエーションのスキルを学んだとしても、どのようなかたちで対話を支援していけばよいか、当初は戸惑うことも多いでしょう。「あくまでも当事者が主役であり、医療メディエーターは自分の意見を述べたり評価・判断をしたりしない」という行動規範については何度も繰り返していますが、では、具体的にはどのように振る舞えばよいのでしょうか。

　医療メディエーターにとっての武器は「質問」です。医療メディエーションにおいて、その発言のほとんどは質問というかたちをとります。問いを立てて質問を繰り出していくことで、当事者間の対話の流れを作り、対話の質が向上して情報共有が進むように支援していくのです。

　では、対話の流れの中で、どのように質問を繰り出していけばよいのでしょうか。いくつかのポイントを示しておきたいと思います。

1. 発言者のほうに体を向ける

　まず、非言語的な側面のポイントから説明しましょう。医療メディエーターは、常に話している人のほうを向いていなければなりません。例えば、患者側が医師に怒りを示しているときに医師のほうに視線を向けていると、それだけで医師は、患者側と医療メディエーターが一緒になって責めてくるような感覚をもつ可能性があります。また逆に、医師が説明をしているときに、医師と同様に患者側のほうに視線を向けていると、患者側から見れば、医療メディエーターも一緒になって言いわ

けしているように感じるかもしれません。

　こうしたリスクを避けるためにも、医療メディエーターは、常に話し手のほうに体を向けて聴く必要があります。その前提として、患者側と医療者側のちょうど中間の位置に座らなければなりません。

　これは、体の位置をめぐる技術的な問題ではありません。発言している人の言葉を真摯に尊重し、受け止める「心の姿勢」の反映ととらえてほしいと思います。

2. 対話のキャッチボールの方法

　最初のうちは戸惑って、患者側が話した内容をそのまま医療者側に投げかけたり、医療者側の発言をそのまま患者側に取り次いでしまったりしがちです。常にいけないわけではありませんが、これではメッセンジャーに過ぎません。例えば、患者側が「先生は夕方までに病室に絶対来ると約束していたのに、来なかったじゃないか」と言ったときに、即座に医療メディエーターが医師に向かって「先生、約束したのに病室に行かれなかったのですか？」と言葉を投げかけたとします。この場合、医師は、患者から直接責められたうえに、重ねて医療メディエーターからも責められたような印象を受けるでしょう。また逆に、医師が「行くつもりでいたけれど、緊急の手術が入って、どうしても行けなかったんです」と応答した際に、即座に患者に向けて「緊急の手術が入って行けなかったということなんですが……」などと述べると、患者側からすれば、医療メディエーターも医師と一緒になって言いわけしているように感じるかもしれません。受けた言葉のボールをそのまま相手側に投げるというのは、やはりそうしたリスクを孕んでいます。

　これを避けるためには、対話の中に入ろうとする直前に発言した当事者の発言を受け止めながら入っていくことを常に前提にしておけばよいでしょう。例えば、先の「先生は夕方までに病室に絶対来ると約束していたのに、来なかったじゃないか」という患者側の言葉の後、まず、最後に発話した患者側へ向けて「それはご不安だったですね」と誠実に受け止め、「私から医師に質問してもよろしいですか？」と許可を求めた後、医師に向けて「回診のシステムはどのようになっているのですか？」などと客観的な話題について質問を投げかけてみるような入り方です。直前の発話者の言葉を「受け止めてから、許可を得て入る」という姿勢は有益でしょう。どちら側の当事者であっても、その言葉に敬意を払う姿勢が大切です。

3. 見守ることの大切さ

　対話が始まった当初、患者側が感情的な混乱を表現して、それに医療者側が応答し、さらに患者側が怒りを募らせるといった過程が見られる場合もあります。こうしたときに、医療メディエーターが無理に流れを止める必要はありません。そうした感情の表出が必要なこともあるのです。それほど深い苦悩と悲嘆に苛まれている患者側の思いを、ただ受け止めていくだけでよいのです。感情の表出とその共感的受容も、対話が促進されるために必要な過程だと言えます。怒りや攻撃に見える反応は、より深い悲嘆や不安の表層の表現に過ぎません。患者側も、そのつらい思いを怒りとして表していても、本来は、より深いニーズをもち、医療者側に応答を求めている存在です。そうした感情を受け止めることが最初に必要なこともあるのです。そうしたケースでは、共感的に見守ることが医療メディエーターの役割となります。

　逆に、対話がスムーズに進んでいるときも、あえて医療メディエーターが前に出ていく必要はありません。見守っているだけで十分です。

　多くの場合、対話が動き出した最初の間は、その流れを見守りながらついていくだけでよいのです。「どこで入ればよいか」などと考えていると、自分に関心が向いたまま、当事者の話をまったく聴けていないということになります。無理に入っていくことはありません。対話促進が医療メディエーターの役割であり、「入っていくこと」が役割ではないのですから。

4. よい思いが表出されたとき

　対話の過程で、相手に対するよい評価が表出されることがあります。例えば、病室に来ると約束していた医師が来なかったことで何か不利益を被った患者が苦情を述べている場面で考えてみましょう。「これまで診てもらってきて先生には感謝しているけれど、こんなことがあっては……」と患者が言ったとします。苦情をめぐる対話の流れの中では、どうしても「こんなことがあっては……」以下の部分が印象に残り、医療者側は防御的姿勢を強めてしまうかもしれません。また、「確かに、部屋に行けなかったのは申しわけないと思っていますが、昨日は急患の手術が入って仕方なかったのです」と医師が述べたとします。この場合も、患者側の印象に残るのは「急患の手術が入って仕方なかった」という後半部分で、言いわけしていると意味づけられてしまうでしょう。

この場合、よくない点を先に、よい点を後に述べれば印象がかなり変わります。「急な手術が入って行けなかったのですが、その点は申しわけありません」と言えば、「申しわけない」と医師が考えていることが印象づけられます。これは、日常の患者対応でも同様です。しかし、苦情や事故の際には患者側も医療側も動転しているので、どうしてもマイナスの言葉が後に来てしまいます。

　その結果、当事者双方の認知がぶつかっている対話の場面では、よいポイントは流れの中で消えてしまい、悪いポイントのみ印象に残ってしまいがちなのです。そこで、失われがちなよいポイントを拾い上げて共有を促進するのが医療メディエーターの役割の一つです。例えば、キリのよいところで、「すみません。△△医師、一つ聞かせてください。先ほど、患者さんの部屋に行けなかったことについては申しわけないと言っておられましたね？」と問いを投げかけます。それに応じて、医師が「確かに、それは申しわけないと思っています」といった返答をすることで、よいポイントが改めて当事者に共有されることになります。

　また、「すみません。○○さん、先ほど、これまで先生に診ていただいていたことには感謝していると言われましたが、どういう点で△△医師に感謝されているのか、少し詳しく教えていただけますか？」といった問いを立てれば、患者側にも医師を評価している部分のあることが場で共有されていきます。それにより、医師の応答も防御的なものから柔軟なものに変容していくかもしれません。また、患者側が医師に対してポジティブに期待している内容もそこから見えてきて、気づきが促進されるかもしれません。

　このように、対話の中で表出される相手へのよい評価は、対話の流れを変える手がかりとして有効に機能する可能性があるのです。

5. 過度に攻撃的対応が見られたとき

　先ほど、患者側の感情表出を見守ることが大事だと述べましたが、ある程度の段階に至ると、実は当事者自身が「流れを変えてほしい」と感じ始めていることがあります。患者側も、ただ怒りを表出しに来たのではなく、応答と対話を求めて来ているのですから、それも当然です。にもかかわらず、医療メディエーターが遮るように「ちょっと待ってください」などと言いながら対話に入っていくと、その入り方自体に怒りが向けられる可能性もあります。ここでも、当事者の自律性に敬意を払いながら、「すみません。今、お話しされたことについて、私がきちんと理解で

きたかどうか、確認させていただけますか？」などというように入っていくことが必要です。こういうかたちでなら、患者側も了解してくれることが多いでしょう。これは技術的なことではなく、患者の語りを尊重する姿勢から自然に表れてくる表現にほかなりません。

　そうしたら、患者側が話した内容をそのまま要約して鏡のように提示します。これは、聴く技法の一つとしてのサマライジングというものです。詳しくは後にまとめて解説しますが（p.190）、医療メディエーターの視点でまとめるのでなく、患者側の話した内容をそのまま要約して返していきます。こうすることで、感情を表出していた患者側も気持ちに一区切りつけることができるうえ、要約された自分の語りを客観的に見直すことができ、その結果、主張に内在する矛盾や本心から外れた部分などがあれば気づきが生まれるかもしれません。

　一方、医療者側が暴言を吐くようなことは少ないでしょうが、応答態度が悪く、どうしようもないような発言をする場合があるかもしれません。そうした医療者側の発言は、後で調整のできる院内の医療メディエーターであれば、そのまま遮ってかまいません（院外の第三者機関の医療メディエーターでは難しいでしょう）。

6. 医療者側の説明が専門的で長いとき

　医療者側、特に医師の説明は専門的で長くなりがちです。非医療者には理解が簡単でない話が一方通行で長く続くと、それだけで対話は停滞し、時には患者側にいらだちをもたらします。そこで医療メディエーターは、適当なタイミングで、患者側の了解を得たうえ、自分で医師に質問して説明の補足を求めます。医療メディエーターにとっては医療者として分かりきったことであったとしても、それはかまわないのです。対話にリズムを作ること、患者側に発言の機会を作ることが大切なのです。医療メディエーターには、対話が一方通行ではなく双方向的なかたちになるように常に注意を払い、手当てしていくことが求められます。

　この点は、事故やクレーム時の説明についても、インフォームド・コンセントのような日常診療の場面でも、同じく重要な医療メディエーターのかかわり方のヒントとなります。例えば、難しい説明が少し長く続いたとき、医療メディエーターから「△△医師、少し待っていただいていいですか？」と説明を止めた後、患者側に「私から医師に質問してもよろしいですか？」と許可を求め、そのうえで医師に「先ほど左軸偏位と言われましたが、どういうことかもう少しやさしく説明していただ

けますか？」などと、何かのポイントを手がかりに分かりやすい説明を求めます。その説明があった後、患者側に向けて「今のことでも、それ以外のことでも、ほかに質問はありませんか？」と発言の機会を提供します。こうして対話にリズムをもたらし、また患者側に遠慮せず発言する機会を提供することで、認知の齟齬を生まないように対話を進めていくわけです。

7. どう進めてよいか分からないとき

　多くの場合、医療メディエーターは患者とまず一対一で対話し、また医療者側と対話したうえで、医療メディエーションのセッションに臨みます。ですから、事前に当事者双方の認知の構造に対する一定の理解をもってかかわることになるので、セッションをどう進めてよいか分からないということは少ないでしょう。ただし、現場に急に呼ばれてセッションに入る場合や、対話が膠着状態になった場合には、どう進めてよいか分からないこともあります。

　このような場合には、とにかく事実をめぐる情報を拓くような質問をしていきます。「医療者側には見えていない患者側の背景」「患者側には見えていない医療者側の事情」など、共有されていない情報を掘り起こすような質問をしていくのです。そうした情報が増えていくと、対話の進む方向が見えてきたりしますし、当事者のほうでも、クレーマーのように見えていた患者が、実は特別な経験や事情があって不安にかられている存在であると認知が変わったり、対応の悪い医師だと思っていたところ、実は見えないところで患者のために真摯に努力してくれている人だと認知が変わったりしていきます。「事実を拓くこと」が、対話を通じた情報共有と、それによる認知変容を促していくのです。

　事実をめぐる情報を尋ねる質問には2つの方向のものがあります。第1は、事実を拓く、すなわち情報を増やすような質問です。「ご家庭での奥様の痛みの様子を詳しく教えていただけますか？」といった具合です。第2は、事実を狭めて確定するような質問です。例えば、医師が診察室で診断するとき、問診によって患者の話の中から必要な情報を取り出していきます。「熱は何度でしたか？」「何時から熱が出ましたか？」「夕食は何を食べましたか？」などとフォーカスを絞って質問していくことで、診断をつけることが可能になるわけです。

　前者の質問では、聴くスキルの一つである「開かれた質問」（p.179）が使われることが多いでしょう。先の「ご家庭での奥様の痛みの様子を詳しく教えていただけ

ますか？」がその例です。このとき、ストーリーを作って話す主体性は答える側にあります。一方、後者の質問は「閉ざされた質問」（p.179）となり、答えは「39℃です」「8時頃でした」「刺身を食べました」などと簡単になります。このとき、ストーリーを作る主導権は聞き手の側にあります。

　医療メディエーションでは、言うまでもなく、「開かれた質問」で事実を拓き、情報を増やしていくことが多くなるでしょう。行き詰ったときは、ともかく「開かれた質問」を投げかけて、場に出ていない事実を拓いていくことを試みるとよいでしょう。この質問の技法については、後に整理して見ることにします。

8. 対話が繰り返しのループに陥ったとき

　医療メディエーションの過程では、患者側が質問して医療者側が答えたものの、納得に至らないため、再び同様の質問と応答がなされるというループに陥ることがしばしばあります。この場合も、何らかの手がかりから事実を拓く「開かれた質問」を繰り出していきます。ループに陥ってしまうのは、何か重要な情報が依然として隠れているためであることが多いからです。事実が拓かれ、情報が増えてくることで、ループから脱却できる手がかりが見えてくることがあります。

9. 怒り以外の感情が表出されたとき

　怒りは二次的な表現に過ぎず、その背景には、悲嘆や苦悩、悔しさや不安など、別の深い感情があります。医療メディエーターは、この怒り以外の感情に鋭敏でなければいけません。なぜなら、怒り以外の感情はインタレストにつながっていることが多いからです。そうした感情が表出されたら、共感的に受け止める姿勢を心から示す必要があります。そのうえで、その深い感情にかかわっている、またはそれを取り巻いている事実関係を拓いていきます。

　この怒り以外の感情の表出は、しばしば医療メディエーションの流れを転換する大きな意味をもっています。患者側の怒りに対して防御的になっていた医療者側も、怒りの背景にある深い感情に触れると、それに共感し、態度が緩んで応答的な流れに転換することもあります。対話は相互的なものです。一方の変容は、他方の変容を促すことになります。医療メディエーターはその機会をとらえて、対話がよい方

向に進むよう支援していくことになります。

10．かたくなな当事者を拓くために

　患者側は穏やかな対応をしているのに医師がかたくなに防御的姿勢を崩さないとき、反対に医師は誠実に応答しようとしているのに患者側がかたくなに攻撃的な姿勢を取り続けるとき、こういうケースでは誰でも何とかかたくなな当事者の姿勢を変容させようと働きかけたくなるでしょう。しかし、かたくなな当事者に姿勢を変えてもらおうと直接働きかけてもうまくいかない場合が多いと思われます。時にはそうしたメディエーターのかかわりが、「相手方と一緒になって自分を責めている」と受け取られることもあります。

　こうした場合には、かたくなな当事者でなく他方の当事者のほうの語りをより拓いていくことが有益です。一方がより拓かれることで、かたくなな当事者のほうも少しずつ姿勢を変えてくれるはずです。対話は相互的なものです。「こじ開けよう」とするのでなく、対話の中で自然に反射的に招かれていく、そうした対話の支えをしていくことが大切です。

B 医療メディエーション・スキルの全体像

POINT
- スキルとは意図的に適用するテクニックを意味するのではなく、体にしみついて振る舞いの中に自然に表れ出る態度と行動特性である。技術ではなく、姿勢とウィル（will）の発現である
- 医療メディエーション・スキルとは、当事者が「自発的に」対話を進め、情報共有し、協調的認知変容への手がかりを得られるように当事者を援助するための、暗黙知としての能力である
- 医療メディエーション・スキルは、次の3つのグループに分類できる
  ・気づきのためのスキル
  ・エンパワメント・スキル（聴くスキル）
  ・対話促進のスキル

医療メディエーターが当事者を尊重する姿勢をもって振る舞うとき、自然に表れてくるのがスキルです。

個々の医療メディエーション・スキルの解説に入る前に、その全体像と位置づけを理解していただくために、医療メディエーション・スキルの全体像を概観していくことにしましょう。

1. スキルとは何か（再考）

スキルというのは決して表面的な技術やテクニックではありません。「大切なのは姿勢でスキルなど不要」「スキル偏重はよくない」と言われることもありますが、この場合、スキルは表面的なテクニックとして言及されています。スキルというものについてのこのような理解は、本来の英語の意味とは異なるカタカナ英語としての通俗的な理解です。英語でいう"skill"とは、表面的技術ではない、**姿勢と結びついた自然な能力**の重要性を示す言葉だからです。

スキルは、英語本来の意味では、心理学でいう「態度」を背景とする「身についた実践能力」であり、個々の行動（うなずき、言い換えなど）を自然に生み出す「**高**

次の行為統合能力」を意味します。例えば、ウェブスターの辞書は次のように定義しています。

① An ability that has been acquired by training.
（トレーニングによって獲得される能力）
② Ability to produce solutions in some problem domain.
（ある問題領域で、適切な対応〔解〕を生み出す能力）

　学習（study）によってではなく、トレーニングによって獲得される能力という点が重要です。スタディは意識的に知識レベルで学ぶことを中心にしていますが、トレーニングは知識や頭脳ではなく非意識的かつ身体的に自然と身につける知、いわば体で覚えることを中心にしています。つまり、スキルとは意識的な操作の能力でさえなく、**姿勢や態度と結びついた無意識の暗黙知、身体知、実践知**にほかなりません。姿勢や態度なくして、この真の意味のスキルは存在し得ません。医療メディエーションのスキルを学ぶとは、**患者と医療者の対話を紡ぐ姿勢と態度を涵養することにほかならないのです**。本書では、この意味でスキル（および技法）という語を用います。

　また、「適切な対応〔解〕を生み出す能力」という定義も示唆的です。個々の場面で具体化する一つひとつの振る舞い（うなずき、言い換えなど）は、スキルではありません。それを自然に意識することなく生み出し、適切に対応できる能力、個々の行為を統合して算出する高次の能力こそスキルなのです。

　サッカー選手は、プレイの一瞬一瞬で、意識などせず自然に体が反応して、最も適切な対応（解）を生み出しています。すなわち、患者と向き合う中で、意識すらせず自然に、最も適切な対応が生み出されてくるとき、スキルが生かされているのです。逆に言えば、意識してテクニックを用いようとするなら、そこにはスキルなどありません。

　以下では、スキルを身につけた医療メディエーターが実践するときの「具体的表現としての振る舞い」を言語化して示し、解説していきます。前にも述べたように、これはスキルでなく、スキルが発揮されるときの表現のかたちであり、それを言語化したものに過ぎません。

　こうした言語化の意味は、それをなぞって練習することではなく（それにはほとんど意味がなく、医療メディエーター養成研修でも行なっていません）、自身の実践について自省的に評価し、自らの姿勢と態度に潜む問題点を認識するための手がか

りとすることにあります。地図は決して現地に変わるものではないし、いくら眺め続けても地図は地図でしかありません。しかし、地図には地図の意義もあるのです。ここまで述べてきたスキルの意味と定義を忘れないように、読み進めてください。

2. 医療メディエーション・スキルの目標

　関係調整へ向けて対話を促進していくのが医療メディエーターの役割であるとはいっても、ただ対話を進めればよいというものではありません。対話の中では、攻撃的な発言が飛び出したり、感情的にエスカレートしたり、どうしようもない袋小路に入り込んでしまったりしがちです。医療メディエーターは、そうしたエスカレーションを避けながら、当事者間の情報共有と認知の変容へ向けて対話がスムーズに進んでいくように当事者を援助し、ナビゲートしていかなければなりません。

　対話をナビゲートするといっても、強引に一つの方向に話を進めようとすれば、とたんに当事者から反発され、信頼感も失われてしまいます。非常に感情的かつ過敏になっている当事者だからこそ、医療メディエーターは、「上から」ナビゲートするのでなく、「当事者の視点から」自発的に対話の流れがよい方向に向かうよう手を差し伸べていくような、ソフトで微妙な対応をとらなければならないのです。決して、一つの方向に引っ張っていくようなナビゲーションではありません。医療メディエーション・スキルは、そのために必須の「技法の統合能力」と言うことができます。

　具体的には、医療メディエーターは次のような3つの役割を対話の中で果たしていかなければなりません。

・当事者の認知の構造を把握して、気づきと認知変容を促す適切な「パス」（道筋）を見つけ出していく。
・患者側の話（もちろん、医療者側の話も）を共感的かつ敬意をもって傾聴する姿勢を示し、信頼を寄せてもらう。
・当事者が自分から自然に、問題克服へ向かう「パス」に創発的に気づくための「きっかけ」を提供していく。

　また、医療メディエーション・スキルの本体も、上記の医療メディエーターの3つの役割に即して分類することができます。

- 認知構造を把握して、認知変容と情報共有へのパスを見出していく「**気づきのためのスキル**」。
- 当事者をエンパワーして感情的葛藤を和らげ、信頼を寄せてもらえるようなケアと聴き方を中心とする「**エンパワメント・スキル（聴くスキル）**」。
- 自らの感情や主張に固執した当事者が「問題の異なる見え方」に気づき、問題（像）を変容させるように促す「**対話促進のスキル**」。

さらに、対話の流れそのものをスムーズにコントロールするための補助的な「**流れをスムーズにするスキル**」も必要になってきます。

標準的な医療メディエーションの流れを示しておきます。

準　備	場の準備・設定、連絡と必要な指示
↓	
導　入	医療メディエーターによるあいさつ、医療メディエーション手続きの説明
↓	
対話の開始	患者・家族側、医療者側の順で、それぞれの話を遮らずに傾聴
↓	
対話の展開（聴く）	流れに沿って聴くことを中心に展開
↓	
対話の展開（焦点化）	当事者による情報共有と問題認知変容の気づきの促進
↓	
合意の創造と関係調整	当事者による関係調整と問題克服のための合意の検討促進
↓	
フォローアップ	

では、これら3つの主要スキルと1つの補助的なスキルについて概観していくことにしましょう。

3. 気づきのためのスキル──交渉スタイルと認知構造マッピング

　医療メディエーターは、当事者に漫然と対話をさせておくのではなく、常に頭の中でその語りを受け止め、問題克服のための気づきとへと向かうパスを探っていかなければなりません。

　対話の過程では、様々な争点（イシュー）が当事者から提出されます。患者・家族側からは、感情をぶつける言葉、医療者の責任を追及する言葉、「あのとき、○○してくれなかった」という過去の事実、自分の現在の苦しさなどが訴えられるでしょうし、医療者側からも、専門的な説明や病院の背景事情の説明などがされるでしょう。しかし、こうしたイシューをすべて問題にすることは不可能ですし、生産的でもありません。イシューによっては水かけ論に陥ったり、感情対立を激化させたりすることもあります。医療メディエーターは、こうしたイシューの中から、問題克服への語り直しにつながっていくイシューをより分け、そちらへ向けて対話を拓いていかなければなりません。「**気づきのためのスキル**」は、その方向を見定めるためのスキルです。

　さて、この気づきのためのスキルの中心となるのが **IPI 展開**です。以下、説明していくことにしましょう。

1）イシューとポジション

　対話をとおして固まった認知フレームを変容させていく手がかりは、どこにあるのでしょうか。患者・家族側と医療者側で異なるフレームをぶつけ合っていても、むしろ防衛的態度を強化したり、認知の齟齬をエスカレートさせたりしてしまう可能性もあります。いくら医学的に見て客観的で合理的な説明でも、相手が受け容れてくれなければ何にもなりません。ただフレームをぶつけ合うのではなく、もう少し別のかたちで気づきが生まれ、フレームの変容が促進されるような対応が必要です。

　そのために、少し別の角度から、当事者の認知の構造を眺めてみましょう。対話は通常、何らかの論点ないし争点をめぐって生じることになります。「ミスを認めよ」「医療費は払わない」「担当医を代えてくれ」「その説明では分からない」「患者をバカにしている」など、争点は様々です。それに、通常は１つのケースの中でいくつもの争点があります。こうした論点や争点を**イシュー**と呼びます。

　イシューは普通、患者側と医療者側で共通していることが多いのですが、時には相手が気づかなかったり応答しなかったりして、一方だけが提示している場合もあ

ります。ここでは、当事者双方で共通するイシューを中心に考えていきましょう。例えば、点滴の針刺しミスが起こって、患者側が担当看護師の交代を求め、病院側としては病棟の人員配置を考えると個別対応は難しいという状況を想定します。ここでは、「担当看護師の交代の可否」がイシューになっています。

さて、このイシューごとに、当事者双方のとる立場や主張、見解があります。これらを**ポジション**と呼びます。当事者は、それぞれのフレームに基づいてポジションを構成しています。先の例では、「担当看護師を交代させてほしい」というのが患者側のポジションです。一方、「担当看護師の交代は不可能」というのが医療者側のポジションです。もし、ここで患者側が「それならば、もう退院する（患者側ポジション②）」「医療費も支払わない（患者側ポジション③）」と言い出し、医療者側が「退院はしないほうがよい（医療者側ポジション②）」「医療費は支払ってもらう（医療者側ポジション③）」と応答したとすれば、新たに「退院の可否」「医療費支払いの可否」という2つのイシューが付加されたことになります。このように、イシューはポジションの中に埋め込まれており、常に一緒に出てくるものと考えていただければ結構です。

ポジションは、先の例からも分かるように、オール・オア・ナッシングのかたちをとることが多いです。どちらかの言い分が通れば、一方の言い分は通らないというわけです。それゆえ、ポジションの対立は、しばしば膠着（こうちゃく）状態に陥ったりします。まさにフレームがぶつかり合っている状態でもあります。

また、ポジションは「**要求の主張**」（担当医を代えてほしい、など）や「**事実の主張**」（呼んだのに先生が来てくれなかった、など）、「**感情の表出**」（どうしても許せない、など）に区分することが可能です。ただし、「感情の表出」は純粋なかたちで表れることもありますが、多くは「事実の主張」や「要求の主張」に重ねて表出されています。

このうち、「要求の主張」はポジションの中で最も先鋭化した表層のポジションであることが多いため、いきなり扱うことはせず、医療メディエーションでは「事実の主張」を手がかりとして対話を広げていくことが望ましいでしょう。ただし、狭い事実主張の正しさを確認するためではなく、その事実主張の背景にある隠れた広い事実情報を掘り起こしていくという方向が大切です。

2）インタレストとウィン-ウィン解決

さらに深いレベルまで考えてみましょう。「なぜ患者さんは、そのようなポジションにこだわっているのだろう」「そのようなポジションを患者さんにとらせている、

より深い思いや欲求は何なのだろう」という疑問を、患者・家族側の視点に立って問いかけてみると、望んでいるのは「より適切で安全なケア」なのだということが分かります。「看護師を代えよ」「退院する」というのは、まさに「より適切で安全なケア」を求めているということですし、「医療費を支払わない」というのも、安全でない医療に対価は支払えない（逆に言えば、安全な医療になら支払う）ということです。つまり、患者・家族側が本当に求めているのは、「より適切で安全なケア」であって、「看護師の交代」や「退院」といった対決的なポジションは、その表現に過ぎないわけです。このように、あるポジションをとらせている背後の関心利害・ニーズを**インタレスト**と呼びます。

　医療者側も同様です。「看護師の交代は困難」というのは、限られた組織的条件の中で多くの患者に「より適切で安全なケア」を提供するためには、個別的な対応をとるのは限界があるということでしょう。「退院しないほうがよい」というのも、患者の状態を見て適切と思われるからかもしれません。つまり、医療者側のインタレストも「より適切で安全なケア」を提供したいということになるわけです。

　なお、インタレストは平板なものではなく、比較的表層に近いインタレストから、より深いインタレストまで、何段階もの重層構造をなし、しかも気づきと語り直しによって変容していきます。また、一つのポジションごとに何らかのインタレストが結びついています。これらの点は、後に解説します。

　さて、このように見てくると、ポジションのレベルでは対立的で膠着状態に陥りそうな問題も、より深いインタレストの次元では当事者双方で共通のニーズを含んでいることが分かります。いかにすれば、このニーズを満たすことができるかという視点から問題をとらえ直すことで、オール・オア・ナッシングの対立的な問題は、より創造的で柔軟な、双方に納得のいく解決を生み出す可能性をもった問題に転換することになります。この双方に納得のいく創造的な解決を**ウィン-ウィン解決**（win-win resolution）と呼びます。直訳すれば「勝ち・勝ち」解決となりますが、実際には双方にとって納得できる解決（「価値・価値」）というほどの意味です。また、「ウィン-ウィン」と「ウィン-ルーズ」の二者択一というわけではなく、個々のコンフリクトに内包された「要素」ととらえるのが適切です。

　もうお気づきでしょうか。オール・オア・ナッシングの対立的問題から、ウィン-ウィン解決につながる創造的問題への転換は、「問題のとらえ直し」、すなわち「問題を見るフレームの変容」、すなわちナラティヴの変容と同じ意味なのです。

3）IPI展開と認知構造マッピング

　あるイシューについて、当事者は自分の意見や主張を構成しています。これは、その人が頭の中でとっている固まった「位置」という意味でのポジションです。人は多くの場合、あるポジションをとってしまうと、逆にそれに支配され、別の見方ができなくなってしまいます。しかし、人にポジションをとらせているインタレストは、より深い次元に存在しています。より基本的な利害や価値観、不全感などが背景にあるわけです。当事者自身、多くの場合、自分のインタレストに気づいていません。インタレストに着目すると、ポジション以外の方法でインタレストを満たせる可能性が出てきます。つまり、先にも説明した認知のIPI構造（イシュー→ポジション→インタレスト）の把握（IPI展開）が重要なのです。それは、とりもなおさず、対話における「語り直し」「読み直し」を通じた気づきとナラティヴの変容の過程と重なってきます。

　医療メディエーターは、自身、認知のIPI構造を当事者の語りの中から気づきによって把握し、生産的な問題克服への対話を促すイシューをより分け、関係調整へのパスの見通しをつけていかなければなりません。また、これを読み取る際、当事者の行動パターン（交渉スタイル）も鋭敏に看取しなければなりません。このスタイルによって、隠されたニーズの表出の仕方も変わってくるからです。攻撃的な対応をする人はポジションへの固執が強くなっていることが多く、受け身的な対応をする人の場合にはインタレストを読み取るための手がかりとなるポジションや情報があまり出てこないこともあります。医療メディエーターは、当事者の交渉スタイルを把握しながら、その認知のIPI構造に気づき、感じ取っていかなければならないのです。

　医療メディエーターが実際の対話の中で、こうしたことを分析的に行なっているわけではありません。セッション終了後に、自らの振る舞いや対話の流れについて自省するために分析的な把握を試みることは有益ですが、セッションの最中では、非意識的に当事者の対話の中に自らも溶け込んでいなければなりません。暗黙知としてのスキルを身につけ、対話の流れについていきながら、瞬時の気づきをもとにかかわっていくのです。悠長に分析などしている余裕はありません。この実践のセンスとしてのスキルを身につけるための教育では、スキルとして表れる行為の背景にある構造を分析的に示していくことが有効です（本書でも、そのようにしています）。実際には、ロールプレイによる体感的トレーニングが必須となります。

　IPI展開に基づく認知の構造理解のためのスキル、言い換えれば、患者の思いへの気づきのためのスキルが、**認知構造マッピング**です。「気づきのためのスキル」

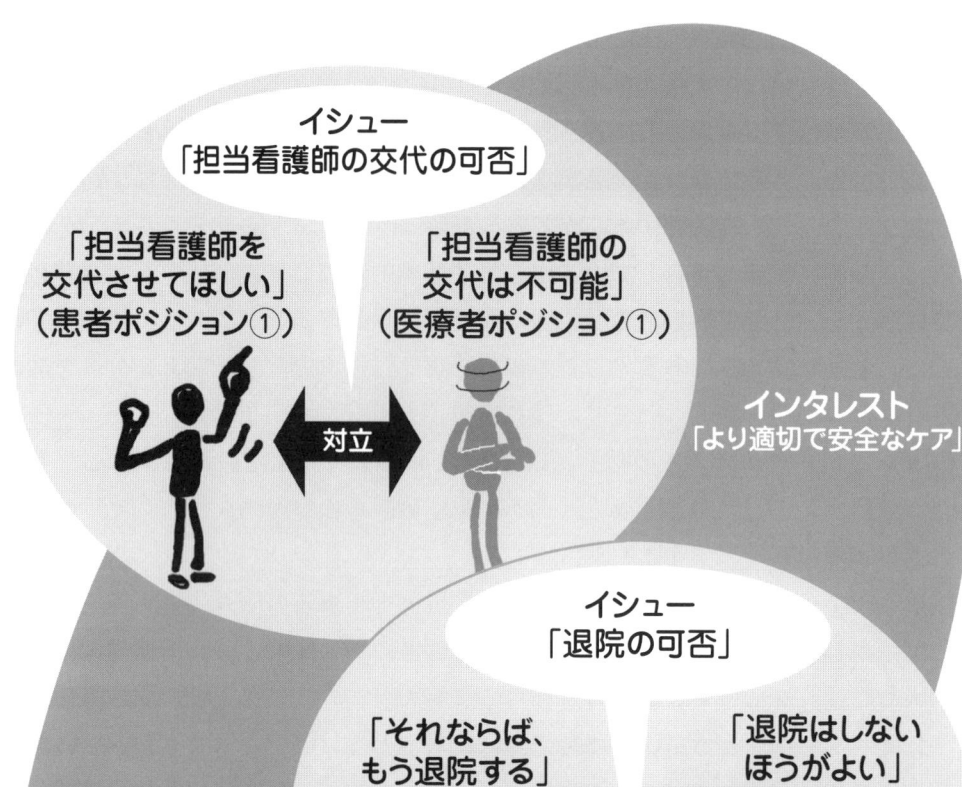

イシュー
「担当看護師の交代の可否」

「担当看護師を交代させてほしい」
（患者ポジション①）

「担当看護師の交代は不可能」
（医療者ポジション①）

対立

インタレスト
「より適切で安全なケア」

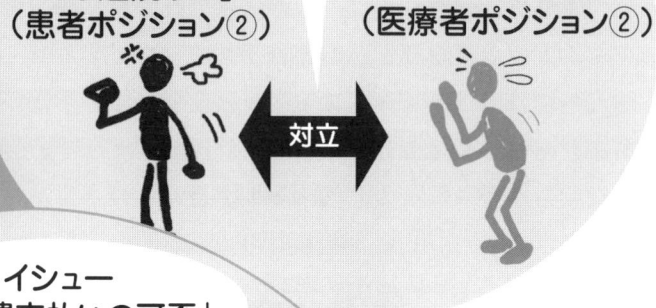

イシュー
「退院の可否」

「それならば、もう退院する」
（患者ポジション②）

「退院はしないほうがよい」
（医療者ポジション②）

対立

イシュー
「医療費支払いの可否」

「医療費も支払わない」
（患者ポジション③）

「医療費は支払ってもらう」
（医療者ポジション③）

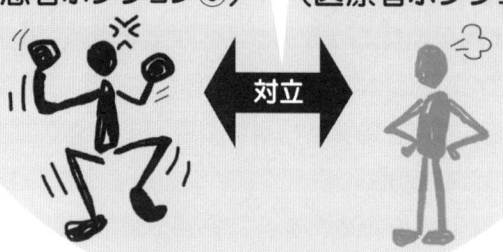

対立

のトレーニングでは、IPI展開、認知構造マッピング、交渉スタイルの分析などのスキルを体感的に習得することになります。しかし、言うまでもなく、これらは現実の当事者の気持ちを「対象」として分析するためのツールではなく、当事者の思いへの気づきのセンスと姿勢を自然と身につけていく（態度変容する）ための教育手法および自らの医療メディエーターとしての行動と流れを自省するための枠組みにほかなりません。姿勢とウィル（will）こそが、当事者の気持ちやインタレストへの気づきを自然に生み出すのであり、これらのスキルはそのことを理解し自省するための道筋に過ぎません。忘れないようにしましょう。

4. エンパワメント・スキル（聴くスキル）
──傾聴と信頼関係の構築

　「気づきのためのスキル」を適切に行なうためには、当事者に様々な思いを十分に語ってもらわなければなりません。IPI展開の素材となる情報の収集のためにも、当事者の話を聴くスキルが必須なのです。しかし、当事者の話を「聴く」ことには、情報の収集を超えた、より重要な意味が含まれています。

　第1に、かけがえのない人の生命が失われたり、かけがえのない体や健康が損なわれたりした場合、当事者は、耐えきれない悲嘆と苦悩に苛まれ、それを怒りに転化したりしながらも、強い感情的混乱の状態に至ります。当たり前だった安定した日常や将来の世界のイメージが壊れ、新たな日常や世界の像をうまく結べずに苦しんでいる当事者に、いきなり賠償や合意の話を進めることなど不可能なのは当然です。

　医療事故の当事者が必要としているのは、こうした混乱状態へのケアとエンパワメント、それに伴う真摯な説明にほかなりません。**医療メディエーターは、病院を背負わない立場から、その苦悩の語りを共感的に「聴く」ことをとおしてケアを提供し、当事者をエンパワメントしていく役割を担うわけです。**こうすることで初めて、当事者は問題克服へ向けた対話に向き合うことが可能になっていきます。それゆえ、「聴くスキル」「ケアのスキル」は、まず混乱した当事者を受容するために、そしてまた、それをとおして解決へ向けた対話の「構え」を作っていくという意味で、医療メディエーターに必須のスキルであり、当事者と向き合う真摯な姿勢の表現そのものということになるのです。そして、それをとおしてエンパワメントが達成されるなら、その過程だけでも、当事者にとってある意味での「問題克服」その

ものとなるかもしれません。本書で、「聴くスキル」の名称を単なる「アクティブ・リスニング・スキル」ではなく「**エンパワメント・スキル**」としているのも、そういう含みがあるからです。

第2に、エンパワメントされる患者・家族側と医療メディエーターの間には、一定の信頼関係ができあがっていきます。当初は、「橋渡し役といっても、しょせん病院側の人」として見られていたとしても、真摯に共感的に傾聴することをとおして、医療メディエーターの不偏性や誠実さへの信頼をもってくれるようになります。この信頼関係を確立するうえでも、エンパワメント・スキルは必須であると言えます。

このように、エンパワメント・スキルは、**①当事者のエンパワメント**、**②医療メディエーターへの信頼の確立**、**③医療メディエーターの支援の方向づけのための情報収集**、という3つの役割を担っています。それゆえ、とりわけ医療メディエーションの初期段階では、このスキルが極めて重要で、中心的役割を果たします。

なお、「聴くスキル」については、カウンセリングの領域を中心に様々な技法が提言されていますが、筆者らは後述するアレン・アイビイのマイクロ・カウンセリングの技法を中心に説明しています。具体的には、「うなずき」「あいづち」といった傾聴の基本技法から、「質問の技法」「言い換え（パラフレージング）」「感情の反映」「要約（サマライジング）」などがスキルとして提示されています。

ただし、これらのスキルは、当事者と向き合う姿勢があれば自然に表現されるものです。技術として活用するというのではなく、自身の傾聴の姿勢を評価し、反省する物差しとしての意義をもつにとどまります。これらをマニュアル的に適用することには、ほとんど意味がありません。このことについては、先に紹介した中島敦の『名人伝』（p.83）を思い起こしていただきたいと思います。

5. 対話促進のスキル

さて、気づきのためのスキルにより対話促進へのパスが見えてきて、エンパワメント・スキルにより当事者の認知変容への構えもでき、医療メディエーターへの信頼も生まれてきたとします。しかし、どのようにすれば、医療メディエーターが適切と考えるイシューや関係調整パスの方向に当事者の対話は進んでいってくれるのでしょうか。先にも述べたように、医療メディエーターが「上から」強引に引っ張っていこうとすれば、いかにその方向が適切であったとしても、とたんに信頼は失わ

れ、対話は逆方向に後戻りさえしかねません。また、いかに深いインタレストの把握が適切であったとしても、いまだ当事者の対話が表層的次元での語りの交錯に終始しているときに、深いインタレストにかかわる問いを投げかけたとしても、当事者には受け容れられないでしょう。

　そこで、医療メディエーターが、当事者の対話が進み、気づきが生まれるよう、適切なきっかけを繰り出していくのが「**対話促進のスキル**」です。つまり、問題やイシューを変容させ方向づけを行なっていく主導権を当事者自身の手に残したまま、そのきっかけを間接的に提供し、援助していくスキルということになります。

　具体的には、感情的な要素や人格非難的な要素を含んだ発言から、ネガティブな要素を取り除き、話の焦点が前向きでニュートラルに検討可能な方向に自然と切り替わるようにナビゲートしていきます。言い換えれば、ネガティブな問題の見え方（フレーム）を、ポジティブな問題の見え方に変換（リフレーム）するスキルということです。対話という汽車の方向を、強引に力で引っ張って変えるのではなく、転轍機を切り替えることで、汽車がおのずから方向を変えてくれるように導くようなものです。

　しかし、対話がポジティブな方向に切り替わったとしても、それだけで自然によい問題克服に至るわけではありません。インタレストにこたえうる納得と合意を創造していくためには、常識的な視点にとらわれず、新しい観点から問題について考えていく柔軟でクリエイティブな発想が必要となります。そうした発想に根差したスキルも必要となります。

6. 流れをスムーズにするスキル

　さて、ここまで3つのスキルについて概観してきました。これらが医療メディエーション・スキルの本体ですが、常に医療メディエーションが理想的なかたちで進むとは限りません。むしろ、様々な障害に出合い、暗礁に乗り上げたり、逆行してしまったりする経過をたどることのほうが、実際には多いでしょう。そこで、これら本体のスキルとは別に、対話の流れをスムーズにするスキルが必要になってきます。

　まずは、対話の入り口のところで、初めて当事者と接する際のかかわり方が重要です。この段階では医療メディエーターへの信頼はゼロに等しいわけですが、可能な状況であれば、少しでもスムーズに対話に入れるように適切な自己紹介と役割の

説明などをして了解を得ることが必要です。

　次に、対話の過程で問題が膠着して行き詰まってしまったときにとるべき方策もいくつか存在します。いずれも、多かれ少なかれ、インタレストの観点から少し距離を置いて、当事者に状況を見てもらうことを要素として含むものです。いわば、デッド・ロック（行き詰まり）からの離脱のスキルです。

　続いて、これらのスキルについて、順に詳しく見ていきましょう。

C 気づきのためのスキル
──認知構造の把握と変容へのパスの発見

> **POINT**
> - 気づきのためのスキルは、認知構造を把握し、気づきと認知変容へのパスを見出すための能力である
> - 気づきのためのスキルは、次の3つで構成されている
>   - 交渉スタイルの分析
>   - IPI 展開
>   - 認知構造マッピング
> - イシューやポジションの背景にあるインタレストを探ることで、当事者双方に納得のいく問題克服に至る可能性が生まれる

では、まずワークから入っていくことにしましょう。

WORK●2 交渉スタイルの分析①

Q1 誰かの要求や主張が自分の考えていることや進みたい方向と違っているとき、人はどのような行動をとるでしょうか？ いろいろな可能性を考えてみてください。

Q2 Q1で挙げたそれぞれの行動を、いくつかのグループに分類することはできますか？

Q3 それぞれの行動（グループ）に込められた意図や目的は何でしょうか？

解答例・解説 ➡p.278

WORK●3 交渉スタイルの分析②

あなたが最近経験したコンフリクト状況を思い浮かべてください。自分の問題でも、見聞きした問題でもかまいません。そして、次の表で分析してください。すべてが埋まる必要はありません。当事者それぞれの行動のメリット、デメリット、当事者以外の関係者への影響、問題そのものへの影響についてディスカッションしてみましょう。

当事者（複数可）のとった行動	メリット 長期的・短期的	デメリット 長期的・短期的	関係者への影響	問題そのものへの影響

解答例・解説 → p.279

WORK●4 交渉スタイルの分析③

　2人一組になります。各チームに千円札が支給されたとします。この1000円を2人で分割するゲームです。まず、2人のうち一方が1000円をどのように分けるかという案を考え、もう一方に提示します。

　提示されたほうは、その案を受け容れるならイエス、受け容れないならノーというふうに、イエス、ノーを言えるだけです。イエスと言った場合は、その案に従って1000円が分割され、それぞれの取り分が手に入ります。ノーと言った場合は話し合い不成立で、1000円はインストラクターに没収されてしまいます。提案も一度だけ、回答も一度だけです。

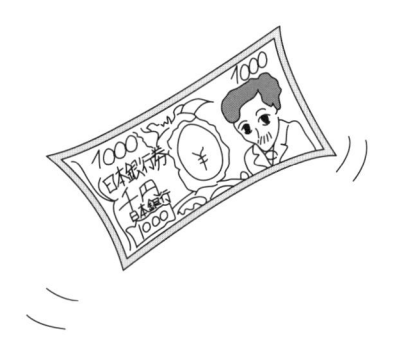

解答例・解説 ➜p.280

1. 交渉スタイルを知る

　交渉状況での対応パターンについては、デュアル・コンサーン・モデル（dual concerns model：二重関心モデル）と呼ばれる理論があります[2]。「自分の利益や価値への関心の強さ」を横軸、「相手方の利益や価値への関心の強さ」を縦軸にとり、行動パターンを配置して整理したものです（図）。このモデルでは、次の5つの行動パターンが見られることになります。

1）回　避
　相手との間に存在するはずの利益や価値の葛藤が、まるでまったくないかのようにとらえ行動するパターンです。例えば、病院で長い待ち時間にいらだちかけた患者が、「まあ、この待っている時間に読みかけの本も進むし、ゆっくりできる時間がもててよかったんだ」と、自分に言い聞かせるような場合です。この場合、本来

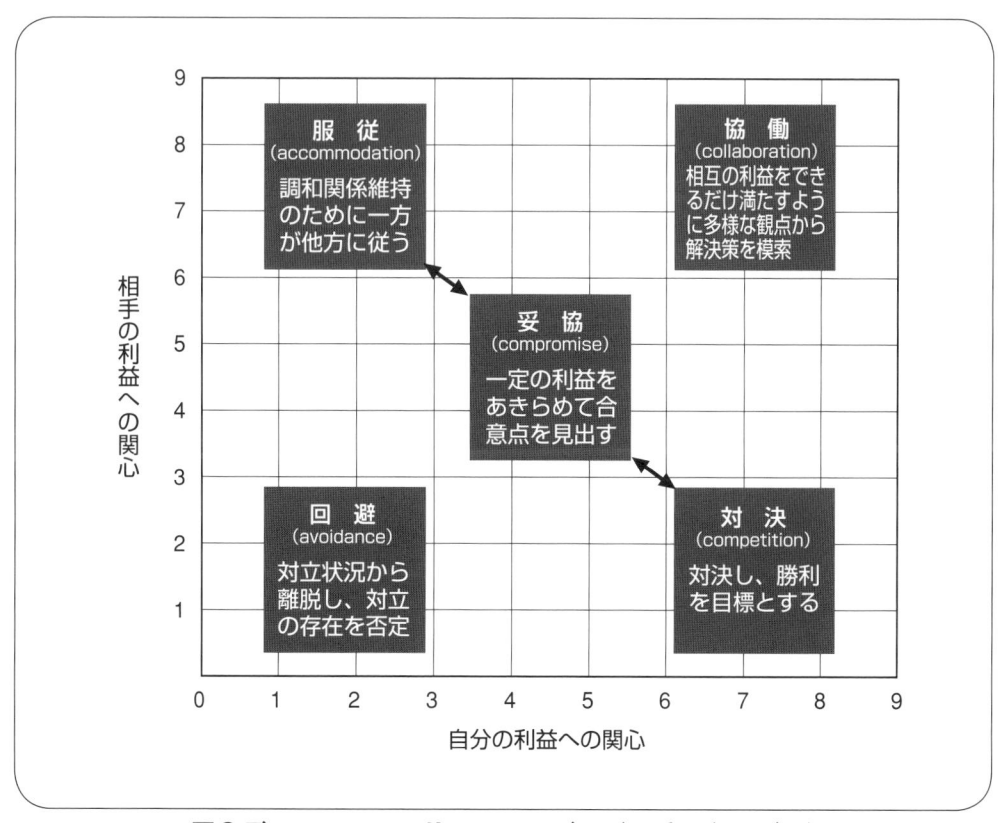

図●デュアル・コンサーン・モデル（二重関心モデル）

あったはずの利害の対立・葛藤自体が「なかったこと」とされ、解消されています。心理学的には「合理化」という認知変容が起こっていると言えます。しかし、このパターンでは、本来解決されるべき問題が放置されたまま継続するという欠点があります。

2）服　従

自分の利害を犠牲にして、相手方の主張や要求を受け容れる行動です。譲るパターンと言えます。当然ながら、相手は満足するかもしれませんが、自分には不満が蓄積されます。回避と違うのは、利害の対立をはっきりと認識していることです。

3）対　決

自分の利益や価値をできる限り実現するために、相手との対決をいとわず、強く主張・要求していくような行動パターンです。相手方も対決パターンでくれば激しい争いになりますが、服従してくれれば自分の利益が満たされることになります。ここでは、相手の利害はほとんど考えず、自分の利益の満足を目指しています。

4）妥　協

相互に半ば譲り、合意を形成するという対応です。次に述べる協働と似ていますが、自分の利益も相手の利益も半ば満たされる半面、半ば放棄しなくてはならない点が異なっています。

5）協　働

相手方の利益も自分の利益も、できる限り多く満たされるような解決を、安易に妥協することなく、協調して粘り強く模索していく行動パターンです。相手に対してはソフトに、問題に対してはハードに対応する方法と言えます。

ある個人の基本的交渉行動パターンは、これらのいずれかに当てはまるとされています。しかし、基本スタイルと実際に交渉の中でとられる戦略的な行動は異なりますし、1つのパターンが一貫するわけではありません。様々な条件の下で、行動は変わっていきます。ただ、そこになお、その個人固有の特徴が見られるのも確かでしょう。**医療メディエーターは、対話する当事者の行動を規定している、その人固有のパターンや背景の様々な条件を考慮しながら、行動の背後に隠された思いや意図を鋭敏に読み取っていかなくてはなりません。**

前掲の図で矢印で結んだ斜めのラインに注目してください。この「服従」「妥協」「対決」は、いずれも一方の利得が増えれば他方の利得が減るという反比例ないし「綱引き」のような関係にあります。いわば「勝ち」-「負け」の争いのパターンで、これをウィン-ルーズ（win-lose）の対立関係と呼びます。他方、右上の「協働」は双方が価値を共に増やせるウィン-ウィン（win-win）の関係ということになります。交渉論では、この「協働」こそがベストの解決とされます。

　医療の現場でも、「主治医を代えろ」「いやできない」といった対立はウィン-ルーズ型で、解はオール・オア・ナッシングの「勝ち負けパターン」になりがちです。しかし、その背景で患者が本当に求めているニーズ、「先生にもっと親切にしてほしい。安心させてほしい」といった点に気づけば、ウィン-ウィン型の解も見つかるかもしれません。つまり、ポジションの対立から深いインタレストへの気づきこそ、問題がウィン-ルーズ型からウィン-ウィン型へと転換する過程そのものなのです。

　では次に、この表面の行動の背後にある当事者のニーズやインタレスト、認知の構造を把握するスキルを学んでいくことにします。

2. 認知構造マッピング

　医療メディエーターは、コミュニケーション技法を習得するだけでなく、当事者の対話を方向づけていくための冷静な問題把握の視点をもっていなければなりません。後に見るエンパワメント・スキルや対話促進のスキルは、いわば自動車の運転技法のようなものです。いくら自動車の運転がうまくなっても、目的地が分からなければ充実したドライブはできません。ここでは、目的地や方向を対話の中で把握していくための視点の獲得を目標とした練習を行ないます。これを認知構造マッピングと名づけています。その本体となるのはIPI展開です。

　対話の初期には、実は目的地もよく分からず、どのようなドライブ方法（対話技法）が効果的かもよく分かりません。しかし、ドライビングの基本技法は同じですから、それをとおして情報を得るうちに、実は目的地や方向も少しずつ見えてくるものです。

　つまり、IPI展開と対話技法は、対話技法によって目的地や方向が明らかになり、それによって今度は対話技法の効果的実践がなされていくという、循環的・らせん構造的関係にあると言えます。決して、最初にメディエーターが目的地を決めて当

事者をそこに導いていくというようなものではありません。
　では、ワークから入っていくことにしましょう。

WORK●5 ロールプレイ「Naranja Tigre（ナランハ ティーグレ）の交渉」

　ロールプレイをやってみましょう。まず3人一組になって、下記の役割をそれぞれ誰がやるのか決めてください。

　そして、次頁以降にある役割シートの情報に従ってロールプレイをしてください。相手役の情報は見てはいけません。誰とどのような順番で話し合うかは自由です。

製薬メーカーPメディカル社員　→p.136
製薬メーカーQ製薬社員　→p.138
商社R商事社長　→p.140

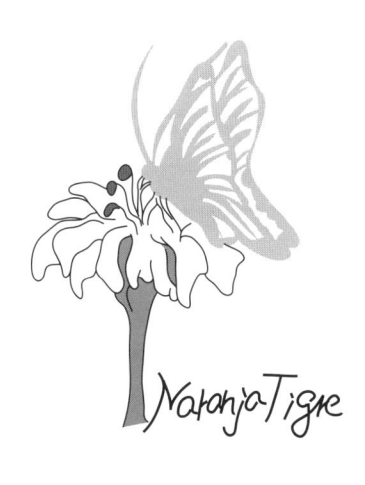

解答例・解説 →p.281

Pメディカル用情報

　Pメディカルは国内でも有数の製薬メーカーであり、海外への投資先を探すなど業績は好調である。とりわけ近年では、花粉症などのアレルギー症状を快癒させる薬の開発に取り組んできた。そのかいがあって最近、Naranja Tigre（ナランハ ティーグレ）という、南米で現地の人々に薬草として栽培されている植物の花弁を煮沸した際に生成される成分から、花粉症の特効薬を開発することに成功した。ただちに特許申請の手続きに入ると同時に、生産を開始するため、Naranja Tigre の買いつけに着手することとした。

　Naranja Tigre は、南米ドンデエスタ共和国の限られた地域で、現地消費のため少量栽培されているに過ぎない。本年度はちょうど今が収穫直前で、異常気象と貧弱な農業技術の影響もあって 12 万株程度しか収穫はないだろうという話である。

　ドンデエスタ共和国とは、R 商事が独占的に取り引きを行なっており、過去にわずかな量ながら研究用として Naranja Tigre の輸入実績（1 株 500 円）もある。R 商事に問い合わせたところ、現地ではさほど重要な作物ではないため、10 万株程度は輸入できるだろうということだった。10 万株あれば、純利益は 5 億円程度になると思われる。しかし、花粉症は現在も罹患者数が増加しており、これではとても需要を満たすことができない。次年度以降、供給拡大のためにも、Naranja Tigre をさらに多く、できれば独占的に入手したいところである。

　ところが、ライバル会社である Q 製薬も R 商事に接触し、Naranja Tigre を求めているとの情報が入った。Pメディカルと Q 製薬は、新薬開発の特許侵害や情報漏洩をめぐって訴訟を繰り返してきた関係にある。

　そこで Pメディカル社長はあなたに、Naranja Tigre 10 万株を入手するための契約締結を行なうよう指示してきた。R 商事は、より高い値を付けたほうに Naranja Tigre を売るだろうということである。社長は、10 万株のために最大 1 億円まで出してもよいと言っている。もちろん、売価を抑えるためにもできるだけ安価なほうがよい。

　ただちに R 商事と交渉に入るべきか、あるいは Q 製薬の Naranja Tigre 契約の

担当社員　　　　　　　　　　　　　いて探りを入れてみるべきか、難しい
ところで

```
┌─────────────────────┐
│     注　文　カ　ー　ド      │
│ 取次店名               │
│                     │
│                     │
│ 書店名                 │
│                     │
│                     │
└─────────────────────┘
```

医療メディエーション
―コンフリクト・マネジメントへの
ナラティヴ・アプローチ　シーニュ

和田仁孝／中西淑美　著

ISBN978-4-9903014-4-6
C3047 ¥3800E

定価（本体3,800円＋税）

注文　　月　　日
部数　　　　　冊

インストラクション ....
　誰とどのように、どの順序で交渉するのも自由です。

著作権法により無断複製・転載等は禁止されております。

| C　気づきのためのスキル――認知構造の把握と変容へのパスの発見 | 137

Q製薬用情報

　Q製薬は国内でも有数の製薬メーカーであり、
業績は好調である。近年は、蔓延している新型イ
り組んできた。新型インフルエンザは、世界中で
も、ここ数年で倍増の勢いを示しており、新薬の開
ある。

　そしてついに、Q製薬研究開発部が新型インフルエン
した。南米で現地の人々に薬草として栽培されている Nara
る成分が有効であることを突き止めたのである。しかも、この
用がないことが証明されている。そこでQ製薬は、ただちに
もに、材料となる Naranja Tigre の買いつけに着手することとし

　Naranja Tigre は、南米ドンデエスタ共和国の限られた地域で、現
少量栽培されているに過ぎない。本年度はちょうど今が収穫直前で、
弱な農業技術の影響もあって12万株程度しか収穫はないだろうという

　ドンデエスタ共和国とは、R商事が独占的に取り引きを行なっており、過去にわ
ずかな量ながら研究用として Naranja Tigre の輸入実績（1株500円）もある。R
商事に問い合わせたところ、現地ではさほど重要な作物ではないため、10万株程
度は輸入できるだろうということだった。10万株あれば、そのうちの8万株で国
内の新型インフルエンザに罹患した患者をすべて治療するだけの薬を生産でき、さ
らに残りの2万株で輸出用の分も賄える。純利益は5億円程度になると思われる。
世界市場への供給拡大、安定供給を考えると、来年度以降も Naranja Tigre を現在
の規模よりずっと多く、できれば独占的に入手したいところである。

　ところが、ライバル会社であるPメディカルもR商事に接触し、Naranja Tigre
を求めているとの情報が入った。Q製薬とPメディカルは、新薬開発の特許侵害や
情報漏洩をめぐって訴訟を繰り返してきた関係にある。

　そこでQ製薬社長はあなたに、Naranja Tigre10万株を入手するための契約締
結を行なうよう指示してきた。R商事は、より高い値を付けたほうに Naranja

Tigre を売るだろうということである。社長は、10万株のために最大1億円まで出してもよいと言っている。もちろん、売価を抑えるためにもできるだけ安価なほうがよい。

　ただちにR商事と交渉に入るべきか、あるいはPメディカルのNaranja Tigre契約の担当社員と会って、まずPメディカルの出方について探りを入れてみるべきか、難しいところである。

インストラクション ....
　誰とどのように、どの順序で交渉するのも自由です。

R商事用情報

　R商事は、コーヒーをはじめ農産物の貿易を中心に行なっている中堅の商社であるが、南米方面には強い人脈を有している。特に、南米の小国、ドンデエスタ共和国のロドリゲス大統領とR商事社長はハーバード・ロー・スクール留学時代の友人であり、その関係からドンデエスタ共和国との貿易はR商事がほぼ独占している。現在、ドンデエスタ共和国の産業振興や雇用促進のための援助提供を求められているところである。

　そうした折、国内の有力製薬メーカーであるPメディカルとQ製薬が、いずれもNaranja Tigre（ナランハ ティーグレ）という作物の輸入を打診してきた。確かに何年か前、様々な南米の薬用作物の一つとして、研究用に両社に提供したことはある（原価、輸送費、保険料などすべて含め、1株当たり500円で提供）。

　Naranja Tigreは、現地の人々に薬草として栽培されているものであり、ドンデエスタ共和国以外では生産されていない。気候や土壌の関係からドンデエスタ共和国以外での栽培は困難とされている。しかも、食用には適さないため、薬草用としてごく少量栽培されているに過ぎない。また、農業技術の貧弱さから生産量は不安定である。本年度はちょうど今が収穫直前で、異常気象の影響もあって12万株程度しか収穫はないだろうという話である。

　両製薬会社はともに、できるだけ多くのNaranja Tigreを入手したいとのことである。大統領との信頼関係もあることから、不作ではあるが、無理を言えば緊急に10万株程度は輸入できると見込まれ、その旨を両社に伝えた。

　ただし、大統領から便宜の見返りを求められるだろう。これまでの経験から、スムーズに輸入を進めるためには、少なくとも数千万円程度の資金提供が必要と思われる。また、緊急輸入とあれば様々な無理も必要となるので、従来の少量の研究用の価格ではとうてい引き合わず、できるだけ高く売りたい。

　とりあえず、高く買ってくれるほうに売ると返答して、反応を待っているところである。自社利益に最も合致する解決を模索していくこととする。

インストラクション　　　　　　　　
　Ｐメディカルと Ｑ製薬のどちらがどのような順番で交渉に来るかは不明です。待機していてもよいし、あるいはこちらからどちらにでも商談をもちかけることができます。

さて、ロールプレイの結果はどうなったでしょうか。チームごとにどのような相違が生まれ、その相違が生じた理由は何だったでしょうか。ディスカッションしてみましょう。

1）IPI展開とインタレストの重要性

　IPI分析は、ハーバード大学のネゴシエーション（交渉）・プロジェクト（program on negotiation）の成果である『ハーバード流交渉術』（TBSブリタニカ、1982）で、基本的スキルの一つとして取り上げられています。現在では、交渉の当事者であれメディエーターであれ、不可欠の視点とされています。

　では、この『ハーバード流交渉術』にも出てくる、メアリー・フォレットという学者によって考案された有名な例をワークで見てみましょう。

WORK●6　IPI 展開「オレンジのゆくえ」

　10歳の姉と5歳の妹が1個のオレンジを取り合っています。さて、このときのイシュー、ポジション、インタレストを分析すると、どのような答えが考えられるでしょうか？

　インタレストを読み取るには情報が少ないですが、先ほどのロールプレイを思い出して、自由に考えてみてください。

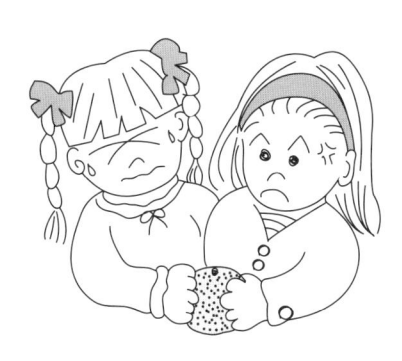

解答例・解説 ➡ p.284

さて、ワーク6「オレンジのゆくえ」をやってみて、巻末の「解答例・解説」を読まれた感想はどうでしょうか。実際には、このようにうまくはいきませんが、IPI展開の意義が非常によく理解できる例です。では、イシュー、ポジション、インタレストの概要を改めて確認しておきましょう。

- **イシュー**：問題の争点です。1つとは限りません。多くの場合、様々な複数のイシューが当事者から提示されてきます。感情的なコンフリクトの表れとしてのイシューもありますし、利益を考えたものもあります。
- **ポジション**：相手への主張や要求です。1つとは限りません。イシューごとに、また1つのイシューについて複数提示されることもあります。ポジションは、話し合いの進行や過程で変容可能です。
- **インタレスト**：要求や主張（ポジション）の背後にあって要求・主張させている、より根本的なニーズです。これがIPI展開の最も重要なポイントになります。かたくなな主張や過大な要求を繰り返したり、小さなことにこだわったりしている人の背景にも、もっと深い関心が存在しているでしょう。両当事者のインタレストは共通していることもあるし、異なっていることもあります。また、このインタレストは表層のものから深層のものへ重層構造をなしており、かつ当事者の気づきによって変容していきます。

　インタレストの次元では、争っている両当事者に共通する何かが横たわっていることが多いのです。まったく接点もなく無関心なら、争いは生じません。何かがそこに潜んでいるはずです。また、当事者自身、自分のポジションに固執して、自分のインタレストに気づいていないことが多いのです。これを見出してもらうことが、対話の促進や関係調整のために必須の条件となると言ってもよいでしょう。**インタレストへの「気づき」を促し、ポジションを変容させていくために、それが可能と思われるイシューを見つけ、そこに焦点を合わせていくことが、医療メディエーションの重要なポイントです。**

2）認知構造マッピングの手順
（1）IPI円形マップ
　IPI展開による認知構造マッピングのためのツールである**IPI円形マップ**を、まず紹介しておきましょう（**図**）。図の中心の円の中がイシュー（I）、中ほどの円の中がポジション（P）、外側の円がインタレスト（I）となります。インタレストを

底部とし、表面にイシュー、ポジションが表れた円錐形を上から見たところとイメージしてください。

　この多重円は、当事者の数に応じて分割することができます。例えば、ある患者対ある医療者の一対一の問題ならば、真ん中で縦に区切って2分割します。あるいは、患者と看護師A・病棟看護師長Bの問題で、看護師Aと病棟看護師長Bの間に意見の相違や対立があれば、120度ずつ3分割します。そこに患者とは異なる家族が別の言い分をもち込んできたら、4分割になるかもしれません。関係者が多くなれば、分割は複雑になってきます。実際の事案では、患者側は家族間で、医療者側は診療科や職種間で見解の相違があり、分割が多くなることも考えられます。このようにすれば、問題状況に合わせて、関係する重要な人々のポジションやインタレストを同時に鳥瞰的に把握することが可能になります。

　さて、このIPI円形マップは次の2段階の使い方をします。

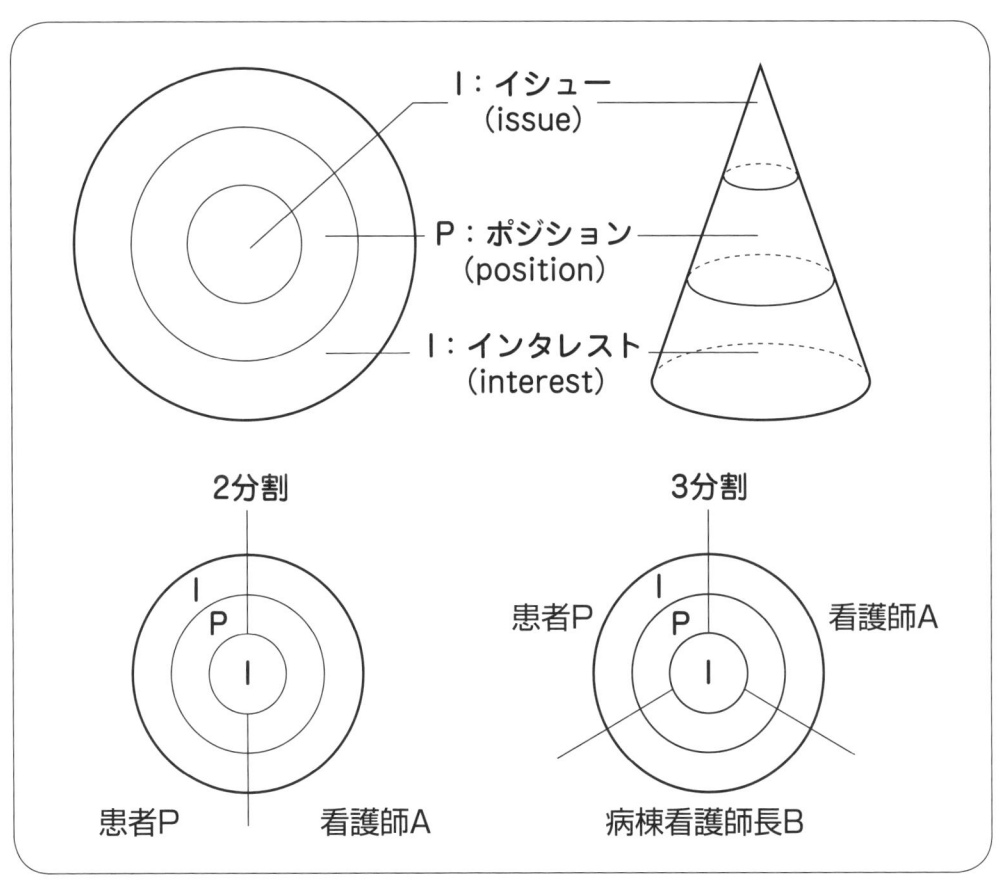

図● IPI 円形マップとその概念図（右上）

第1段階：当事者のナラティヴ（語り）のIPIを把握する。
第2段階：上記を整理し、対話促進のための羅針盤を読み取る。

それぞれの段階について、次に見ていきましょう。

(2) 当事者のナラティヴのIPIを把握する──第1段階（羅針盤作成の準備）

　医療メディエーターは、当事者のナラティヴ（語り）の中に含まれる主張（ポジション）を手がかりに、重要なイシューについて円形マッピングを行なっていきます。当然、この円形マップは、本来はポジション（主張）の数だけ複数できることになりますが、実際には、大きな円形マップの中に順次ポジションを書き込んでもかまいません。実際の医療メディエーションの進行中にそうした分析ができるはずはなく、無意識のうちに気づきのセンスとして表れるものですが、1回の聴取ないしセッションが終了した時点で落ち着いてやってみましょう。

　まず、当事者（患者でも医療者でも）の語りを思い起こしながら、その言葉に表れた主張や要求をポジションとして、中間の同心円Pに記入します。ポジションには「先生はちゃんと説明してくれなかった」という「事実をめぐる主張」もあれば、「きちんと謝罪せよ」という「要求」に当たるものもあります。その際、**できるだけ解釈を交えずに、当事者の言葉をそのまま記載していく**ことが大切です。ポジションは、インタレストやイシューを抽出するための「データ」にほかならないからです。なお、中心のイシューは、ポジションごとに入れ替わりますし、ポジションの背景にあるインタレストとの関係で抽出されるものです。例えば、「二度と間違えるな」というポジションの背後のインタレストが「自分を大切にせよ」なのか「再発防止策をとって事故を無駄にするな」なのかによって、このポジションが示すイシューは「自分への診療態度」ないし「再発防止」と異なってきます。イシューは、ポジションだけでは決まらず、インタレストとのつながりの中で決まってきます。この点、注意しましょう。通常は、そのまま空欄にしておきます。

　次はインタレストです。なぜ当事者はそうしたポジションをとるのか、その背景にある深い欲求や思いを解釈してみましょう。そして円形マップに書き込みます。例えば、説明の不備をなじる主張の背景には、入院中ずっと医師に軽んじられてきたという日常的な不満があるのかもしれません。あるいは、重篤な被害を前に、苦悩に直面して、攻撃することで問題を克服したいと無意識に願っているのかもしれません。前者であれば、インタレストは「医師に自分を尊重してほしい」という基底的なニーズになりますし、後者であれば「被害から生じた苦痛を受け止めてほしい」という深い感覚的叫びにも似たニーズになります。

インタレストの探索は簡単ではありません。医療メディエーターの「解釈」が必要だからです。別の角度から見れば、実際に語りを深く聴いた医療メディエーターにしか、それはできないと言えます。そして大切なのは、医療メディエーターの解釈は「正解」であるとは限らないということです。対話が進む中で、聴き取る語りの深さや内容が動いていきますし、何より当事者の思いやインタレスト自体が語りを通じたナラティヴの変容の中で動いていく場合もあるからです。対話の中で、そういうことだったのかと気づかされるような「瞬間」が、時には起こります。医療メディエーターが気づく場合もあれば、当事者自身が自ら気づく場合もあるのです。それゆえ、医療メディエーターのIPI展開による円形マップは、常に更新可能な「仮の解釈」としてとらえておくことが必要です。医療メディエーターは常に開かれた柔軟性をもっていなければならないのです。

　さて、慣れるまでは、思い起こされた当事者の語りに含まれる主張を何でも書き込んで、円形マップを作成してください。これはデータのようなものですから、当事者の語りを、解釈を入れたり言葉を変えたりせず、できるだけそのまま書き入れます。たくさん描かれた円形マップを見ていると、いくつかの円形マップでは、インタレストが深いレベルでは共通している、共存しうることに気づくはずです。また、患者側と医療者側それぞれの円形マップにさえ、共通する、共存しうるインタレストがあることにも気づきます。この発見が、第2段階の対話をナビゲートしていくためのマッピングへの橋渡しとなります。

(3) 対話の深さとインタレストのレベル

　もう一つ、ここで重要なことがあります。インタレストは単純な1つのものに集約されるわけではありません。ポジションから最も深いインタレストまで、多層的な重層構造をなしています。そして対話は、うまく進めば、ポジションレベルから少しずつ認知変容を伴いながら深い部分に入っていきます。通常は、最も深いところではなく、一定の深さのところで納得が形成されていきます。

　当事者間の対話が、どの程度の深さまで進んでいるかによって、見えてくるインタレストも違ってきます。医療メディエーターは、より深いインタレストまで見えることもありますが、あくまでも主役は当事者と考え、当事者が現在の対話の深さで気づいているインタレストのレベルについていく必要があります。傍目八目（おかめはちもく）で認識した深いインタレストに即して対話をナビゲートしようとしても、当事者からは反発され、よい効果は得られません。

　マッピングの際には、それぞれの深さに応じたインタレストを並べて記載していくようにします。浅いインタレストから深いインタレストへ、という具合です。具

体的には、個々のポジションごとに想定されるインタレストを記入し、後に同様のものをまとめて階層的に整理していきます。インタレスト欄はここでは一層にしていますが、実は一つではなく、より深みへと至る多重的な同心円状の階層で整理されるべきものです。これはロジャー・フィッシャーらが提唱したIPIモデルにはない発想ですが、ナラティヴ論的に、インタレスト自体が当事者による認知変容や語り直しによって変容していくものとの見方に基礎を置いています。いわば、ナラティヴ・アプローチによるIPI展開の意味の読み換えです。

（4）医療メディエーションの羅針盤を作成する──第2段階（羅針盤作成）
①ステップ1──円形マップの整理

まず、たくさんできた円形マップのうち、インタレストが共通するものやイシューが近いものなどを、おおまかでよいのでグルーピングしていきましょう。

例えば、外来での対応で、「名前をきちんと呼ばなかった」「視線を合わせなかった」「香水をつけているのはけしからん」などの患者側の主張（ポジション）については、それぞれ「名前の呼び方の適否」「対応時の視線のあり方」「香水の可否」などをイシューとして3つの円形マップを作成できますが、これらは1つのイシューにまとめることが可能です（**図**）。この場合は、中間の同心円Pの中に3つのポジションが入り、イシューはまとめて「外来での対応の適否」ということになります（これはあくまで例示で、状況によっては、例えば「香水」などは独立したイシューにしておくほうが適切な場合もあります）。

この段階での留意点をまとめておきましょう。

a 共通点を探す

まず、マップの中から、相互につながり合うインタレストを探し出します。相互につながり合うインタレストが見出せれば、それを手がかりに気づきと認知変容への方向を探っていけるからです。このとき、異なる表現で示された共通するインタレストを見落とさないようにしなければなりません。また、直接マップには表れていなくても、本質的によく類似するものを探していきます。

b 新たな見方の獲得

マッピングすることで、イシューについての見方が自分の中でどう変化したかを確認しましょう。もちろん、問題克服への方向を見せてくれるような大きな発見があることもあれば、あまり変化がないこともあります。

c 隠れたインタレスト

言葉に表現されていない、隠れたインタレストや不全感を探すことも必要です。これをつかむためには、後に学ぶ「聴くスキル」が重要となってきます。隠れたイ

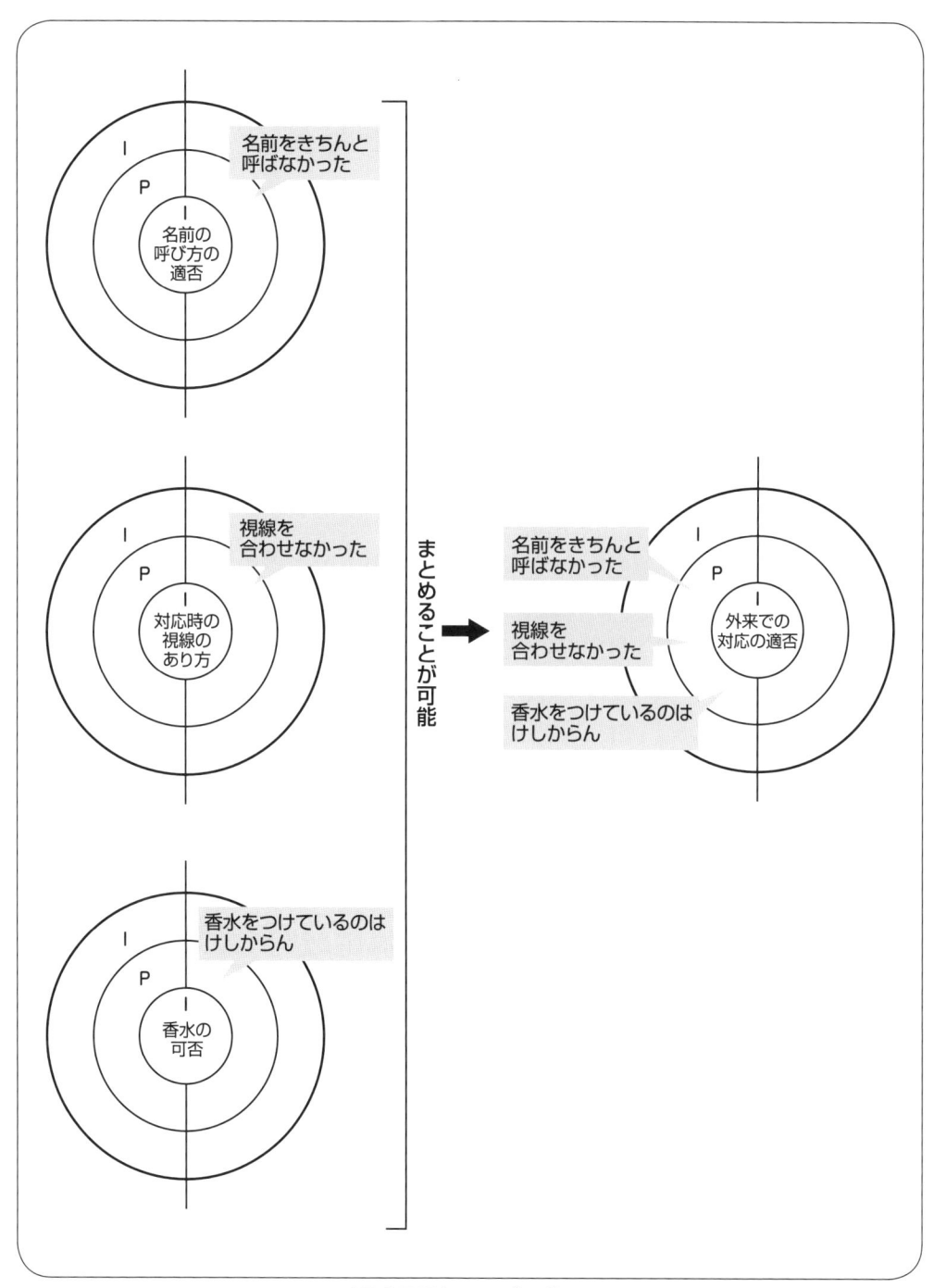

図●円形マップの整理

| C 気づきのためのスキル──認知構造の把握と変容へのパスの発見 |

ンタレストや不全感は、しばしば恐れや知られたくないという思いから意図的に隠されていることがあります。また、本人自身が自分のインタレストに気づいていない場合もあります。医療メディエーターは、当事者の行動や状況をよく見極めなければなりません。

　以上のように円形マップを整理していきます。無理に強引な整理をする必要はありません。ある程度のグルーピングだけでも十分です。特に初期段階では、柔軟性こそが大切です。これを基礎に次のステップに移ります。

②**ステップ2──扱うべきイシューの選択**

　次に行なうのがイシューの選択です。当事者の語りに含まれる多くのイシューの中から、前向きの対話や共通の理解を少しでも生み出し、対話促進に結びつきそうなイシューを取り出すのです。この段階ではイシューを整理し、まとめることもありうるでしょう。

　このとき、**人と問題を切り離すこと**、**過去の事実でなく将来の可能性をもつようにすること**、の2つが重要な原則となります。人を責めるイシューや感情的なイシューは、解決より非難・攻撃が目的で、対話が前に進みません。また、過去の狭い事実についての当否を争う論争は水かけ論に陥ったり、袋小路に入ったりしがちです。したがって、「人」ではなく「問題」に、「過去」ではなく「将来」に焦点を合わせるようなイシューを選択していく必要があります。

　図は、インタレストとイシューの関係を示したものです。上部の楕円のそれぞれ

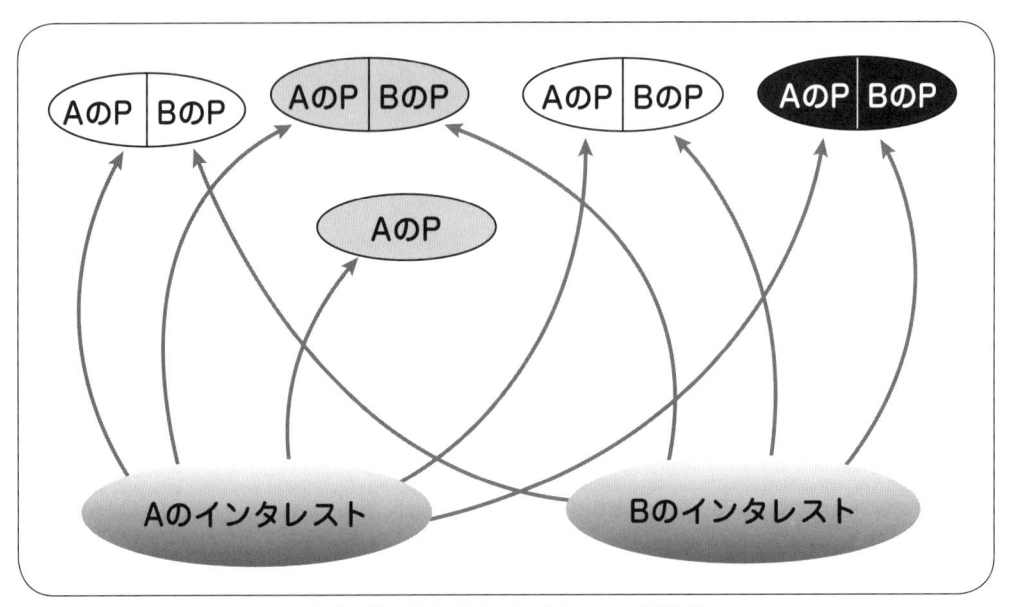

図●インタレストとイシューの関係

がイシューで、その中に当事者Aと当事者BのそれぞれのP（ポジション）が含まれています（時に一方が言いっぱなしの主張がありますが、この場合は一方のみのPとなります）。それぞれがAとBのインタレストに根差しています。灰色のイシューは感情的で後ろ向きで前向きの対話につながらないもの、白は普通のイシュー、黒はいくつもの解決策を創出していけそうな将来志向で広がりをもったイシューだとします。医療メディエーターは、黒のイシューを中心に対話を進めるよう援助していく方針を立てることになるわけです。

　また、後ろ向きのイシューについては、いわゆるリフレーミング（問題変容）をして、別のかたちに変換することも不可能ではありません。医療メディエーターが前向きのイシューの方向へ対話促進しようとしても、当事者は後ろ向きの主張をしてくるのが普通です。その場合、それを前向きのイシューに変換する手がかりを示し、援助していくことになります。

　この点は、後にリフレーミングのスキルのところで詳しく解説しますが、ここでは、ほんのさわりを考えてみましょう。次の語りに含まれるイシューは、どのように組み替えて定義できるでしょうか。

A.　医師「○○科のナースは非常に怠惰なんです」
B.　患者「あのナースはドアを乱暴に音を立てて閉めて困る」

（解答例は次頁）

　いかがでしょうか。こうして医療メディエーターは、前向きのイシューを選択したり、リフレームして組み替えることで、対話を促進していく羅針盤としての円形マップを作り上げていくのです。

　こうした整理を有効なものにするためにも、事実情報について、狭い当否を争う対立的なものだけではなく、問いをとおして隠れた幅広い事実を語ってもらうことが大切になります。適切な問いにより語られる幅広い事実情報は、インタレストを垣間見せてくれたり、語る当事者自身の気づきを促していくきっかけにもなります。そのために、このマッピングの前提として、医療メディエーターはエンパワメント・スキルにより、当事者の豊かな語りを引き出していくことが必要となります。

③ステップ3——さらなる探索へ

　マッピングをすることで、気づきの促進のために、さらにどのような情報が必要なのかが見えてきます。また、マップから読み取ったことを前提に対話を進めていく中で、隠れたインタレストが見えてきたり、当事者のポジションが変化したりし

て、マップ自体が流動していくことになります。医療メディエーターは、一度行なったマッピングに固執するのでなく、常に臨機応変にマップを更新しながら、対話の変化についていかなければなりません。

　では、ワークで認知構造マッピングに取り組んでみましょう。そして次に、ロールプレイを通じたIPI展開を試みてみましょう。

〈解答例〉
A.　表面のイシュー　…………「ナースは怠惰かどうか」（ナースの人格の問題になっている）
　　組み替えたイシュー　………「ナースの対応・作業のあり方」（前向きの対策を考える方向へ）
B.　表面のイシュー　…………「ナースのドアの閉め方」（過去の行動の是非の問題になっている）
　　組み替えたイシュー　………「病室を静かに保つ方法」（前向きの対策、例えばドアがゆっくりと閉まるような仕組みにするなど工夫できる方向へ）

WORK●7　認知構造マッピング「外来処置の対応をめぐる苦情」

次の事例について認知構造マッピングをしてみましょう。

登場人物　　看護師A：耳鼻科専属の看護師
　　　　　　　病棟看護師長B：患者Pが入院している内科病棟の看護師長
　　　　　　　患者P：55歳男性。温厚な性格。原疾患は悪性関節リウマチ（MRA）、耳鼻科での診断は慢性副鼻腔炎

　Pさんは、9月19日にMRA治療のために内科病棟に入院。その後、「鼻が詰まる、違和感がある」との症状を訴え、9月23日に院内紹介により耳鼻科外来を受診したところ、慢性副鼻腔炎との診断を受けた。入院中は鼻洗浄と吸入を毎日施行することになり、9月30日に4回目の外来処置のために耳鼻科外来へ来室した。

　A看護師は、Pさんが耳鼻科外来で処置を受けるのは初めてではないこと、3度目に当たる前回も自分で吸入準備から実施まで行なえていたことから、今回もPさんなら自分一人でできるだろうと考え、その場を離れた。

　5分後、A看護師が戻って、吸入が終了したものと思い、「終わりましたか？」と確認すると、Pさんは「まだ、準備もしてもらっていない！　始められるわけがない！」と非常に不快な様子で返答した。A看護師は再度、処置準備などについて説明し、Pさんに吸入器を渡そうとしたが、その際、誤って鼻腔用でなく喉頭用の吸入器を手渡してしまった。Pさんはそれに気づき、「もういい！　しなくていい！」と怒って病棟に戻ってしまった。

　自室に戻ったPさんは、B病棟看護師長に、「事務長や院長を呼んでくれ。ここでは話にならない。あなたに言っても一緒だ！」と怒りをあらわにして要求した。事務長が対応したところ、Pさんは、「鼻洗浄をする場所と器材が不潔に見えたこと」「病棟看護師長をはじめとした看護師間での互いの呼称が『ちゃん』づけであるなど、会話の内容が不適切であること」「吸入器を間違えるなど気が緩んでいること」について苦情を述べた。特に、医療者間の会話が不適切な点を繰り返し指摘し、「態度がなっていない！」「改善すべきだ！」と主張した。

　事情を聞かれた看護師たちは、お互いを「ちゃん」づけで呼び合ったことは一度もないと言っており、またA看護師は、内心では「もう吸入は4度目だったのだから自分で準備できるはずなのに」と割り切れない気持ちをもっているように見受けられた。

解答例・解説　→p.285

WORK ● 8　ロールプレイ「誤注射をめぐる苦情」

　3人一組となりロールプレイをしてみましょう。1人が患者役、1人が医療者役です。次頁以降にある役割情報に従ってください。もう1人は医療メディエーターとして、両者から話を聴いてIPI展開をします。

- **医療メディエーター役**：20分ほど、両者同席で、それぞれの話を十分に聴いてください。対立を埋める必要はありません。それぞれの話を聴いてIPI展開をするための練習です。
- **医療者役**：自分の経験も踏まえ、与えられた状況に自分なりに肉づけして演じてください。➔p.156
- **患者役**：自分の経験も踏まえ、与えられた状況に自分なりに肉づけして演じてください。➔p.158

　20分ほど経過したら話を終え、各自で10分間ほどかけてIPI円形マップを作成してください。先ほど解説（➔p.146）した第1段階の当事者の言い分を表現するマップの作成です。複数のマップができると思います。

　それぞれ自分の円形マップができたら、次は3人でつき合わせてディスカッションしてみましょう。そして、第2段階の羅針盤となるマップを共同で作成してみてください。後はインストラクターの指示で、さらにディスカッションしていきます。

解答例・解説 ➔p.288

MEMO

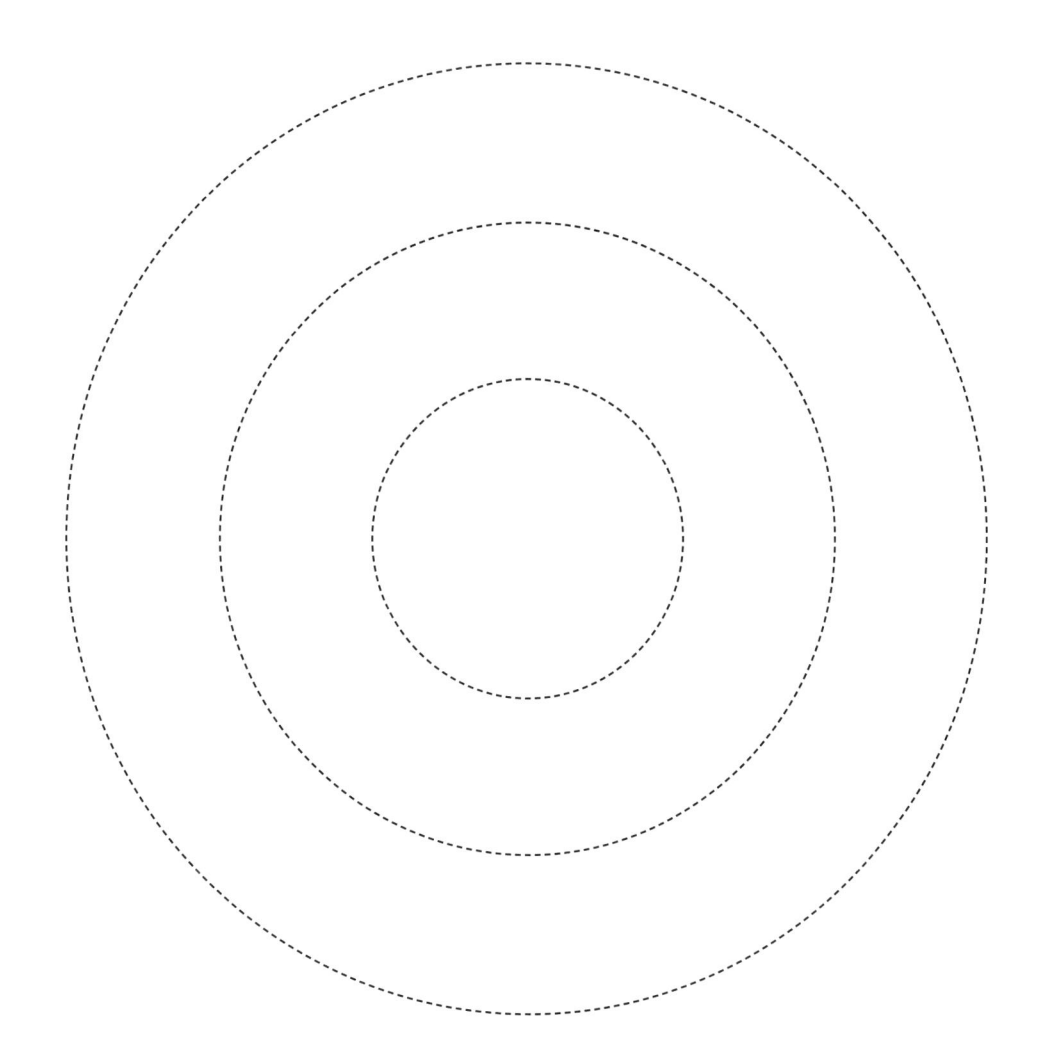

医療者用情報

　混合病棟でのこと。夕方の点滴注射の際、看護師が同じ病室の患者2人分の点滴器材（同じ抗菌薬混入の点滴注射指示）を一緒に運搬し、誤って、それぞれ別の患者に点滴してしまった。「点滴ボトルに書いてある名前が自分の名前と違う」と一方の患者から指摘を受け、薬液が半分注入されたところで誤りが判明した。

● 看護師の言い分

　ああ、やってしまった。病室に入る前に、患者さんごとに用意したトレイに器材を入れて準備していたのに。別の患者さんのナースコールに出たり、さらに外来の先生からの問い合わせの電話が入ったりして……。その後だったから、混乱してしまったんだと思う。だいたい、混合病棟で非常に忙しいのに正規の看護師は少なく、新人と嘱託さんで何とか作業をこなしている状態。しかも、注射も似たようなものだったし……。とはいえ、こんなミスを犯したことは申し開きできない。患者さんにアレルギー症状やショックが起きなくて本当によかった。心から反省して、これからは絶対に、こんなミスは起こさないようにしよう。

MEMO

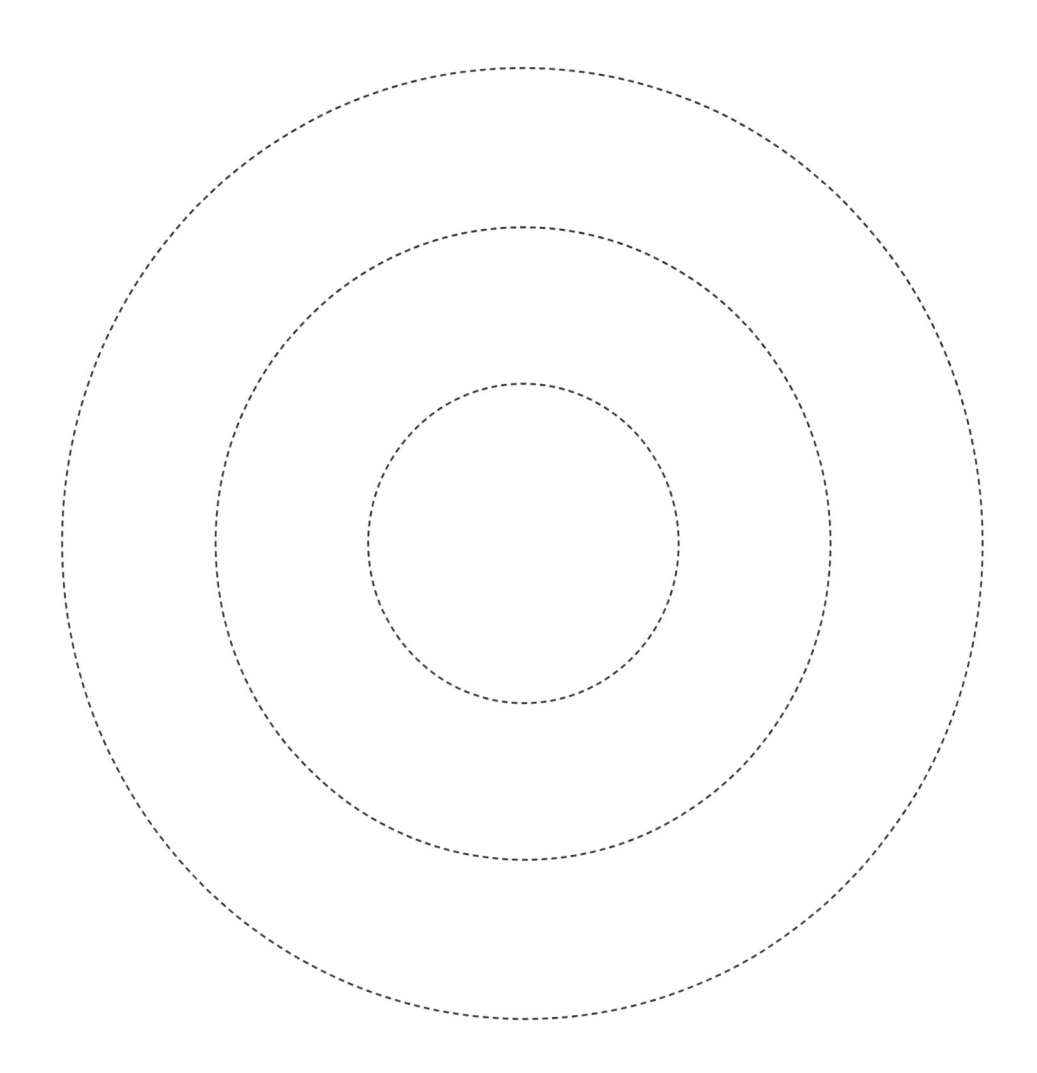

患者用情報

　混合病棟でのこと。夕方の点滴注射の際、看護師が同じ病室の患者2人分の点滴器材（同じ抗菌薬混入の点滴注射指示）を一緒に運搬し、誤って、それぞれ別の患者に点滴してしまった。「点滴ボトルに書いてある名前が自分の名前と違う」と一方の患者から指摘を受け、薬液が半分注入されたところで誤りが判明した。

● 患者の言い分

　この看護師はいつも忙しそうにばたばたしていて、患者のことを十分に見ていない。いつも慌ただしくて、私の話もきちんと聴いてくれない。優しくもない。そんな調子だから間違えたりするんだ。忙しくても、間違えるなんてもってのほかだ。もし、私が気づかなかったら、そのまま全部、違う人の注射をされていたことになる。自分で気づかず、患者の私に指摘されるまで分からないなんて言語道断だ。大きな害のある注射ではなかったからよかったようなものの、これで体がおかしなことになったり、後遺症が残ったりしていたら大ごとになる。あの看護師には、きちんと責任をとってもらうつもりだ。

WORK●9 認知構造マッピング「医師の対応への不満」

次の事例について認知構造マッピングをしてみましょう。

・・

　Aさんは51歳の女性で、躁うつ病治療のため近医の精神科に通院中である。1か月前、自宅で足をくじいたため、夫に連れられて近医の整形外科を受診した。主訴は、くじいたという左下肢の痛みのほか、腰痛、左下腹部痛、食欲不振であった。検査の結果、左下肢の痛みは、乳がん・胃がんの骨転移による骨折によるものと診断された。本人は告知を望んでおらず、また躁うつ病で自殺の可能性も考えられるため、まず夫にのみ告知され、公立の総合病院に紹介入院となった。

　公立病院の外来担当医（外科部長）は夫に、「全身にがんが転移しており、いつほかに骨折が起きてもおかしくないし、腹水も貯留している」と言った。また、入院病棟の主治医は、多忙のため数分程度の診察のみで、夫に「しばらく輸液管理をして、状態を見てから手術を検討します。今は何もせずに、このまま対症療法でいきます」と言うだけだった。

　夫は、1週間にわたり、病態と治療方針について、外来担当医（外科部長）との面談を希望したが、主治医から「今は何もすることがありません」と言われるばかりであった。不満を感じた夫は、「医師の態度が悪い、何もしてくれない」などと苦情を述べ、転院を申し出た。医師側は、転院は患者のためにならないと説得を試み、争いになった。

・・

解答例・解説 ➡p.289

さて、事例分析やワークをとおして、IPI展開の概要は分かっていただけたと思います。最後に、IPI展開の留意すべき点やコツを以下に列挙しておくことにします。

①ある苦情や問題をめぐる対話の中で、当事者が持ち出すイシューは非常にたくさんある。オレンジの例（ワーク6「オレンジのゆくえ」）はあくまで教科書的な例。出てくるイシューは1つに限られるわけではない。
②イシューは当事者の主張（ポジション）の中に埋め込まれて表現される。そこで、まずポジションを押さえていくと分かりやすい。
③より前向きな対話促進への糸口をつかむためには、インタレストを探り気づきを促していくことが最も重要。対決的なポジションにとらわれない。「なぜこの人はそのように主張するのだろう」という疑問からインタレストを探っていく。
④ポジションとインタレストは何重にも重なり合う場合がある。例えば……

「消灯時間を自由にしてほしい」
⬇
「夜は静かに本が読みたい」
⬇
「病気でも日常と変わらない生活を送りたい」
⬇
「病気でも人間として尊重してもらいたい」

このように、インタレストはより深層のインタレストまで、いくらでも深く掘り下げていくことが可能である。どの段階までの気づきが必要かは、当事者が「問題克服のための具体的な方策を考え出せるようなレベルであり、かつ前向きの姿勢を構成できるレベルということになる。
⑤IPI展開は客観的な唯一の解答を前提とするものではない。イシューにせよ、インタレストにせよ、常にいくつかの解釈の可能性があるし、また対話の流れとともに変化していくものである。医療メディエーターは、自分がいったん行なったIPI展開の結果に固執せず、常に変化に応じてそれを更新し続ける柔軟性を要求される。
⑥IPI展開は、あくまでも当事者の気づきと対話促進のための手がかりを提供するためのスキルである。常に主役は当事者であり、「導く」のでなく気づきを「支援する」ためであることを確認しておく。

Practical hint 2

医療界で行なわれるニーズ探求と IPI 展開におけるインタレスト探索との違い

　インタレストを考える際に、医療者にとって注意しておくべき点が 1 つあります。患者情報を分析してニードを把握するための諸形式（POS など）や、事故・事件の状況分析に用いられる SHELL 分析、メディカル・シェイファーなどのアプローチと混同しないようにしなければならないということです。

　患者情報の分析におけるニード把握と、医療メディエーションにおけるインタレスト把握は確かに類似していますが、基本的な方向性に大きな相違があります。通常、看護において患者情報を分析していく際には、医療者側が主体となって慎重に患者のニードを探求して把握していきます。これに対して、医療メディエーションにおけるインタレスト探索は、あくまでも当事者である患者や医療者自身が自分の手で解決策を見つけ出していくための仮の手がかりを、医療メディエーターとして模索して提供することを意味しているに過ぎないのです。医療メディエーターは当事者のインタレストを可視化し、そこから問題克服につながる対話過程を援助する役割に徹することになります。それゆえ、医療メディエーターは、自分の中のマップをいつでも更新できる柔軟さを常にもっておく必要があります。

　SHELL 分析やメディカル・シェイファーでは、事故や苦情の構造を多角的にとらえ、その発生メカニズムを分析して改善策を考えていきます。先に取り上げた耳鼻科外来の事例（ワーク 7）でも、①入院患者が他科を受診するときの患者誘導のあり方、②耳鼻科での処置介助に関する準備などの見直し、③吸入器の取り間違いを防ぐための環境設定、④確認ミスを防ぐためのカルテと患者の再確認、⑤スタッフの接遇改善徹底（研修など）などが改善策として挙げられるでしょう。改善策そのものとしては妥当ですが、この手順で果たして患者は納得するでしょうか。医療者側も「やれやれ。1 件、片づいた」ということで終わってしまわないでしょうか。そこでは、患者は具体的な顔をもった患者から、「患者一般」にすり替えられていないでしょうか。

　医療メディエーションの場合には、改善策を合理的に考えることだけではなく、その根っこにある「顔をもった患者」の不信感や感情的・人間関係的な問題の重要性を見据えて、患者側と医療者側が対話をとおして協働的に改善策を工夫していく過程そのものを重視します。問題や苦情を患者－医療者間の関係改善の機会として前向きにとらえ、患者自身の不満やインタレストから出発して、改善へのヒントを提供してもらうのです。時には、医療者から見て取るに

足らないことでも、患者の視点から重要な改善が組み込まれることもあります。そこには、主役としての患者の役割を尊重しようとする患者中心主義的な発想があることは言うまでもありません。

●気づきのためのスキルは、認知の構造を把握して対話促進へのパスを見出すための技法である。

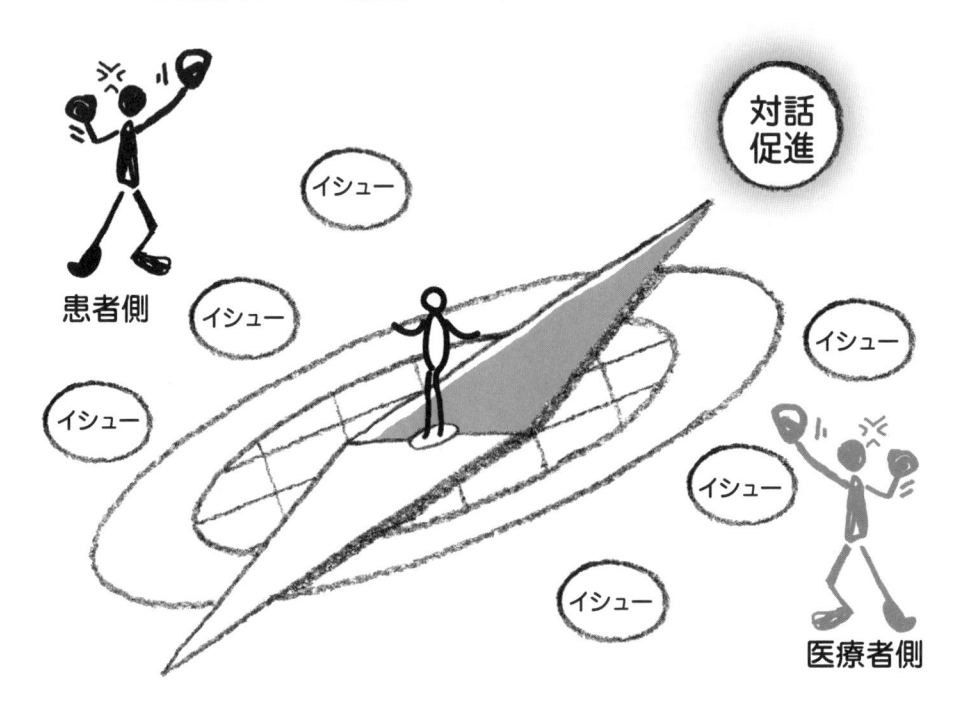

D エンパワメント・スキル（聴くスキル）
——傾聴と信頼関係の構築のために

> **POINT**
> - エンパワメント・スキルは傾聴と信頼関係構築のための技法である
> - エンパワメント・スキルのゴールは、「問題克服」や「合意」ではなく、そのための「構え」を構築することへの「援助」である
> - エンパワメント・スキルは次の2つのグループに分類できる
>   - 非言語コミュニケーション、ミクロな奨励
>   - 質問技法、言い換え（パラフレージング）、感情の反映、要約（サマライジング）

　エンパワメント・スキルとは、当事者が怒りや悲しみの感情を少しでも乗り越え、異なる認知フレームから問題を見直していく、そうした「構え」を構築していけるような援助を直接のゴールとするスキルです。関係構築を目指す前に、まず対話が可能となるような心理的・認知的な「構え」を作ることが目的となります。この「構え」ができることで、気づきによる認知変容という先のゴールに近づけるでしょう。つまり、認知変容や関係構築を直接のゴールとしないことで、かえって、それに近づく可能性が高くなるということです。

　また、こうした「構え」の構築過程は、医療メディエーターと当事者の間に最低限の信頼関係を醸成する効果をもちます。この最低限の信頼関係の構築は、後の対話過程をスムーズに進めていくための必須条件と言えます。

　エンパワメント・スキルでは、「話を聴く」ことがすべての基本となります。医療メディエーターとして当事者の話を聴き、対話を促進していく際だけでなく、当事者として直接に患者と向き合う際の対話の技法としても有効なものです。「聴くスキル」を習得することで、怒りや悲しみにとらわれた患者の、時には攻撃的な発話行動も、柔らかく受け止めることが可能となります。

　これから紹介する様々なスキルは、先にも述べたように、マニュアル的テクニックとして意識的に利用するようなものではありません。共感的に聴く姿勢と態度、すなわちウィル（will）があるときに、自然に振る舞いの中に表れるのがスキルです。

姿勢とウィルの大切さを、ここで再度、確認しておきたいと思います。

　なお、実際の医療メディエーター養成研修の中では、聴くことの姿勢を示すトレーニングは実施していますが、聴くスキルそのもののプラクティスは行なっていません。

WORK ● 10 聴くスキル

Q1 昨日、話をした人を5人思い浮かべてください。聴き手としてのあなたは、その対話の中でどのように評価されたと思いますか？ 10点満点で、5人からの評価を想定してみてください。

    1）相手によって、聴き手としてのあなたの評価は違っていましたか？

    2）あなたの「聴き方」に違いをもたらした要因は何でしょうか？

Q2 あなたが誰かに「よく話を聴いてもらえた」と感じた経験を思い浮かべてください。そのとき、「よく聴いてくれる」背景にはどのような要素があったのでしょうか？

解答例・解説 ➔ p.290

1. 聴き方のモードについて──ナラティヴの見える聴き方とは

まず、具体的なケースを紹介します。

> 女性は40歳で、自然妊娠による初妊婦だった。地元の公立病院で定期妊婦健診を受けるよう勧められていた。妊娠29週で前期破水が起こり、周産期母子センターへ転送され、即入院となった。切迫早産予防のための持続点滴治療を受けながら、安静入院の生活を送っていた。
>
> 2週間後の週末、主治医から分娩方針についての説明を受けた。「ゴールデンウィーク中に急に産まれることになったら大変なので、平日の医療体制が完璧なときに、点滴を止めて出産する方向で考えましょう。明日にしましょう。赤ちゃんのことを考えると、それが一番安全だと思います」と言われ、金曜日の朝にウテメリン®点滴を外したところ、ただちに陣痛が始まったが、子宮口が開大せずに緊急帝王切開となり、妊娠32週で出産した。
>
> 女性と配偶者の両親は遠方のため手伝いに来られない状態で、1700gで出生した新生児はNICUに1か月入院した。女性は、帝王切開の傷も癒えていない状態ながら愛児のことが気になり、搾乳を毎日NICUに運んでいた。
>
> ある日、搾乳の中に24時間経過したものが含まれていることに気づいたNICUの看護師が、「これは使えないので破棄します。使えるものだけ使います。また、しぼってきてください」と言ったとたん、女性は泣き出した。いつまでも泣きやまないので、「ほかのお母さんや赤ちゃんがびっくりしますから、別の部屋に行きましょう」と促したところ、ますます激しく泣くような状態だった。
>
> その後、女性は、このNICU看護師に対する極度の不満を看護師長に申し立てた。

これまで見てきたように、当事者の表層の主張や振る舞いの背景には様々な深い思いや感情が潜んでいます。そうした認知の構造を理解しないまま、いくら言葉に耳を澄ませても、心の声は聴こえてきません。この女性に対しても看護師に対しても同様です。

医療メディエーターとしては、この看護師の対応がよくないと評価するのでもなく、女性がきちんと言葉で応答すればよかったなどと評価するのでもありません。まず、人に対して評価を下すことを避け、出来事のプロセスと、当事者双方の言葉

や表現の背景を受け止めていくまなざしをもたなければなりません。例えば、看護師長が医療メディエーションを学んでいれば、この問題の当事者である女性とNICU看護師の語りを丁寧に聴いていくことが第一歩となります。語りの背景にある思いは何か、耳を澄まして、真っ白な視点で、ただそばにいて聴いていくから始めます。

ナラティヴには、言語（言葉によるもの）と非言語、および準言語（声の調子・リズム・大きさ・抑揚などの点で、前者2つの中間に値するもの）の3つの表現形があります。これらを統合的に受け止めながら、ナラティヴの表面的なコンテンツ（内容）以上に、それを構成している背景のコンテクスト（文脈）や思いを聴いていかなければなりません。表層のナラティヴにどんなに事実誤認や感情的攻撃に見える表現があっても、まずは否定せず、当事者に寄り添いながら見つめていきます。背景にある思いを当事者自身が語る中で、新たな問題の見方への気づきが、当事者にも医療メディエーターにも生まれてくるのです。そこから当事者同士の対話をつなぐ手がかりも見えてくるでしょう。

それでは、先の事例の女性とNICU看護師による表層の語りの要旨を見ながら、聴くときの姿勢について考えてみましょう。

女性の語り（ポジション）
- 医師やその他の医療スタッフが十分に力を発揮できる体制の中で帝王切開できたことは分かる。
- 自然分娩のつもりが帝王切開になってしまったショックは大きかった。
- 五体満足で生まれるのか、育つのか、という不安な気持ちを誰も分かってくれなかった。
- 休日や夜間の分娩は大変で、赤ちゃんの命にかかわることを考え、安全に最大限配慮した処置だったのは分かる。
- でも、本当に急いで出産しなければいけない理由があったのか、説明がよく分からなかった。
- 感染症をはじめ、赤ちゃんによくないことが起こる危険性があったのは分かるけれど、それでも病院の都合で出産を急がされたと思っている。
- 急にお腹を切られて、母親になった実感がもてなかった。
- 別の母親たちが授乳指導や育児指導を受けているのを見て、複雑な気持ちになった。

> - 「お母さんは帝王切開ですから、後で行きますから」などと言われ、そのまま忘れられることもあった。
> - 赤ちゃんのことを考えてほしかった。
> - 母乳が一番大事だというのに、簡単に捨てるなんてひど過ぎる。

このようにして提起される多くの表層の語りを評価せず、そのまま共感的に聴く中で、女性の表層のポジションの背景にある思いが少しずつ見えてきます。例えば、「初めての出産に対する心と体の準備ができなかった」「初めての授乳や育児に対する指導への不満があった」「医療者は母親の児への思いに寄り添っていなかった」「搾乳の努力に対して配慮がない看護師への不満があった」といったことです。

これらの視点から見れば、看護師の振る舞いを受け容れられなかったことの背景を感じ取ることができるでしょう。医療メディエーターが表層の主張や感情の背景にある複雑な思いを聴いてケアを提供するだけで、ほかには何もしなくても、語ることをとおして当事者に様々な気づきが生まれてきます。ナラティヴの語り直しによる問題変容が起こってくるのです。

注意していただきたいのは、医療メディエーターはただ聴くことだけに徹して、何か操作的なことや技術を適用するようなことはしないということです。そこでは「プロセスの力」「当事者自身の語りの力」が生きています。**当事者の認知を変容させていくのは、当事者自身の語りなのです。当事者の内部で、語ることをとおして自分自身との対話が行なわれている**のです。医療メディエーターは、ただ寄り添って聴くことで、その過程を促進しているに過ぎません。「ケアとは、その人がその人自身になることである」という、メイヤロフのケアの思想が生きているのです。

> NICU看護師の語り（ポジション）
> - 医療体制を総合的に考慮して、緊急の帝王切開を行なった。
> - 本人や夫（もしくは親族）への術前説明は、ちゃんとしてあったと思う。
> - 帝王切開の同意書にサインしたのだから、いまさら分娩方法について言われても困る。
> - 自然に陣痛が来て分娩するのが一番だけれど、高齢初産で破水もあったので、二重に大事をとっただけ。
> - 産科で起こったことを、NICUの私たちに言われても困る。

- 授乳指導も育児指導もきちんとやっていた。
- 24時間も過ぎた搾乳を児に与えることはできない。
- 何かにつけ、いちいち尋ねてくる母親で、不安定な人だった。
- ちゃんと説明したのに、急に泣き出すので驚いた。
- ほかの産婦さんたちが驚いていたし、少し八つ当たりだと思ったので、注意してしまった。ただ、きついことは一切言っていない。
- 無事生まれたのだし、私たちも一生懸命やっていることを分かってほしい。
- 不満に感じたことがあったなら、質問をしてほしかった。
- 忙しいという、こちらの事情も分かってほしい。

　医療者は、多忙で過酷な勤務条件の中で、本当はゆったり対応したくても、ついつい防御的な言動をとりがちになります。特に、非専門家である患者側の言葉に対して、専門的な認知フレームから正当化しようとする姿勢を示してしまいがちです。この事案における看護師の発言にも、そのような傾向を感じ取ることができます。しかし、この看護師の背景にも、深い思いが潜んでいるはずです。

　例えば、「この産婦さんは医療者がこんなに頑張っているのを分かってくれない」「NICUの私たちに八つ当たりしないでほしい」「毎日、搾乳を運ばなくてもいいし、そんなに無理しなくていいのに」「搾乳を捨てたのは、ちゃんと理由があってのことなのに、感情的だ」「少し育児不安があるのかな」といったことです。

　ここでも、医療メディエーターは、この看護師の語りを評価せず、真っ白な視点で受け止めて聴いていくことから始める必要があります。この看護師も本当は、「産婦さんに優しくしたい」「かわいい子どもたちの命を大切に守っていきたい」といった思いを秘めているはずだからです。しっかりと受け止めて聴いていくだけで、看護師は自身が語ることをとおして自身の中で対話し、自分で問題を見つめ直してくれるはずです。「対応に注意しなさい」と上司に言われるより、ずっと深い部分で問題を理解してくれるでしょうし、あるべき対応を素直に女性に対して示してくれるようになるのではないでしょうか。

　当事者の内部で起こる自己対話を促進するため、医療メディエーターは聴く姿勢を示し、時に問いかけをするだけです。問いかけの内容は、当事者自身の自己対話が喚起されるようなものになるでしょう。「自分の側の防御的・攻撃的主張に一生懸命になり、相手の言いたいことを十分に聴いていなかったのではないだろうか」「何とか逃げ出すことばかり考えていたのではないだろうか」といった気づきが生

まれるように、問いを立てていきます。そして、専門家が非専門家（患者側）の視点に立つことの重要性を認知してもらうのです。非専門家の見地に立てる専門家は、自分で認めたくない感情や事実を素直に認め、誰のために専門家として存在するかを考え、それらを内省することで、その後の言動に生かすことができる姿勢をもつ真の専門家です。

　医療メディエーションの第一歩は、よく聴くことです。その聴き方には特徴があります。常に当事者に関心をもち、その自己対話を促進し、当事者自身が自分の語りを見つめ直す過程を促進するような姿勢です。その意味で、医療メディエーションには「二重の過程」があると考えてよいかもしれません。つまり、**医療メディエーターが当事者の語りに真っ白な関心をもって聴くことをとおして、自分の立場に固執していた当事者も変容し、相手の語りに関心を寄せて聴くことができるようになっていく**のです。

　受容や共感は、相手が「受け止めてもらえた、共感してくれた」と感じて初めて成立するものです。相手の表面上の主張を聞くのではなく、その奥にある思いや背景、心の声を聴いていくためには、**「聴くことの方向性」**を知っておく必要があります。

　以下に、聴くときの意識の焦点の合わせ方を4つのレベルに分けてまとめておきます。意識の焦点を適切に合わせることで初めて共感的に聴くことが可能になります。

- **レベル1の聴き方**：自分自身に意識の焦点を合わせた聴き方です。相手の言葉を聴いてはいるものの、それが「自分にとって何を意味するのか」ということに意識が向いています。自分自身にベクトルが向いている状態なのです。自分の言い分を先に主張することはもちろん、「この患者はクレーマーだ！」などと予断をもって接することも含まれます。
- **レベル2の聴き方**：レベル1と同様に、自分自身に意識の焦点を合わせた聴き方ですが、専門家としての自分自身に意識の焦点が合っている点で異なります。一見、専門家として相手に関心をもって聴いているようなかたちをとっているものの、実は相手の話について、「専門家である自分にとって何を意味するのか」「専門家としてどう答えようか」「自分は看護師長だから聴かなければならない」といったことに意識が向いています。応答すること、援助すること、対話することを目的化して聴いているので、「故意的な受容・共感」や「自分を押し殺して聴く」ことにつながり、聴き手としてはつらくなることもあります。

- **レベル3の聴き方**：相手にしっかりと意識の焦点を合わせる聴き方です。カウンセラーなどの傾聴姿勢がこれに当たります。いわゆる本来的な「受容・共感」であり、「おっしゃることは理解できます」「どんなご迷惑をおかけしたでしょうか？」といった相手の立場に立った発言が、まず言語化されてくることが多くなります。しかし、医療メディエーターとしては、もう一方の当事者の存在があるため、カウンセラーとは異なる聴き方が必要になってきます。
- **レベル4の聴き方**：自分の周囲すべてに意識の焦点を合わせる聴き方です。その場の環境だけでなく、そこで起こっている状況、当事者双方の認知や言動、思い、自分の言動の影響にもアンテナを張り、認識可能な意識状態で聴いています。それにもかかわらず、これらの意識が無意識に統合され、目の前の当事者の語りを聴いているときには、まさに真っ白な姿勢で受け止めて聴いている状態になっているのです。いわゆるメディエーター・マインドによる聴き方であり、**深い思いを聴きつつ鳥瞰的な視野も失わない**かたちだと言えます。この聴き方によって、当事者の中での自己対話が促進され、当事者間の対話と情報共有も促進されていくことになります。一見、難しそうですが、カウンセラー的な姿勢と異なる部分はIPI展開の研修を受けることで自然に身についていくものです。IPI展開の正確な把握は、実は医療メディエーターの聴く姿勢の涵養につながっているのです。

2. 傾聴の理念と姿勢──カウンセリングの領域から

　医療メディエーションのスキルのうち、エンパワメント・スキルはカウンセリングの理論がベースになっています。そこで、必要な限りでカウンセリングの考え方のポイントを見ておきたいと思います。

1）ロジャースの「クライアント中心療法」

　現代的なカウンセリングの基礎を築いたのは、20世紀半ばに「クライアント中心療法」を提唱したカール・ロジャースです。それまでのカウンセリングは、どちらかと言えば、専門家であるカウンセラーがクライアントの中に潜む問題を診断し、抽出し、助言を行なうというかたちでした。ロジャースは、こうした専門家のかかわり方を根本的に覆しました。治療の目標設定や経過評価は、カウンセラーが決めた解釈を押しつけたり、指導したりするのではなく、クライアント自身がそれを行ない、自由な自己表現をとおして自己の成長を実現していくことが重要であると考

えたのです。

　当事者自身による気づきと認知変容を援助していくという医療メディエーションの発想も、これと通底しています。その背景には、「人間は、成長、健康、適応に向かう衝動をもち、自己実現に向かう有機体である」とするロジャースの人間観がありました。そこでは、専門家の役割は、専門知識に従ってクライアントを指導することではなく、クライアントの自己成長・自己実現を援助する役割として再構成されるのです。

　専門家であるカウンセラーにとって重要な条件として、ロジャースは次の3つを挙げています。

・自己一致（純粋さ）：専門家の内面にうそや偽りがなく透明であること。
・無条件の肯定的関心：クライアントを評価せず、丸ごと肯定的に受容すること。
・共感的理解：クライアントの見る世界を、あたかも自分のものであるかのように見ること。

　こうした態度要件を満たしながら、専門家は、あたかも鏡のようにクライアントの話を受け止め、指示的な介入をせずに（非指示的療法）傾聴に徹することで、クライアントの自己成長を促していくのです。「自己実現に向かう有機体としての人間」という、ロジャースの人間への無限の信頼が背景にあるのは言うまでもありません。

　こうした考えは、理念としては素晴らしいのですが、現実にはほとんどすべての専門家にとって実現不可能な困難を孕んでいます。いかなる専門家であっても、クライアントの話について徹頭徹尾、肯定的関心をもって共感的に聴くことは不可能でしょう。その場合、専門家が「自己一致」の条件を維持しようとすれば、その気持ちを偽らず、クライアントに対立する視点を述べざるを得ないし、そうすると無条件の「肯定的関心」や「共感的理解」を満たしているとは言えなくなってしまうからです。

　しかし、こうした困難にもかかわらず、ロジャースの示したカウンセリングの基本的態度、傾聴や共感の重要性は、カウンセリングの基本的な姿勢や理念という点では今も重要な意義を保っています。それはまた、当事者と向き合う基本的姿勢や態度を示す理念として、医療メディエーターにとっても大きな示唆を含んでいます。

2）ナラティヴ・セラピー

　1990年代に入って盛んになってきた考え方に、社会構成主義に基づくナラティヴ・セラピーがあります。その基本的な考えは、「真実」「客観性」といった概念を廃し、われわれが見ている「現実」（リアリティ）というものを、「ナラティヴ」（語り、物語）によって相互作用の中で紡ぎ出される可変的なものとしてとらえる点にあります。お気づきの方もいると思いますが、先に述べた医療メディエーションの基礎理論としての社会構成主義に、このナラティヴ・セラピーも基づいています。そこでは、問題の当事者は「語り」をとおして「問題」を構築（フレーミング）していますが、専門家は対話をとおして、それとは異なる別の「語り」の可能性を引き出し（リフレーミング）、一緒に新しい「物語」を紡ぎ上げていく作業を担うことになります。

　本書で、コンフリクトを「ものの見方」の問題として示したのは、まさにこの考え方によるものです。感情や混乱の中で構成された当事者のフレームを、対話（語り）をとおして書き換えていくのが医療メディエーションにほかならないからです。

　しかし、いかにして書き換えを実現するかが問題です。専門家の指導という権威的な対応が不適切であるのは言うまでもありません。ナラティヴ・セラピーは、専門家のクライアントへの対応について、いくつかの視点を提起していますが、医療メディエーションとの関係で示唆深いものとして、ハロルド・グーリシャンの「無知の姿勢」を挙げておきたいと思います[3]。

　グーリシャンは、クライアントとの対話の過程で、「語り」を専門知の観点から解釈することを控え、自分はこの当事者の思いや世界についてはまったく「無知」なのだ、だからそれを教えてもらうのだという姿勢をとることを「無知の姿勢」と呼びました。自分は医療の専門家であっても、患者は患者で「自分自身の専門家」なのだと、対等の立場をとるわけです。それによって、当事者の自由な「語り」の可能性を抑圧することなく、非介入的に変容していけると考えます。

　これは一見すると、傾聴と共感を条件とするロジャースの考えによく似ています。実際、専門家が診断・解釈することを避け、クライアントの「語り」を受け止める点では、ロジャースの3条件もグーリシャンの「無知の姿勢」も変わりはないように見えます。しかし、ロジャースがあくまでも非指示的技法を重視して傾聴・共感に徹し、いわばカウンセラーをクライアントの内心を写し出す「鏡のような存在」と考えたのに対し、ナラティヴ・セラピーでは、「無知の姿勢」に基づきつつも、むしろ対話をとおして共に新しい「物語」を紡ぎ出していくという相互作用性が重視されています。

この相違の理由は、ロジャースが「自己実現に向かう有機体としての人間」という観念を前提としていたのに対し、ナラティヴ・セラピーの立場はポストモダン思想という新たな発想の影響を受けて、「自己完結的に成長する真の自己」という観念を否定し、むしろ「語り」と「対話」の相互作用の中で「自己」も可変的に創り上げられるものであると見ていることにあります。

　クライアントへの傾聴・共感は重視しつつも、「語り」と「対話」の過程を重視するナラティヴ・セラピーの立場は、やはり対話の中で気づきと語り直しによる認知変容を促進していこうとする医療メディエーションにとっては、現実的なモデルとしての意義をもっていると言えるでしょう。

3）マイクロ・カウンセリング

　ロジャースの「クライアント中心療法」も、ナラティヴ・セラピーの「無知の姿勢」も、具体的なカウンセリング・スキルというより、その基本的な理念や姿勢、態度にかかわるものでした。それには、もちろん理由があります。実際には、カウンセリングの領域においてすら、ともすれば、スキルはマニュアル的に用いられてしまう危険性があります。その反省から、スキルは単にマニュアル的に用いられたのではあまり有効性がなく、カウンセラーの姿勢・態度のあり方が重要な役割を果たしているということを強調しているのです。

　では、そうした姿勢・態度を前提としたうえで、聴くスキルの具体的表現型について、以下では参考までに示しておくことにしましょう。これは、マニュアル的なお手本ではなく、ウィルとしてのスキルが身につけば自然に表れてくる表現型に過ぎないことを、何度も指摘してきたように、忘れてはいけません。どのようなカウンセリング理論に基づくにしても、またどのような対人援助職（医療者、ソーシャルワーカー、教師、弁護士など）であっても、共通に表れる「スキルの束」をまとめたのが、アレン・アイビイのマイクロ・カウンセリングです[4]。

　マイクロ・カウンセリングにおけるスキルは、次のとおり階層的に構造化されています（**図**）。

・非言語コミュニケーションを中心とする「かかわり行動」。
・質問技法、言い換え、要約などのスキルからなる「基本的傾聴の連鎖」。
・指示、自己開示、解釈、説明、対決などのスキルからなる「積極技法」。

　「かかわり行動」は、「非言語コミュニケーション」および「ミクロな奨励」を指

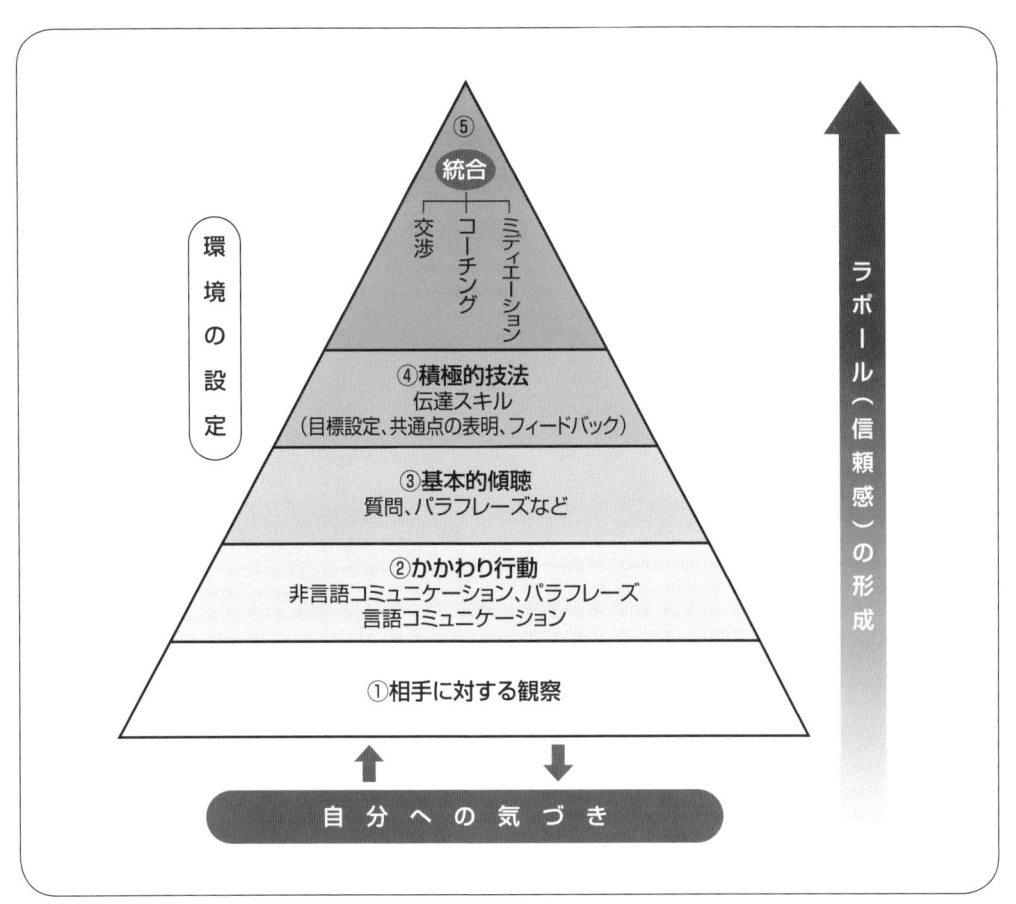

図●コンフリクト・マネジメントにかかわる基本的対人コミュニケーション・スキル
(鈴木有香:人と組織を強くする交渉力―コンフリクト・マネジメントの実践トレーニング,自由国民社,2009, p.126.)

ピラミッド図の内容:
- ⑤統合(交渉、コーチング、ミディエーション)
- ④積極的技法 伝達スキル(目標設定、共通点の表明、フィードバック)
- ③基本的傾聴 質問、パラフレーズなど
- ②かかわり行動 非言語コミュニケーション、パラフレーズ 言語コミュニケーション
- ①相手に対する観察

左側:環境の設定
右側:ラポール(信頼感)の形成
下部:自分への気づき

します。

「基本的傾聴の連鎖」は、「質問技法」「言い換え(パラフレージング)」「感情の反映」「要約(サマライジング)」を指します。これらを連鎖的に繰り出しながら傾聴していくわけです。なお、ここでは、ナラティヴ論に基づく医療メディエーションの目的に合わせて、もともとのマイクロ・カウンセリング技法にアレンジを施しています。

例えば「積極技法」については、医療メディエーションでの必要性から参照しているのは、その一部分のみです。

このマイクロ・カウンセリングのスキルは、医療面接技法(OSCE)の分野でも活用されています[5]。メディエーター・マインドが身についたときに自然と表れてくるものが、これら個々のスキルの表現型であることは忘れてはいけません。これ

ら聴き方のスキルの個々の表現型については、医療メディエーター養成研修では取り上げていませんが、スキルが身についたときに表れる振る舞いのかたちとして紹介しておきます。自らの振る舞いを自省する「物差し」として参考にしていただけると思います。

3. 非言語コミュニケーション

1）発話の3つの次元

　人間のコミュニケーションの半分以上が、実は非言語メッセージによるものと言われています。例えば、「バカだなあ」という言語表現は、舌打ちしながらきつい語調で発せられる場合は強い非難のメッセージを伝えますが、微笑みながら冗談めかして発せられる場合には、むしろ愛情を伝えるメッセージにもなります。このほかにもシチュエーションによって、そのメッセージの内容は様々でありうるでしょう。このとき、聞き手は、相手の言葉の意味だけでなく、場の状況や語調、表情、身振りなど、様々なコンテクストから情報を読み取り、メッセージを理解しているわけです。だからこそ、言葉を話さないペットとの間でもコミュニケーションが成り立つのです。

　ジョン・オースティンという言語学者がいます。彼は、「そこで止まれ」（命令）とか、「彼女を妻とすることを誓います」（宣誓）など、はっきり何かを求めたり何かをしたりする目的ではない普通の発話の中にも、実は明確な目的をもった発話と同じような働きをするものがあることに着目しました。発話を行為として見る視点です[6]。コミュニケーションを単なる言葉の意味の伝達を超えたものとして見る視点と言い換えてもよいでしょう。発話行為論と呼ばれます。

　オースティンは発話を3つの次元に分けてとらえます。例えば、看護師が検査を受けて疲れているように見える患者に声をかける場面を例にとりましょう。「お疲れじゃないですか？」と声をかけたとき、次のような3つの次元の行為が同時に行なわれています。

- 発話行為：「お疲れじゃないですか？」という意味をもった言葉そのものを発することです。
- 発話内行為：この看護師は単に、疲れているかどうかをアンケートをとるように質問したわけではありません。いわゆる言外の意味が含まれています。言外で、「疲

れているようだから少し休憩しませんか？」という誘いの意味が含まれていることが考えられます。
・発話媒介的行為：患者が「少し休みます」と答えたり、あるいは「ありがとうございます」と看護師の配慮に感謝したりすることもあるでしょう。これらは、「お疲れじゃないですか？」という最初の発話に媒介されて生じた行為です。

　こうしたコミュニケーションや発話行為のとらえ方は、医療メディエーターには必須のものです。とりわけ、発話内行為や発話媒介的行為の意味を理解するためには、非言語コミュニケーションの次元が重要です。そのため、医療メディエーターは自分が発する非言語メッセージについても常に意識し、きちんと整えておかなければならないのです。

2) 非言語コミュニケーション時の注意点
　では、どのような点に気を配る必要があるでしょうか。

(1) 姿　勢
　聴く態度を示すためには、やや身を乗り出す姿勢が有効と言われています。また、腕組みや脚組みなどは、それだけであるメッセージを伝えますが、これは次のアイコンタクトと一緒に考えます。

(2) アイコンタクト
　アイコンタクトの有無と腕組み・脚組みの有無を統制した実験を行ない、聴き手であるカウンセラーの「純粋性（純粋な意図で行なっているか）」「尊重性（クライアントを尊重しているか）」「有能性（カウンセラーは有能か）」について評定した研究があります[7]。それによると、アイコンタクトは、いずれにおいても「あり」のほうが肯定的評価と有意な関係にあるということです。日本人は目を合わせるのを好まないと言われますが、実際には適度なアイコンタクトをしたほうが聴いてくれているという印象を与えるとされています。なお、腕組み・脚組みは、「尊重性」では否定的な、「有能性」では肯定的な評価と有意な関係にあったとされていますが、医療メディエーションの場では避けたほうがよいでしょう。

(3) 不要な動作
　例えば、知らず知らずのうちに髪いじりをしたり、卓上のペンをいじったり、時計に目を走らせたりといった動作です。われわれは、話に関心をもてないとき、退屈なとき、無意識にこうした動作をとってしまいがちです。もちろん、避けなければなりません。

（4）声調（大きさ、スピード、語調）

　声については、話し手の声調やスピードに合わせるのがよいとされています。このように相手の様子に合わせる（言葉だけでなく身振りも）ことを「ペーシング」と呼びます。

　ただし、これらの非言語メッセージは微妙なもので、マニュアル的に無理にぎこちなく行なっても、逆に変な印象を与えてしまいかねません。ごく自然に、時にふと意識する程度という感じでよいかもしれません。

4. ミクロな奨励

　話を聴く際に、うなずきやあいづちなど、ごく小さな発話や応答によって、聴き手の関心と受容を表現することができます。この小さな奨励（ミクロな奨励）が、話し手の発話行為に対する「報酬」となり、「聴いてもらっている」との満足感をもってもらうことができるのです。当然、逆の場合には逆の結果が生じることになります。うなずきやあいづちの頻度によって、話し手の話の長さが異なる相関関係が実証的に明らかにされています[8)9)]。「ミクロな奨励」には次のようなものがあります。

- **うなずき**：実に多様なうなずき方がありますが、自然なうなずきは、話し手に安心感と満足感をもたらすことになります。
- **あいづち**：これも状況に応じて多様です。あまり作為的でない、自然なあいづちをすることが重要です。
- **沈黙**：話し手が話に詰まったとき、考え込んで沈黙したとき、そこですぐに言葉を挟むのでなく、話し手にゆっくり自省するゆとりを与え、沈黙を保つのも必要です。放置するというのでなく、見守っているという非言語メッセージが伴わなければなりません。

　ただし、欧米人と比べ、アジアの人たちは日常的にミクロな奨励を上手に使いこなしているとも言われます。特に日本の文化の中では、これらをスキルとしてとらえるまでもなく、先ほど強調した聴く姿勢・態度を保持していることで十分なのかもしれません。

> **Practical hint 3**
> **沈黙による促し**
>   対話の途中で、医療メディエーター自身が次の言葉をどう継いでよいのか分からず困ってしまうこともしばしばあるかもしれません。そういうときに無理に言葉を出しても、相手にはそれが分かってしまいます。むしろ、困ったまま、しばらく沈黙を保つほうがよいことが多いでしょう。その場合、当事者から自然に何か言葉が出て沈黙を破ってくれることが多いからです。沈黙は長く感じられることが多いし、窮屈な緊張をもたらすと考えられがちですが、実は、当事者の主体的な動きのきっかけになることが多いのです。沈黙から当事者が言いたいことや対話したいことが出てくるので、医療メディエーターが無理やり方向づけするような言葉をかけてしまうより、よい効果があることが多いでしょう。

5. 質問技法

　質問をすることは、話し手への関心を示す行為であり、日常生活でも重要な対話スキルの一つです。とりわけ、問題状況でのコミュニケーションでは複数の効果をもちます。

　質問には、大きく分けると「開かれた質問」と「閉ざされた質問」の２つがあります（表）。簡単に言うと、「開かれた質問」は答えがイエス・ノーや単純な事実の指摘では答えられないもので、「閉ざされた質問」はその逆となります。例えば、

「それは昨夜の出来事だったんですね？」→イエスないしノーの回答
「それは何日のことですか？」→○月×日との回答

などは「閉ざされた質問」ですが、

「起こったことについて話していただけますか？」
「そのときのことについて、もう少し詳しく話してもらえますか？」

表●開かれた質問と閉ざされた質問との比較

	開かれた質問	閉ざされた質問
回答形式	ストーリー回答	単純回答
認知作業	複雑なストーリー構築作業	単純な事実想起作業
フレーム構成の主導権	話し手が主体	聴き手が主体
話し手の感覚	充足感、信頼感	不全感、不信感
「気づき」の可能性	高い、自発的書き換え	低い、書き換えチャンスなし
情報の特性	豊富、不明確	貧困、正確

などは「開かれた質問」です。

　この2つの質問形式は、見かけ以上に、話し手にとって異なる意味をもっています。「閉ざされた質問」の場合、話し手は日時や場所など特定の事実について想起するだけの比較的単純な作業をしていることになります。これに対して「開かれた質問」では、話し手は自分で多様な情報を処理しながらストーリーを創り上げる複雑な認知処理作業を行なっています。それゆえ、「開かれた質問」への応答には、話し手の感情や深いインタレストなどが組み込まれることになり、次のような効果を生み出すことになります。

- **主体性尊重への満足と信頼**：「開かれた質問」への応答では、話し手が自分でストーリーのフレームを設定するので、その主体性が尊重され、同時に「十分に話せた」「よく聴いてもらった」という印象をもつことになります。他方、「閉ざされた質問」の場合は、ストーリーのフレームの設定は質問者が行なっていることになります。話し手は、自分の話を聴いてもらっているというより、尋問されているような印象をもってしまいます。それゆえ、「開かれた質問」を中心に尊重されながら聴いてもらうことで、話し手は聴き手への信頼感をも抱くことになります。
- **自分の視点をめぐる気づきの促進**：自分のストーリーを自ら編み上げる際に、話し手自身が自分のストーリーの中の無理な部分、誇張された部分、気づいていなかったインタレストなどに気づく可能性が出てきます。特に、不偏的な医療メディエーターを前に話す際には、相手方に怒りをぶつける場合と違って、話し手は自分の感情を制御したり、第三者に通じる話し方をしたりしなければなりません。また、第三者がただそこにいるだけで、話し手のストーリーの組み立て方は変わってきます。これを「オーディエンス（聴衆）効果」と呼びます。

　このように、「開かれた質問」への回答の過程で、話し手は様々な気づきの機

会を得ることになります。
- **豊富な情報の獲得**：「開かれた質問」は医療メディエーター側にとっても大きなメリットがあります。話し手に自分の枠組みで語ってもらうことで、その人の「ものの見方」についての豊かな情報が得られますし、しばしば深いインタレストを理解する手がかりも得られるからです。特に、「語り」の内容だけでなく、その際の身振りや表情など非言語メッセージにも重要なカギが隠されていることがあるので注意しなければなりません。

このように見ると、コミュニケーションにおける「開かれた質問」の有効性が理解できると思います。次のような効果をもつことを再確認しておきましょう。

- 関心をもって傾聴している、主体性を尊重しているとのメタ・メッセージ。
- 語ることをとおした語り手自身の気づきの促進（ストーリー構築の過程で）。
- IPI展開のための豊富な素材の獲得（ストーリーの背後にあるインタレストに注目）。

もちろん、「閉ざされた質問」が不要というわけではありません。場合によって、「開かれた質問」への応答をより的確に理解するために、拡散的になりがちな「開かれた質問」への応答の方向づけにも用いることもできます。

また、中間的な方法として、「前置き」による緩やかな方向づけを行なうこともあります。例えば、「先ほどのお話では、昨日も来院されていたとのことですが、もう少し詳しく教えていただけますか？」のようなかたちです。

いずれにせよ、「開かれた質問」の効果を理解しながら、「閉ざされた質問」や「前置きによる方向づけ」を組み合わせて質問していくことが重要となります。

また、「開かれた質問」と「閉ざされた質問」の差違は、「事実を拓く」か「事実を狭める」かの方向の違いという観点からも示すことができます。医師は、患者の語りの中から、診断のために必要で重要な要素に焦点を絞り、「閉ざされた質問」をとおして確認することで診断をつけていきます。他方、医療メディエーターにとっては、当事者それぞれの目には見えていない相手の隠れた状況や深い思いを、問いをとおして引き出し情報共有を促進することが大切なので、事実情報を広く掘り起こしていくため、「開かれた質問」をすることが多くなります。

このように「開かれた質問」と「閉ざされた質問」の違いは、単純な形式の違いでなく、対話の質や方向に関する重要な意味があることを理解しておきましょう。

WORK●11 質問技法

　次の質問はすべて「閉ざされた質問」です。これを「開かれた質問」に変えてみましょう。スキルの表現形について知識として理解するためのワークです。

1. 先生が来られたのはいつ頃だったのですか？

2. 病院に来られて最初はどこに行かれましたか？

3. 先生の説明には納得していますか？

4. 治療費をきちんと払うことはできますか？

5. アレルギーのことを、先生に話したのはいつですか？

解答例・解説 ➜p.290

6. 言い換え（パラフレージング）

　言い換えも、語りを深く傾聴していることを示すメッセージとして、話し手に充足感と信頼感を与える技法の一つです。話し手の語りの「内容」の次元に焦点を合わせ、これを言い換えるスキルです。単純な「繰り返し」や「反復」ではなく、話し手の語りの中の重要なキーワードをとらえ、それを用いながら自分の言葉で言い換える技法であり、**パラフレージング**と呼ばれることもあります。

話し手の語り
「先生はさっと部屋へ来て『どうですか？』と聞いて、私が『いいですけど……』と次を言おうとしたら、もう出て行ってしまったんです」

言い換え（パラフレージング）
「まだ話そうとしているのに、先生は出て行ってしまったんですね」

　言い換えた言葉や表現が適切でないと、「やはり分かっていない」との印象を与える可能性があります。重要な「キーワード」は話し手の言った言葉をそのまま使うなど、状況に応じて適切な対応をしていく必要があります。
　うまくパラフレーズできたかどうかは、相手の「そうなんです」「いや、違うんです」などの反応によって確認することができます。
　ここで大切なことは、言い換える場合でも、あくまでも**話し手が語ろうとした内容を踏み外さない**ことです。その内容に沿って少しの言い換えをすることで、話し手は自分の話を共感をもって聴いてくれているという充足感をもつことになります。エンパワメント（および信頼感の醸成、鎮静化）というゴールのために重要なポイントですので、注意してください。

> **Practical hint 4**
>
> **言い換え技法と不偏性**
>
> 　言い換え技法は、語り手の話の内容に同意を与えているわけではありません。あくまでも、受け止めて傾聴しているというメッセージです。したがって、対立する両当事者がいる医療メディエーションの場でも、いずれにも偏らない不偏的立場を保つことが可能なのです。一方には傾聴・共感を示しながら、同時に他方の当事者との関係では不偏性を維持できるのです。

> **Practical hint 5**
>
> **おうむ返しは有効か**
>
> 　語り手の内容を受け止めて返す言い換え（パラフレージング）については、おうむ返しを推奨する文献もあれば、否定する文献もあります。これはアメリカの技法トレーニングでも同様です。しかし、次のような理由で、特に日本語では、文字どおりのおうむ返しは避けるべきだと思います。
>
> 　第1に、英語のパラフレージングの場合には、
>
> It seems to me that……
>
> It sounds like that……
>
> I understand that you said……
>
> というように、おうむ返しをするとしても、その前に明らかにただの繰り返しとは差異化された表現がなされます。ところが日本語の場合には、「〜ですね」と語尾が少し変わるだけで、ほとんど文が重なってしまいます。これは受け止めというより、逆に不自然な感覚を与えてしまうことが多いようです。
>
> 　第2に、『交渉とミディエーション―協調的問題解決のためのコミュニケーション』（三修社、2004）の著者である鈴木有香氏は、日本語の末尾の「ね」という助詞は同意の意味を含みがちであると指摘しています。
>
> 　パラフレージングはあくまでも内容の確認であり、同意であってはいけないので、この意味でも単純なおうむ返し的パラフレージングは危険です。
>
> 　つまり、言い換え技法については、できるだけ内容はそのままに、異なる言葉によって言い換えることが必要だということになります。ただし、当事者の語る重要なキーワードだけを短く繰り返して受け止める、「あいづち」と「言い換え」の中間のようなリピートは自然ですし有効です。

　では、確認のワークをしてみましょう。まず「キーワードの発見」、そして「言い換えの工夫」の順序で考えるとよいでしょう。

WORK ● 12　言い換え（パラフレージング）

　次のような発言に対して、パラフレージングを用いて受け止めてみましょう。スキルの表現形について知識として理解するためのワークです。

1. 説明もなく、愛想もないので、あの病院には二度と行きません。

2. 超音波検査で上半身裸になるなんて聞いていませんでした。タオルで隠してもくれなかったので、あきれてしまいました。

3. 看護師のくせに、患者の心理を何も理解していないんですよ。とても医療者とは思えません。

4. 先生は説明したと言いますが、説明してもらった記憶はまったくないし、病室にもほとんど来てくれないので、もう先生を代えてほしいんです。

5. 先生の話が難しいので、何も理解できなくて、主人にもうまく伝えてあげられないんです。

6. 母に言っただけで、ほかの家族に相談もせず、父の手術をしようとしているんですよ。

7. ひどい対応でした。話を聞こうともせず、私を無視したんです。侮辱したんです。

8. 患者への説明に診察、記録に手術があり、もう毎日へとへとです。事故が起きても仕方がないくらいの状態だし、丁寧な応対なんてしていられませんよ。

9. あの看護師が点滴の中身をきちんと確認しなかったから、こんなミスが起きたんですよ。

10. 先生は自分の言いたいことだけ言ってすぐに出て行きます。あんなの回診ではないと思っています。

解答例・解説 ➜ p.291

7. 感情の反映

　言い換え技法が、話し手の語りの「内容」（事実的次元）についての応答スキルだったのに対して、感情の反映技法は、語りに含まれる「感情の次元」への応答スキルとなります。

　ここでは、話し手の語りに直接表れた「感情を含む言葉」をキーワードとして発見し、それを受け止めて返す場合と、語り手の語り方や語り全体の中に潜んでいながら語り手が十分に表現していないような深い「感情」を見出して返す場合とがあります。前者を「**直接的感情反映**」、後者を「**深層感情反映**」と名づけておきます。

　例を挙げましょう。

話し手の語り
「夫がこんなことになって、病院にはどうしようもないほど腹が立っています」

直接的感情反映
「病院に対して本当に憤（いきどお）っておられるんですね」（言い換え）

深層感情反映
「ご主人のことで、本当に苦しんでおられるんですね」

　「直接的感情反映」では、キーワードを使うにせよ言い換えるにせよ、語り手が語りの中で表現した感情をそのまま変えずに返していく（「腹が立って」→「憤って」）のに対し、「深層感情反映」では、語り手の表明した「感情」の背後にある、より根本的な「感情」を見出して返していきます（「腹が立って」→「苦しんで」）。

　問題状況では、怒りや困惑の感情が表面に出ていても、根底には悲嘆や苦悩が存在していることが多く、「深層感情反映」がうまくなされれば、語り手が問題をポジティブに乗り越えていくための有効な援助となります。ただ、「深層感情反映」は間違えるリスクも大きく、また語り手自身が怒りに固執していて気づいていないこともあるため、難しい技法と言えます。エンパワメント・スキルとしては、一定の信頼感が醸成されたうえで限定的に適用されるべきでしょう。

Practical hint 6
感情の反映技法の有用性

　特に初期段階では、患者側の語りは感情的コンフリクトに強く規定されています。それゆえ、感情の反映技法は非常に重要で、かつ有効なスキルと言えます。医療メディエーターは感情についての多くのボキャブラリーをもっておくことが重要です。

WORK ● 13 感情の反映

　次のような発言に対して、感情の反映技法を用いて受け止めてみましょう。スキルの表現形について知識として理解するためのワークです。

1. こんな扱いをされるなんて、非常に腹立たしい気持ちでいっぱいですよ。

2. あの子は死ななくてよかったんです。それを思うと悔しくて……。

3. 理屈をどうのこうのと言う前に、まず、病院側のその言いぐさは何なんですか！

4. あの子がいなくなって、私には収入もないんです。

5. 何度も注射をやり直して、人の体を何だと思ってるんだ！

6. こんなことになって、これからどうやっていけばいいんでしょうか。

7. もう、いいんです。夫は死んだんですから。あなたたちに殺されたんです。

8. 説明なんていりません。お願いです、夫の命を返してください。

解答例・解説 ➜ p.292

8. 要約（サマライジング）

　語り手の長い話の内容を適宜まとめて要約して返す技法です。エンパワメント・スキルとしての要約は、話し手の語った内容を、話し手の視点（フレーム）に従ってまとめることを意味します。聴き手のフレームからまとめるのでなく、あくまでも、**相手のフレームに従った要約をすること**が大切です。いわば、鏡のように当事者の語りをまとめて示すわけです。それによって、話し手はきちんと聴いてもらっているという充足感をもつと同時に、自分で語っているときには気づかなかった自分の認識のフレームを反射的に自覚することが可能になります。つまり、聴き手に回ることで、自己のフレームを客観的に見ることができるようになるわけです。ただし、誤った要約や不必要な要約、頻繁な要約は、話し手に不信感を引き起こしますし、聴いてくれていないという印象を与えてしまいますので注意が必要です。

　話し手の話が長引いても忍耐強く聴くことが必要ですが、同じ話が何度も繰り返されるときなど、この要約技法をうまく使って流れをコントロールしていくことができます。

Practical hint 7
エンパワメント・スキルのグラデーション

　あいづち、うなずきなどの非言語メッセージから、語り手のキーワードのリピート、表現の言い換え（パラフレージング）、感情の反映、そして要約（サマライジング）など、聴き方の技法には様々なものがあります。これらは別々の切り離された技法ではなく、受け方に濃淡のグラデーションはあるものの、アクティブに傾聴するという姿勢を表現するスキルとして、統一的に理解されるべき技法と言うことができます。

WORK ● 14　エンパワメント・スキル

　3人一組となり、話し手、聴き手、評価者に分かれます。以下のとおり3分間、ロールプレイを行ないます。ゆとりがあれば、順番に役割を交代して3クール行なってみてください。

- 話し手：これまでにあなたが経験した、あるいは見聞きした医療をめぐる苦情を思い浮かべてください。その際の患者になったつもりで、その苦情を聴き手（医療相談窓口の医療メディエーター）に話してみてください。
- 聴き手：医療相談窓口の医療メディエーターになったつもりで、話し手（患者）の話を聴いてください。
- 評価者：スキルの知識を前提に、話し手と聴き手双方の態度や行動を観察してみてください。p.192の評価シートを利用してもかまいません。

　セッションが終わったら、ディスカッションを行ないます。聴き手の対応はどうだったでしょうか。よかった点、悪かった点は？　それらを手がかりに対話の姿勢とスキルの意義について議論してみてください。

解答例・解説 ➔ p.292

〈評価シート〉

スキルの種類	コメント

9. コミュニケーション・スタイル ──AEIOU

　コロンビア大学で創案された、AEIOU（アエイオウ）分析と呼ばれるコミュニケーション・スタイルの分類があります。これは、コロンビア大学で異文化教育を学んだ、前出の『交渉とミディエーション』の著者である鈴木有香氏から学んだものです。コミュニケーション・スタイルを次の５つに分類します。

　　A：attacking　……………　攻撃
　　E：evading　………………　逃避
　　I：informing　……………　情報伝達
　　O：opening　………………　開示
　　U：uniting　………………　共有

　AよりE、EよりIという具合に、下へ行くほど好ましいコミュニケーション・スタイルということになります。ポイントは、ある発話が５つのうちのどれに当たるのかを**決めるのは「聞き手」**であるということです。話し手が客観的に情報を提供するインフォーミングをしているつもりでも、聞き手がアタックされていると感じれば、それはアタッキングとなります。

　例えば、薬の効果がなかなか現れないため不安になっている患者が、「先生、薬は効いているんでしょうか？」と質問したのに対して、医師が「この薬の効果はすぐには現れないんです」と答えたとします。医師は単純に事実を伝えただけのつもりです。しかし、患者はそれを「素人は分からないのだから黙って言うことを聞いていればいい」という意味で言われたと感じるかもしれません。つまり、医師はインフォーミングしたつもりですが、患者はアタックされたと感じているわけです。この齟齬の背景には、それまでの２人の関係性も影響していますし、患者の病気の重さや、医師の言い方や非言語メッセージの特性が関係しているかもしれません。

　このような齟齬や誤解は、専門家と素人が向き合う対話の中では日常的に起こっています。医療メディエーターの役割は、情報伝達が攻撃や逃避と誤解されないように、そして開示や共有へとつながるように、齟齬や誤解が生じそうなときには適切な質問を投げかけ、より情報を深めた対話となるよう援助していくことにあります。

WORK ● 15 AEIOU

　3人1組になり、医療者役、患者役、観察者に分かれます。
　具体的な医療場面を想定しながら、医療者と患者との間で5分間対話を行ない、それを記録しておきます（録音すると手間がないでしょう）。終了後、記録した内容を1文ずつ、AEIOUのどれに当たるか3人で検討していきます。
　様々な場面で、医療者が情報伝達したつもりでも患者側は攻撃と感じた場合など、齟齬が生じていることが確認できるでしょう。

解答例・解説 ➜ p.293

E 対話促進のスキル

> **POINT**
> - 対話促進のスキルとは、主導権を当事者自身の手に残したまま対話を促し、当事者の中での認知変容を促すスキルである
> - 対話促進のスキルには、例えば次の2つがある
>   - リフレーミング・スキル
>   - 「私」メッセージへの転換

　さて、ここまでは、問題克服を可能にする「構え」の構築と「最低限の信頼感」の醸成をゴールとしたスキルを見てきました。それらを駆使しながら、事故に直面した当事者の思いを受け止め、共感的に援助し、一定の「構え」と「信頼感」が構成されたなら、そこから認知の変容、関係の再構築へ向けてさらに対話が促進され、次の段階に進むことになります。

　とはいっても、いきなり合理的な交渉が可能になるわけではありません。当事者は苦悩しており、まだまだ不安定な心理状態ですし、「構え」や「最低限の信頼感」があるとしても、状況次第で容易に感情的なフレームに戻ってしまうこともあります。

　そこで、まずは、当事者（患者、医療者双方）の問題認知のフレームが、問題発生直後の感情的で攻撃的（防御的）なものから、より客観的で協調的なものに転換していくような過程を支えていく必要があります。このように、問題状況を意味づけている認知フレームそのものが転換していくことを**リフレーミング**と呼びます。ナラティヴの語り直しによるオルタナティブ・ストーリーの構成過程を促すと言うこともできます。簡単に言えば、「問題を別の視点から見て、意味づけてみましょう」ということです。自己のフレームを客観視して別のフレームの可能性を受け容れることは、その後に当事者双方が納得できる共通のフレームを協調的に創造していくための出発点となるのです。

　実は、リフレーミング・スキルは、エンパワメント・スキルと共通する点も多いのです。例えば、質問技法として「開かれた質問」を用いることは、医療メディエーションの初期段階では、傾聴の姿勢を示すメタ・メッセージであったり、IPI展開

のための素材を得る機会であったりしました。しかし、エンパワメント過程を経て「構え」と「最低限の信頼感」が構成されている段階では、「開かれた質問」に応答する過程は、語り手が自身のフレームを見直すことで気づきを得て、問題を語り直し、リフレーミングしていく過程として機能する可能性が高くなります。語り手にとって、「開かれた質問」への応答は複雑な認知フレームの構築作業だったことを思い出してください。このように、エンパワメント・スキルのいくつかは、ある段階・状況では自動的にリフレーミング・スキルとしても機能するのです。

　リフレーミングが可能な段階では、一歩踏み込んで、フレーム転換への手がかりを提供するようなスキルもあります。つまり、医療メディエーターがフレーム再考の手がかりとなるような言葉を返していくことで、積極的なリフレーミングの可能性を拓いていくのです。

　では以下に、リフレーミング・スキルについて見ていくことにしましょう。

1. 問題変容（リフレーミング）を促すスキル

　エンパワメント・スキルの一つとして「言い換え」（パラフレージング）を先に練習しました。これに似ていますが、一歩踏み込んで話の焦点を変容する手がかりを提供する技法を「**リフレーミング・スキル**」と呼びます。

　パラフレージングでは、話し手の語りの内容を変えることなく言い換えたり、キーワードをそのまま利用したりしながら応答していくのが原則でした。それでこそ、話し手の話を共感をもって受け止めているというメッセージとして作用していたわけです。しかし、リフレーミング・スキルの場合は少し違います。

　例えば、話し手の語りが否定的な表現で成り立っている場合には、それを肯定的な表現に反転させるのが、その一つの方法です。否定的な表現には、しばしば非難のニュアンスが込められていますが、これを肯定的な表現に変換すると、否定的反応を引き起こしたインタレストの在りかが見えてくることがあります。そこから気づきが生じ、問題の見え方が変わってくる、すなわちフレームの変容が生じることになります。

　また、さらに、語り手の語りの中の否定や非難のニュアンスを含んだ観念や意味を、ニュートラルな観念や意味に置き換えて返す方法があります。これによって、「ある他者への非難」という認知フレームから、「克服すべき問題」というニュートラルな認知フレームへの変容が起こることが期待されます。いわば、「人」と「問題」

の切り離しへの手がかりともなるわけです。
　前者を「**反転リフレーミング**」、後者を「**中立リフレーミング**」と名づけておくことにしましょう。

・**反転リフレーミング**：語り手のフレーズの中に含まれるネガティブな表現を肯定的な表現に変換して、認知フレームの変換を促す。
・**中立リフレーミング**：語り手のフレーズの中のネガティブな概念や意味を中立的な概念や意味に置き換え、認知フレームの変換を促す。

では、例題を検討してみましょう。

話し手の語り
「あの先生は無責任で、毎日きちんと決まった時間に診に来てくれたことがないんです」

反転リフレーミング
「毎日きちんと回診してくれたら納得がいくのですね」

中立リフレーミング
「毎日きちんと回診があることが、あなたにとって大切なんですね」

参考に、パラフレージングを用いて返すとどうなるかを記しておきます。

パラフレージング
「毎日決まった時間に来てくれないんですね」

いかがでしょうか。この話し手の言葉には、明らかに「先生」への非難が含まれています。しかし、リフレーミングすることで、問題の焦点が「先生のこれまでの対応」から「回診のあり方」に変換されているのが分かります。
　「回診のあり方」というイシューなら、その方法をめぐってどうすればよいかを前向きに考えていける「開かれた問題」です。つまり、「回診のあり方」という「中

立的なイシュー」を「将来志向の解くべき問題」として扱う方向に焦点が変換されているわけです。また、「先生の対応への非難」という攻撃的なポジションから、背後にあるインタレストへの着目を促す効果もあります。

　このように、リフレーミングは「**人と問題の切り離し**」「**過去の狭い問題の当否でなく将来志向の問題へ**」「**ポジションでなくインタレストに着目する**」という医療メディエーションの重要な基本的方向づけを実現してくれる重要なスキルなのです。しかも、医療メディエーターは、強引に論点を変容させているわけではなく、当事者の語りへの適切な応答により、手がかりを提供し、対話と気づきを促進するにとどまっています。当事者が、主体性を損なわれることなく新たなイシューの重要性に自然と気づき、それをめぐって対話を進めていくことになるわけです。

Practical hint 8

当事者との対峙

「対峙（たいじ）」というと言葉の印象はきついのですが、医療メディエーターへの信頼がしっかりとしたものになり、対話が進んできた段階では、当事者の話の中の矛盾点について自身の気づきをもってもらうことが必要な場合も出てきます。これをマイクロ・カウンセリングでは「対峙」（confrontation）と呼びます。

当事者の言うことの中に矛盾がある場合もあれば、当事者の言うことが社会的・状況的には通用しないという場合もあります。医療メディエーターは、そうした点への気づきを促すような質問をします。

もちろん、介入的に「あなたの言っていることは矛盾している」とか「あなたの言うことは無理である」などと突き放すわけではありません。また、できること、できないことを、厳然と言い放つことでもありません。当事者が語ることの中に、矛盾点や誤解、非現実的な認識があるとき、「今、○○とおっしゃいましたが、先ほど△△とも言われていましたね」「□□と言われましたが、実現は難しいかもしれませんね」などと柔らかな表現で気づきを促すわけです。その際、「難しい問題ですね、一緒に考えていきましょう」というように、当事者の主体性を尊重しつつ支えるというメッセージを必ず提供していくことが大切です。また、この対峙は、十分な傾聴と共感により医療メディエーターへの信頼がしっかりと築かれた後に、初めて可能になるものと考えるべきでしょう。

WORK ● 16 問題変容（リフレーミング）

　次のような発言に対して、リフレーミングを用いてこたえてみましょう。スキルの表現形について知識として理解するためのワークです。

1. 説明もなく、愛想もないので、あの病院には二度と行きません。

2. 超音波検査で上半身裸になるなんて聞いていませんでした。タオルで隠してもくれなかったので、あきれてしまいました。

3. 看護師のくせに、患者の心理を何も理解していないんですよ。とても医療者とは思えません。

4. 先生は説明したと言いますが、説明してもらった記憶はまったくないし、病室にもほとんど来てくれないので、もう先生を代えてほしいんです。

5. 先生の話が難しいので、何も理解できなくて、主人にもうまく伝えてあげられないんです。

6. 母に言っただけで、ほかの家族に相談もせず、父の手術をしようとしているんですよ。

7. ひどい対応でした。話を聞こうともせず、私を無視したんです。侮辱したんです。

8. 患者への説明に診察、記録に手術があり、もう毎日へとへとです。事故が起きても仕方がないくらいの状態だし、丁寧な応対なんてしていられませんよ。

9. あの看護師が点滴の中身をきちんと確認しなかったから、こんなミスが起きたんですよ。

10. 先生は自分の言いたいことだけ言ってすぐに出て行きます。あんなの回診ではないと思っています。

解答例・解説 →p.294

2.「私」メッセージへの転換

　ここまで述べてきた狭義のリフレーミングとは別に、「開かれた質問」を駆使して実現できるリフレームの方法をもう一つ紹介しておきましょう。

　トマス・ゴードンは、**「あなた」メッセージ**と**「私」メッセージ**という区別を立てています。英語でのⅠとYouの区別なので、日本語ではそのままとはいきませんが、内容は当てはまります。

　「あなた」メッセージは、自分以外の他者に焦点を合わせて判断的意味づけを行なうメッセージです。「あなたが○○したからだ」「あのときあなたが××と言った」などがあります。この場合、しばしば「非難」のニュアンスが込められていますし、自分の責任からの「逃避」の意味が無意識に込められていることもあります。

　これに対して「私」メッセージは、話し手自身の意味づけや感じ方、そして時にはインタレストがストレートに表現されることになります。「私は△△してほしかったんだ」などです。つまり、「あなた」メッセージに込められるような「判断」や「非難」の背景にあった事実をめぐる「私」の感じ方が、「私」メッセージでは表明されるのです。例を挙げて説明しましょう。

「あなた」メッセージ　………「（病院は）なぜ、こんなまずい食事を出すんだ！」
「私」メッセージ　……………「私は人間らしく好きなものを食べたいんだ」

「あなた」メッセージ　………「あの医者は最低なんです」
「私」メッセージ　……………「私は傷つけられたと感じています」

　いずれの例でも、「あなた」メッセージでは、話し手と病院や医師が敵対関係に位置づけられています。このままでは、対決型の構図（フレーム）をどうすることもできません。この構図の上で応答しても、対話はよい方向には進みません。

　他方、「私」メッセージでは、「私」の感じ方や意味づけが表現されています。これは、解決ないし対応可能なものです。「人間らしくありたい」「おいしいものを食べたい」「傷ついている」などのメッセージは、協働して創造的な解決の方向を検討する出発点となります。

　では、どのような応答をすればよいでしょうか。「あなた」メッセージを発した相手に対して、それを「私」メッセージに転換させるような応答が必要です。そう

すれば、話し手自身が「私」メッセージを組み立てる中で、自身のインタレストへの気づきが起こる可能性が出てきます。自分の怒りの背後にあるインタレストへの「気づき」です。多くの場合、攻撃的な「あなた」メッセージに対しては、「開かれた質問」を用いて「私」メッセージを引き出すことができます。少し練習してみましょう。

WORK ● 17　「私」メッセージへの転換

　次のような発言に対して、「私」メッセージを引き出す「開かれた質問」をしてみましょう。スキルの表現形について知識として理解するためのワークです。

1. あの看護師は、いつもバタンとドアを閉めていくんだ。辞めさせろ。

2. 何度も注射針を入れ直して、患者は実験台じゃないんだ。

3. あの先生は、横を向いたまま、やる気なさそうに話すんだ。

4. 何で、いつも隅っこの暗いベッドに行けと言われるんだ！

5. 私は頭が悪いから、先生の説明では意味が分からなかったんです。

6. スタンドをつけていたら看護師が怒って消したんだ。9時に消灯なんておかしいじゃないか。

7. ひどい対応でした。話を聞こうともせず、私を無視したんです。侮辱したんです。

8. あの看護師が点滴の中身をきちんと確認しなかったから、こんなミスが起きたんですよ。

解答例・解説 ➜ p.295

Practical hint 9

ブレイン・ストーミング

　医療メディエーションではほとんど適用することはないと思いますが、一般のメディエーションの場合に用いられるスキルにブレイン・ストーミングがあります。次のようなものです。

　共通する、共存しうるインタレストに着目し、もつれた糸を解きほぐすように協働して、創造的な問題克服を模索する段階に至ったとします。そうしたら、発想を柔軟にして、相互のニーズにかなった問題克服とは何かをできる限り自由に挙げていきます。どのようなものでも評価や批判はせず、相互に自由に提示していきます。その中から、本当に創造的で両者が共に納得できるウィン－ウィン解決をもたらす選択肢が現れてくればベストです。

　法的な解決や伝統的な解決の仕方にとらわれず、可能なことを自由に発想していくようにします。

　当事者同士の十分な対話の中で合理的な選択肢が出てきたら、メディエーターは、当事者に理解してもらえるようなゴールに向けて相互の譲歩を促すべく、リフレーミングしながら合意形成へ方向づけていきます。

Practical hint 10

合意書の作成

　医療メディエーションでは、医療メディエーターが直接、合意書作成にかかわることはほとんどないかと思いますが、参考までに合意書について説明しておきます。

　問題が克服され、合意が成立したとしても、当事者それぞれが自分なりに勝手に合意内容を解釈して意味づけている可能性があります。合意書作成という作業を通じて、そうしたリスクをなくし、本当に確実な合意へと精錬することが可能になるのです。

　書面は、関係者や合意内容について明記し、曖昧な箇所がないようにします。合意内容に関しては、その合意内容の個々の項目について、「いつ」「どこで」「誰が」「誰に対して」「どうしたときに」「何を」「どのようにして」「どうするのか」などを漏れなく記載しておきます。

　書面は簡潔でかまいません。「あんなに苦労したメディエーションなのに、紙きれ1枚になるのだな」との印象をもつくらいです。実際、裁判所で作られる民事調停の調停調書も簡潔な表現になっています。しかし、このような文章化によって問題は落ち着き、当事者も苦しい状況から脱却していくことができるのです。

　合意書に含まれるべき要点は次のとおりです。

- 合意書の日付
- 両当事者の氏名と住所（参加者全員）
- 合意する事柄の題目
- 合意内容
    - 「いつ」「どこで」「誰が」「誰に対して」「どうしたときに」「何を」「どのようにして」「どうするのか」などを明記する。
    - 合意内容が確実に守られるような項目を入れる。
    - 将来に向けて、当事者間の人間関係が次第に回復していくような項目を入れる。
    - 同様の問題が起こらないように、再発防止に向けた項目を入れる。
    - 具体的な金銭授受なら、額、方法、日時などを詳細に書く。
    - 期限の設定の項目を入れる。
- 関係訴訟について

- 合意が守られなかったときの処理について
- 両当事者のサインと捺印

　書面によって合意を確認したら、それをその場で読み上げ、最後に「これで、いいですね」と念を押して合意書を確定することで、合意内容を客観的なものにします。合意書は当事者双方に渡して、保管してもらいます。

● 対話促進のスキルとは、主導権を当事者自身の手に残したまま対話を促し、当事者の中での認知変容を促すスキルである。

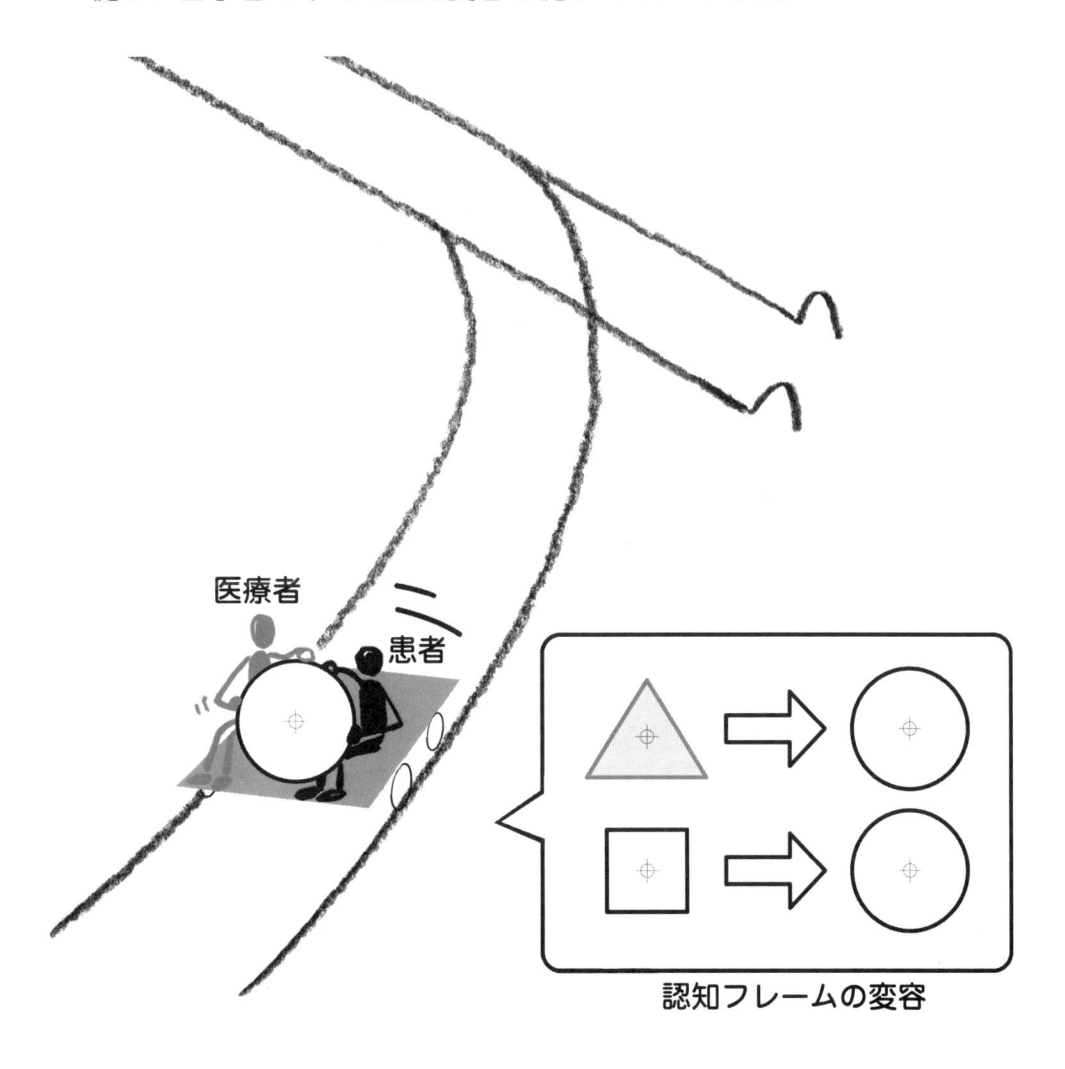

認知フレームの変容

E　対話促進のスキル

F 流れをスムーズにするスキル

> **POINT**
> - 流れをスムーズにするスキルは、対話の流れがスムーズに進むように促すための技法である
> - 流れをスムーズにするスキルは、以下の3つに分類できる
>   ・適切な自己紹介と役割の説明
>   ・時間管理
>   ・デッド・ロックからの離脱

1. 初めのコンタクト

　院内医療メディエーションの場合には、第三者機関の医療メディエーションと違って、ゆっくりとあいさつしている余裕はないことが多いでしょう。それでも、医療メディエーターは不偏的な橋渡し役であるという点を中心に、できるだけ伝えていくことが必要です。きちんとしたかたちでの対話が準備できるなら、医療メディエーターの氏名、役割、その日に行なう課題などを説明します。

　実際には、院内医療メディエーターが三者面談形式での医療メディエーションの場をもつ前には、すでに患者と一対一で向き合い、寄り添って傾聴・共感という段階を経て、ある程度の信頼関係ができていることが多いと思います。それでも、三者面談形式に移った場で再度、医療メディエーターの役割を説明しておくべきでしょう。

　また、第三者機関の医療メディエーションでは、医療メディエーターが当事者から聞いた情報を開示しないこと（その方法や程度）、専門的判断を示してよいかどうか、対席型で対話を進めるのか一方ずつ話を聴くかたちをとるのかなど様々な点についても、このあいさつをとおして確認し、合意を形成していくことになります。

　しかし、院内医療メディエーションの場合には、これらの点をいきなり整理して手続きに入るような段階でも状況でもありませんので、むしろ対話を進めて話を聴く中で、これらの点について患者側がどのように考え、何を望んでいるかを確認し、対応可能かどうか見極めていくかたちにせざるを得ないでしょう。

したがって、院内医療メディエーションの最初のあいさつでは、医療メディエーターが医療者側との橋渡し役として話を聴き、対話を進める手助けをする役割であることを伝え強調すること、それによって信頼構築への手がかりを得ることを中心に考えていけばよいでしょう。医療メディエーターが患者と一対一で話を聴く経過をすでにたどっている場合でも、同様な配慮をもったあいさつが必要です。
　あいさつの例を一つ挙げておきます。

あいさつの例──誤注射をめぐる苦情の場合

M：はじめまして。私は○○科の△△のMと申します。Aさん（患者）、Tさん（看護師）、今日は、この場に来ていただき、ありがとうございます。Aさんは、こちらにどうぞおかけください。Tさんは、こちらにどうぞおかけください。お二人とも、お時間はよろしいですか？　Aさん、主治医の許可をとっておりますし、病棟にも言ってあります。Tさんは、お時間をおとりする許可をいただいておりますので、お仕事は気にされなくても大丈夫です。

M：（着席を勧め、両者が座ってから）私は患者さんと医療者のお話の橋渡しをさせていただきます。私は病院に所属する者ですが、決して医療者に味方するようなことはありません（医師－患者関係ではパターナリスティックな権威勾配があるので、患者が安心するようにあえて先に言います）。
　注射の間違いが起きたことは存じ上げていますが、今回の出来事について、それぞれのお立場から、ゆっくりとお話ししていただきたいと思います。私は司会のような立場だとお考えください。
　このようなかたちでお話をしていただくことについて、お二人ともご同意いただけますでしょうか。Aさん、いかがですか？

A：はい。

M：Tさんはいかがですか？

T：はい。

M：それではお話を始めていただくに際して、私からお願いがあります。お話をしていただく順番ですが、まず、患者であるAさんにお話ししていただき、その後、Tさんにお話ししていただきたいと思います。それでよろしいでしょうか？

A：はい。

T：はい。

M：それから、それぞれがお話しされているときは、間違ったことを相手が話していると思っても、とりあえず最後までお聞きください。後ほどそのお気持ちをお話しいただく機会を必ず作ります。

　では、前置きが長くなりましたが、まず、Aさん、今回の出来事について、お話しいただけますか？

> **Practical hint 11**
> **初めのあいさつ**
>
> 　医療メディエーターの役割は、あくまでもどちらかの当事者の立場に偏らない橋渡し役です。このことを、最初に患者側とかかわる時点から十分に説明して理解してもらわなくてはなりません。しかし、状況によっては、いきなり「中立的な立場でお話を伺います」と言っても信じてもらえなかったり、かえって心理的な距離を感じさせてしまったりすることもあります。スムーズに対話を始めるためには、「お話の橋渡しをさせていただきます」「調整をさせていただきます」など、少し柔らかい表現を使ってあいさつすることが有効でしょう。
>
> 　当初は医療メディエーターへの懐疑があったとしても、あきらめないことです。本当に真摯に偏りなく聴く姿勢をもった医療メディエーターは、当事者との信頼関係を構築していくことができます。それは、実際の現場の医療メディエーターの経験からも、さほど困難なことではないのです。

2. 時間管理

　医療メディエーションのセッションは、場合によっては、非常に長時間続くこともあります。とりわけ、患者側が納得してくれない場合には長引くことが多いでしょう。しかし、可能であれば、最初に時間を合意して設定しておき、1回につき1～2時間程度のセッションを何度かもつことも考えられます。医療事故の場合は、事故の事実調査や情報の混乱などから、1回のセッションでは解決に至らないことも多いので、その点を当事者に説明して徐々に進めていくことも必要です。

　ちなみに商事紛争などでは、時間をあらかじめ区切ってしまって、その期限自体が合意を促進する作用を及ぼしたりしますが、感情的コンフリクトの強い医療事故の状況では難しいでしょう。医療メディエーターは当事者の意向を尊重しながら、

介入的にではなく、「気づき」を促しながら時間管理をしていくことが必要になります。

3. デッド・ロックからの離脱

医療メディエーションの中で、時にはデッド・ロック（行き詰まり）に立ち至ることもあります。特に、イシューの選択を間違って、対話が袋小路に入ったようなケースが多いでしょう。そういう場合には、次のような手段を用いるとうまく克服できる可能性が出てきます。

- 休憩をとる。
- 行き詰まった争点を棚上げする。
- これまでの双方の議論を要約的に振り返る。
- 共通点について再確認する。
- うまく解決した場合のことを仮定的に考える。
- 相互に相手の立場と視点を述べる。

いずれも、もう一度インタレストに立ち戻って、問題をとらえ直す機会を設けることを意味しています。

また、デッド・ロックに至るケースでは、イシュー選択の問題のほかにも、当事者側に様々な問題が存在する場合があります。医療メディエーターは、そうした状況をも考慮して対応していく必要があります。以下、その対応例を挙げておきます。

- 明らかに不当な主張や独自の理論を振り回す人の場合、当事者の価値観の問題だけでなく、誤った情報に惑わされていることも多い。また、戦略的な行為でないかどうかを確認する。
- 不信感の強い人には、当事者の事実認識を受容したうえで、医療メディエーターに対する信頼構築を常に図りながら、その背景や条件について誤解がないかを探索する。
- 法的な主張一辺倒の人であっても、実情に即した問題克服を期待して、医療メディエーターは信念をもって進める。

Practical hint 12

対話の場をもつことの意味

　感情的になった患者側との対話の場を作っても、話が前に進まず、繰り返しの徒労に終わるように思われるケースもあるでしょう。しかし、こうした場を繰り返すこと、それ自体に大きな意味があります。

　堂々巡りに見えても、実は患者側の心の奥深い部分で何かが変容している可能性があります。繰り返し対応することで、肯定的な感覚が生まれてくるかもしれません。医療メディエーターはそうした可能性を信じ、またその変容を見過ごさない鋭敏な感覚を養わなければなりません。変容の兆しが見えたら、それは対話の促進にとって大きなチャンスでもあります。

　患者側にとっても、怒り続けることは大きなエネルギーを伴います。繰り返しの中で、何らかのきっかけ、差し伸べられる手を待っているかもしれないのです。それゆえ、堂々巡りに見える話し合いの場も、決して無駄というわけではないのです。何回も話し合いの場をもち、向き合おうとしているという誠意は、必ず伝わります。

Practical hint 13
コーカスの活用

　一般のメディエーションの方式としてのコーカスについて、参考までに説明しておきます。

　メディエーションには、当事者が同席して対話するかたちとは別に、メディエーターが当事者のそれぞれと別室で話を聴く方法があります。これをコーカス（別席調停）と呼びます。実際、裁判所の民事調停をはじめ、わが国では、このコーカスが主流です。これには**表**のようなメリット、デメリットがあります。

　院内医療メディエーションの場合には、実際には、コーカスを実施することはないだろうと思います。当事者双方が向き合っての対話こそが大切だからです。ただ、三者面談のかたちでのセッションに至る前の、医療メディエーターが患者側に寄り添って傾聴・共感する一対一対応が、コーカスの機能を果たしていると考えることもできます。

表●同席型とコーカスとの比較

	同席型	コーカス（別席型）
長所	直接対話で理解が深まる 相手の言動をチェックできる 当事者が主体性を失わない	感情の高ぶりを抑えられる 言い分を聴きやすい
短所	感情が高ぶる	相手への疑心が増す 相互理解の可能性が低い 言動の誤りをチェックしにくい メディエーターに情報が集中して影響力が強くなり過ぎる

Practical hint 14
湯茶を出すタイミング

　湯茶を出すタイミングも、医療メディエーションに微妙な影響を与えます。可能であれば、話し合いの最初に出すのがよいでしょう。ただし、その時点では、患者側は湯茶などに見向きもしないか、場合によっては「茶を飲みに来たのではない！」と怒るようなこともあるかもしれません。状況を見極めることが大切です。

　最初の湯茶とは別に、話し合いが始まって30分後など一定の時間がたった後で、改めて湯茶を出すことも効果的です。一生懸命に話すことで、患者側も喉の渇きを覚えています。このときに湯茶がなければ、今度は「お茶も出さない！」ということになってしまいます。その意味では、最初の湯茶より、この一定時間経過後の湯茶のほうが重要と言えます。また、激しい感情的応酬であっても、比較的冷静な対話の場面であっても、湯茶の提供が簡単な「ブレイク」として雰囲気を和らげる作用をもつことも考えられます。

Practical hint 15
謝罪のタイミング

　謝罪はどの時点で行なうのがよいのでしょうか。明らかにミスがあったような場合には事故直後から謝罪しなければなりませんし、そうでない場合でも、一定の不幸な結果についての共感を示すような謝罪は必要なことが多いでしょう。しかし、患者側から見て、これは必ずしも十分な謝罪ではありません。なぜなら、事故直後は患者側も混乱していて、謝罪を深い部分で受け容れるどころではないからです。したがって、対話が進んで患者側の感情的な葛藤や混乱が和らぎ、対話への「構え」ができた後に、きちんとした意味づけを伴う謝罪を行なうことが必要です。謝罪は対話の「過程」の中でこそ、生きてくるのです。

　関連して、記者会見での謝罪についても触れておきましょう。これは患者側にとっては二重の意味で心に響くものではありません。第1に、具体的な患者個人へ向けられた謝罪というより、社会に向けての謝罪としての要素が強いからです。第2に、単なる「社会的儀礼」に過ぎないと見られることが多いからです。患者にとっての謝罪は、あくまでもフェイス・トゥ・フェイスで個々の患者の気持ちに応答する謝罪でなくてはなりません。

●流れをスムーズにするスキルは、対話の流れがスムーズに進むように促すための技法である。

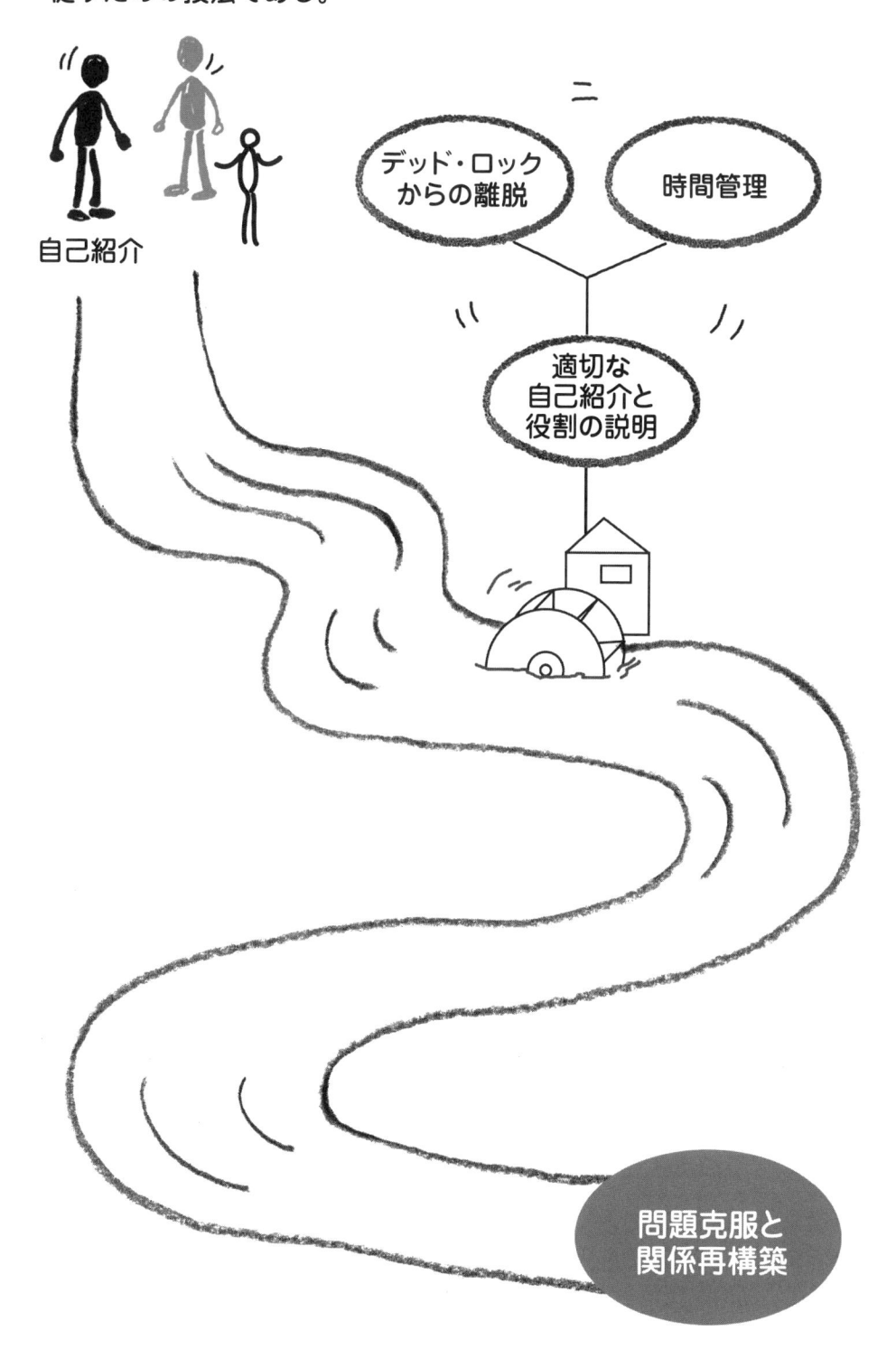

自己紹介

デッド・ロックからの離脱

時間管理

適切な自己紹介と役割の説明

問題克服と関係再構築

F 流れをスムーズにするスキル 215

G まとめの問題

では、これまで学んだことを生かしてワークにトライしてみましょう。

WORK●18 まとめの問題

　次の対話は、クレームを受けた主治医が、スキルを用いて患者の主張を聴こうとしている例です。イシューを発見・選択し、インタレストを把握し、ポジションの変容を試みています。
　どのようなスキルが用いられているか、確認してみましょう。また、認知構造マッピングをしてみましょう（なお、このケースは本来の医療メディエーションではなく、主治医と患者の一対一の対話の中で、医療メディエーションのスキルが生かされている例です）。

　512号室が受け持ち部屋の中堅Q看護師は、同室の同姓患者2人に対して、同じ内容（抗菌薬）の点滴注射100 mLをそれぞれ間違えて実施してしまった。半分ほど薬液が入ったところで、患者のJさんが、いつもの点滴と色が違うのに気づき、ミスが発覚した。幸い、人体への影響はなかったが、手術前のJさんは、手術への不安もあり、「医療事故だ！　看護師は許せない。転院する！医療費も払わない！」と看護師長を通じて主治医に申し立てた。Q看護師は事故報告書を提出した。

主治医：（一礼して、ゆっくりと話し始める）今回は、ご迷惑をおかけして本当に申しわけありません。師長から話は聞いていますが、Jさんから直接、何があったのかをお聞きしたいので、お話ししていただけないでしょうか。

Jさん：はい。ちょうどよかったです。もう転院しようと思っています。先生、私が点滴や採血など痛いことが嫌いなのは、外来のときから言っているからご存知でしょう。それなのに、あの看護師は2回も針を刺したあげくに、違う人の点滴をしたんですよ。

主治医：確かにJさんは、外来のときから点滴や採血は嫌いだとおっしゃっていましたね。2回も針を刺されたうえに、違う人の点滴をされてしまったんですね。そのときのお気持ちをお話ししていただけませんか。

Jさん：しっかりとした看護師だと思っていたのに、信じられない。確かに忙しそうでしたが、もっと一人ひとりの患者を大切に扱うべきですよ。

主治医：しっかりとした看護師だったのに信じられない、と思われたんですね。
Jさん：そうです。まったく信じられないですよ。テキパキした看護師さんだったし、嫌いな注射もいつもは1回で入れてくれるし、間違いをするなんて思わないじゃないですか。こっちは手術前でただでさえ緊張していたし、最近は医療事故の報道も多いでしょう。
主治医：手術前で緊張していらしたんですね。それなのに看護師が間違いを起こして、もうこの病院にはいられないと思っていらっしゃるんですね。
Jさん：はい。もういられないですよ。これから手術も控えているし、何かあったらどうするんですか。幸い何もなかったからと済まされる問題ではないと思います。
主治医：（うなずきながら）確かに、何もなかったからといって済まされる問題じゃないですね。先ほど、その日はとても忙しそうだったとおっしゃっていましたが、彼女はどんな様子だったんですか。
Jさん：はい。なんかバタバタしていましたよ。点滴を間違えられた、もう1人のおばあさんからも呼ばれていたし、看護師さんの持っているケータイも鳴っていました。でも、間違えますか！　プロでしょう。
主治医：たくさんのことを一度にしていたんですね。でも、プロだから、間違えてほしくないということですね。
Jさん：そうです。間違えてほしくないです。患者は医師や看護師が頼りです。師長さんも謝りに来て、本人も謝りに来ましたけど、許せなかったんです。だって安心できないでしょう。
主治医：（じっと目を見て、ゆっくりと言う）安心できるように、間違いを起こさないように、私も看護師もみんなで、これを機に努力したら、信じていただけますか。
Jさん：う〜ん。そうですね。私が信じられるようにって、どんなふうに努力するんですか。
主治医：注射については、きちんと基本の手順で行ない、複数回確認しますし、Jさんの嫌いな注射も飲み薬に替えてみます。また点滴や採血も、2回失敗したらほかの人に代わることにしましょう。手術前ですから、私も何か変わったことがないか、病棟に来たときはJさんのところに伺うようにします。何でもおっしゃってください。私からは、今、Jさんの安心のためにできることはこれぐらいですが、Jさんは、私たちがどんなふうにすればいいと思っていらっしゃいますか。

Jさん：そうですね。あの看護師さんには点滴してもらいたくないし、点滴がなくなるのであれば、私もここまできたのですから、先生に手術してもらいたいです。先生が毎日来てくれるなら安心ですが……。

主治医：点滴は飲み薬に替えて、採血も最小限度にして、私が毎日Jさんのところに訪室すれば、転院しないし安心できるということですね。

Jさん：そうですね。それなら、まあ転院しなくてもいいです。看護師さんがすごく反省している気持ちは、彼女の態度を見れば分かりますし……。

主治医：転院もやめてくださって、彼女の気持ちも察していただいて、ありがとうございます。本当に申しわけありませんでした。医療費のことも伺っていますが、それに対しては今、どのように思っていらっしゃいますか。

Jさん：責任をもって治療をしてもらえれば医療費は払います。でも、何か後遺症があれば、その辺は分からないです。

主治医：分かりました。責任をもって安心な治療を行なえば、医療費はお支払いいただけるのですね。もちろん、後遺症など何かあれば分からないということですね。

Jさん：はい。

主治医：本日は、本当にお話ししていただいてありがとうございました。安心のできる手術や医療を提供するように、私たちも努力します。今回は本当に申しわけありませんでした。

Jさん：いや、もういいですよ。先生にそう言ってもらうとこちらも安心です。頭にきて転院するなんて言ってしまって、すみませんでした。先生、手術をよろしくお願いしますね。

主治医：はい。分かりました。

解答例・解説 ➔ p.296

引用・参考文献

1) ロジャー・フィッシャー，ダニエル・シャピロ『新ハーバード流交渉術』（印南一路訳），講談社，2006.
2) Pruitt DG, Rubin JZ, Kim SH, *Social Conflict : Escalation, Stalemate and Settlement*, 2nd ed., McGraw-Hill, 1994.
3) ハーレーン・アンダーソン『会話・言語・そして可能性―コラボレイティヴとは？　セラピーとは？』（野村直樹・他訳），金剛出版，2001.
4) アレン・E・アイビイ『マイクロカウンセリング―"学ぶ―使う―教える"技法の統合：その理論と実際』（福原真知子訳），川島書店，1985.
5) 斎藤清二『はじめての医療面接―コミュニケーション技法とその学び方』医学書院，2000.
6) J・L・オースティン『言語と行為』（坂本百大訳），大修館書店，1978.
7) 玉瀬耕治『カウンセリング技法入門』教育出版，1998.
8) 玉瀬耕治，石田恵利子：カウンセラーのうなずきの量に関する実証的研究，奈良教育大学教育研究所紀要（31）：157-169，1995.
9) 玉瀬耕治，石田恵利子：カウンセラーのうなずきの量と挿入位置の評定に関する研究，奈良教育大学教育研究所紀要（32）：137-146，1996.
10) Weisberg J, *Does Anybody Listen? Does Anybody Care?*, Medical Group Management Association, 1994.

IV

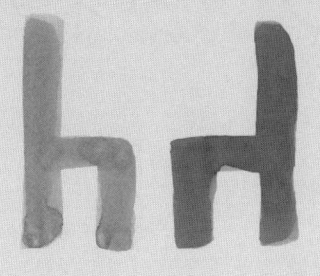

医療メディエーション・ロールプレイ

　本編では、これまでの検討を踏まえて、「Phase1：セルフ・メディエーション」「Phase2：現場対応メディエーション」「Phase3：専従メディエーターによる医療メディエーション」の順に、それぞれの固有の状況を想定しながら、事例の分析およびロール・プレイをやってみることにしましょう。

A Phase1: セルフ・メディエーション

> **POINT**
> - セルフ・メディエーションとは、患者と一対一で向き合うときの医療メディエーションのかたちである
> - セルフ・メディエーションでは、「解決」を急がず、患者が関係修復へ向けた対話の「構え」を構築できるようエンパワーすることに重点を置く

1. セルフ・メディエーションのポイント

　ここでは、事故発生時、患者からの苦情や説明要求が、関与した医療者に直接向けられてきたとき、あるいは院内医療メディエーターにもち込まれたとき、まず一対一で患者に寄り添って傾聴するような第一次的な対応を問題とします。患者は最初、「訴え」や「誠実な対応」を求めています。それを受け止め、関係修復への「構え」を構築していくことが、ここでのゴールです。

　すなわち、受容・共感による「受け止め」を通じて、感情的混乱の受け止めと認知の齟齬の拡大防止を目指すことになります。明らかに医療者側に非がある場合には、その点についての謝罪も必要です。また、不明な点については、調査を誠実に行なうことを伝えます。

　また、いくら原因が患者の誤解であり、合理的で客観的な説明が可能でも、それを繰り返したところで逆効果になる場合があります。それは医療者のフレームの押しつけになっていて、患者のフレームを受け止めていないからです。まずは受け止め、患者に気づきと認知変容への「構え」ができて初めて合理的な説明は有効となります。

　さらに、苦情や説明要求を受けた医療者自身が自らの心理をうまく管理することが大切です。一言で言えば、「自身の中に2つの人格をもつこと」です。自身の中に、まさに苦情や説明要求に直面した当事者である自分とは別に、そこから離れて客観的に状況を第三者的に見ている医療メディエーターとしての自分という視点ないしフレームをもつのです。

　これを**セルフ・メディエーション**と呼びます。

2. 事例で考える

　ロールプレイに入る前に、ある事例を分析してみましょう。この事例は、後ほど「Phase 2：現場対応メディエーション」「Phase 3：専従メディエーターによる医療メディエーション」の項目でも検討します。では、以下の事例を読み、その後に続く2つの展開例（激化編／受容編）と比較してみてください。

･･

救急外来での死亡事例その1：激化編／受容編に共通

　ある月曜の朝、Aさんは出勤前に自宅において狭心症発作に見舞われ、上腹部痛および心窩部痛を訴え、午前9時に自宅近くにあるB病院を妻Eと共に受診した。Aさんは以前から、狭心症のためにJ病院で定期的に検診を受けていたが、B病院のほうが自宅から近いので、今回は緊急性を考慮して、AさんがB病院を選択した。

　Aさんは救急車来院ではなく通常の来院であったが、新患受付にいたAさんのただならぬ容態を見たベテランの外来看護師長Xは、すぐに「医師を呼びなさい。患者を救急外来のほうへ回して、看護師は心電図をとり、医師の診察を受けさせるように」と指示した。同時に、緊急コールで内科外来担当のC医師へ連絡し、救急外来で診てほしいと連絡した後、病棟にも「緊急の入院があるかもしれないので、ベッドを確保してほしい」と依頼した。

　ところが、呼ばれて来た内科外来のD医師は、症状の治まったAさんと妻Eが話し込んでいる姿を一見して、先に心臓および腹部の超音波検査を受けさせたほうがよいと判断し、その旨をC医師に進言した。C医師は、X看護師長から救急外来で診察してほしいと連絡を受けていたが、日頃から信頼を置いているD医師の意見を採り、Aさんを診察せず、心電図より先に超音波検査を受けさせることにした。超音波検査室は2階にあり、そこに超音波検査担当の医師がいるため、C医師は外来診療を続け、その担当医に、「外科医と一緒に心臓と腹部を診てほしい」とだけ電話依頼した。

　Aさんは2階にある超音波検査室に入る前、妻Eに「少し苦しい気がする」と訴えたが、そのまま入室した。超音波検査室には電源が2つしかなく、超音波検査

| A　Phase 1：セルフ・メディエーション |　223

の機械以外には酸素の設備や心電計などもなかった。

　超音波担当の内科医と外科医の2人がAさんを迎え入れている最中、突然Aさんが狭心症発作を起こして苦しみ出した。Aさんは「大丈夫です」と言い、発作もすぐに治まった。内科医の連絡でC医師が来室。医師3人とAさんは検査を早く済ませることで合意し、検査を続けた。

　そのとき、Aさんが急に胸を押さえると同時に、苦悶顔貌（くもんがんぼう）を呈し、容態の急変を訴えた。医師らは慌てて救急応援を要請したが、蘇生のできる麻酔科医が駆けつけたときには、すでにAさんの心臓は停止していた。当時、B病院の超音波検査室には、救急の設備やカートはなかったため、麻酔科医が駆けつけるまで、医師3人は救命処置をすることができず、5分後に駆けつけたX看護師長やY外来看護師と共に救命処置を行なったが、救命し得なかった。

　妻Eは、超音波検査室の前で待っていたわずか15分の間に夫が死亡したことに疑問を抱き、「どういうことなんですか！」と医師たちの説明を求めた。しかし病院の上層部は、スタッフ全員に、「きちんと調査が終わるまでは、妻Eには何も説明せずに、そっとしておくこと。ほかの患者さんに動揺があるといけないので、通常の業務に戻るように」と指示した。

　悲嘆にくれる妻Eを見ていたX看護師長は、病院の指示どおり何も言わなかったが、突然の夫の死で途方に暮れている妻Eのそばに午後までいて、遺体や諸手続きについて伝えるなど、できるだけの誠意を示した。

　一方、C医師は通常の外来業務に戻り、午後になってから（急死後3時間経過）、妻Eに対して、Aさんに突然の心筋梗塞が生じて致死的不整脈になったことを説明した。妻Eは「夫の死についてもっと納得のできる説明をしてもらえるまで帰宅しない」と言っていたが、通夜や葬儀の手配もあり、C医師から説明を受けた後、夫と寝台車で帰宅した。C医師が説明したときは、X看護師長が立ち会って仲介をしたことで、Eさんも一応納得していた。

　X看護師長は、Aさんは急変がありうるケースであると来院時に察知していたことや、救急医療における病院の体制、超音波検査室の救急設備の不備などの問題点

をまとめ、今後同様の事故が起きないように、院内のメディカル・リスクマネジメント委員会に事故報告書を提出した。

　しかし、事故調査の結果、Aさんの急死と医師の判断や救命処置との間に因果関係はないとされ、仮に5分以内に救命処置ができていたとしても、致死的不整脈のためにAさんは死亡したと判断された。

　Aさんの初七日が終わり、妻EからX看護師長宛てに礼状が届いた。「病院に行ったときにはお声をかけていただき、そして、不安になったときにお電話した際は、ご親切に対応していただき、ありがとうございました。実は、私の家族の中には、夫が検査中に死んでしまったことについて、訴訟や苦情を申し立ててもいいのではないかという意見がありました。しかし、Xさんの対応のおかげで、初七日も過ぎた今、主人は何をしても亡くなったかもしれないと思えるようになりました。Xさんが温かく励ましてくださり、私の気持ちに寄り添ってくださったことで、主人は安心して天国に行けたのではないかと思います。本当にお世話になりました」と書かれていた。

･･･

　さて、この事例は医療安全や事故後の対応をめぐる様々な論点を含むものですが、本書の目的に沿い、事故後の医療メディエーションに焦点を合わせて考えていくことにしましょう。以下では、Phase 1：セルフ・メディエーション、Phase 2：現場対応メディエーション、Phase 3：専従メディエーターによる医療メディエーションを、この事例に即して見ていきます。

　まず、Phase 1：セルフ・メディエーションが生じる場面です。ここでは、上記の事例をもとにした展開例として、Aさんの死亡の直後に、内科外来のC医師がAさんの妻Eに説明する場面で考えてみましょう。まず、医師の対応が不十分なために、妻Eの感情が激化してしまう悪い例です。

救急外来での死亡事例その1（つづき）：激化編

　　　　死亡宣告の後。C医師と妻E。

妻　：死んだ、死んだですって？（泣きながら）どうして検査室に入ったとたんに死んだんですか？　また発作が起きたんですか？
医師：検査中に狭心症発作が起き、不安定狭心症から切迫急性心筋梗塞に至り、心不全をきたしました。胸部疾患のある方は突然亡くなられる場合も多いのです。
妻　：（医師をにらみつけて）発作が起きたに決まっています！　先生、その場にいらしたのに、なぜ、そんなに平然と「突然亡くなる場合も多い」なんて言えるんですか。なんて病院なの！　病院のくせに、発作を起こした人間を救えないのですか。何かしたんじゃないんですか。もう、どうしたらいいんですか。絶対にきちんと説明してもらいます。
医師：だから、説明させていただいています。検査中に突然、狭心症発作から心筋梗塞に至り、急死されたようなのです。詳しいことは解剖してみないと分かりません。
妻　：（表情を変えて）なんですって！　解剖ですって！　ほんの1時間前に朝御飯を食べていた人間が、具合が悪くなって病院に来ただけなのに……。突然、夫が死んだって聞かされてごらんなさい。本当に、それで患者の命を預かる医者なんですか。
医師：奥さん、落ち着いてください。私は、ご主人の亡くなられた状況を説明しているだけです。突然に亡くなられてショックかもしれませんが、奥さんが気をしっかりもたなくてどうするんですか。ご家族への連絡や、葬儀とか、いろいろおありではないですか。
妻　：落ち着けですって！　先生にとっては他人事なんですよ。突然、主人が亡くなったのに、落ち着けですって!?　気をしっかりもてですって!?　気はしっかりしています。もういいです。いったいどういうことなのか、ちゃんと説明してもらいます。こんなことって、ありますか！（泣きながら）言われなくても家族を呼びますとも。葬儀のことぐらい、頭に入っています。
医師：（無言）

妻　：こんなことなら、かかりつけの病院に行けばよかった。もしかしたら助かったかもしれない。家に帰りたいけれど、私がいない間に何をされるか分からないし、事実がうやむやになるかもしれない。ほかの先生にもきちんとお話をお聞きしたいんです。あなた、これは事故じゃないんですか？　あなたの態度で思い出しましたが、なぜ具合の悪い主人を2階の検査室まで行かせたんですか？　狭心症発作というなら心電図はとったんですか？

医師：私は外来診療を中断してきましたので、もう行かなくてはいけませんから。私を待っている患者さんもいますので。

妻　：なんですって。死んだ患者はどうでもいいのですか!?

医師：そうは言っていません。外来診療をしないと、ほかの患者さんに迷惑がかかるのです。

妻　：分かりました。もういいです、こんな病院。私は、これを問題にさせてもらいますから。きちんと説明してくれるまでは主人を連れて帰りませんから！

医師：（不機嫌に）では、失礼します。

妻　：外来の診療が終わったら、説明に来てください。みんなで待っていますから、いいですね、先生！

・・

　すでに医療メディエーションを学んだみなさんには、この対応のどこが問題かは、もうお分かりですね。

　ショックで感情が乱れているときに、いくら合理的な説明をしようとしても、それがたとえ正しい説明であったとしても、患者側の耳には入っていきません。むしろ不信感をあおり、認知の齟齬を激化させることになります。

　次は医療メディエーションによる対応の例を見ていきましょう。今度はもともとの事例の話に合わせて、X看護師長によるセルフ・メディエーションの場面を例にとります。

救急外来での死亡事例その1（つづき）：受容編

登場人物：妻Eと外来看護師長X

妻　：死んだ、死んだですって？　（泣きながら）どうして検査室に入ったとたんに死んだんですか？　また発作が起きたんですか？

師長：（妻の身体をゆっくりとさすりながら）発作が起きたのかもしれませんね。突然に亡くなられて、どういうことなのか分かりませんし、検査室に入ってすぐでしたから。

妻　：（師長をにらみつけて）発作が起きたに決まっています！　あなた、一緒にいたんでしょう！　先生は「容態が急変して、突然お亡くなりになりました」と言って、どこかへ行かれるし。私はここで、どうしたらいいんですか。なんて病院なの！　病院のくせに、発作を起こした人間を救えないのですか。何かしたんじゃないですか。もう、どうしたらいいんですか。絶対にきちんと説明してもらいます。

師長：（じっと、妻の目を見て）どうしていいか分からないですよね。私ではお役に立てないかもしれませんが、先生が説明に来られるまで、ここにいますから……。

妻　：（泣きながら）急に夫が死んだって聞かされてごらんなさい。どんな気持ちになるか……。ああそうだ、娘や息子にも連絡しなくっちゃ。いったいどういうことなのか、ちゃんと説明してもらいます。こんなことって、ありますか！

師長：（無言でうなずく）

妻　：こんなことなら、かかりつけの病院に行けばよかった。もしかしたら助かったかもしれない。ああ、葬儀とかどうしよう。一度家に帰ったほうがいいかしら。家に帰りたい。

師長：今はご主人の着物をきれいにして、お体を拭かせていただいています。もしよろしければ、ご自宅に帰ることもできます。ご自宅は近かったですよね。

妻　：そうです。この病院の目と鼻の先です。ああ、やっぱり、電話して娘に来てもらおうかしら。（涙を拭いて）とにかく、そうしよう。でも、何からすればいいのかしら。

師長：（メモを出して）もしよろしければ、私がメモをとりますので、持ってこられる物を書きましょうか。また、どんなことでも、手配についてなどお分かりにならないことがありましたら、お教えいたします。

妻　：そうね。そうします。師長さん、さっき、ここにいてくれるって言いましたね。ここにいてください。私、すぐに戻って来ますから。そして、ずっと、主人のそばに説明が終わるまでいてください。こんなことって、ないと思うんです。（泣きじゃくる）

師長：（無言でうなずきながら背中をさする）

妻　：（泣きながら）どうして、主人は急に死んだんですか。検査中、何かあったんでしょうか。

師長：（妻の手を握りながら）そばにいますからね。検査中のことはまだ分からないんです。ごめんなさい。

師長：（電話をかける）すみません。私はAさんの奥様のそばについていますので、私がやるはずだったご案内係は医事課の方にお願いします。

妻　：ちょっと行ってきます。（毅然として）私がしっかりしなくっちゃ。帰って来たら、師長さんのところへ行きます。主人のそばにいてやってください。私はすぐに戻って来ます。

師長：奥様が帰って来られるまで、ご主人のそばにいます。娘さんや息子さんにも、お知らせして来ていただきましょう。お心当たりの葬儀屋さんがいらっしゃるのであれば、ご連絡されてはいかがでしょうか。まずは、奥様がご主人のそばにいられるように、準備していきましょうか。

妻　：そうですね。ええ、そうします。先生の話をきちんと聞くまでに、やることをしておかなくっちゃね。でも、検査中に死んだなんて、なんて説明していいか分かりません。師長さん、ごめんなさい、気が動転して。とにかく行ってきます。

（20分後、妻E、再び病院へ）

妻　：ああ、師長さん。待っていてくださったんですね。すみません。新しい着替えを持ってきました。子どもたちもすぐ駆けつけるそうです。葬儀屋は家から手配しました。主人はどうですか。

師長：奥様が戻られてからと思いまして、まだこちらにいらっしゃいます。これからお着替えをさせていただいて、霊安室に行っていただきます。一緒にお手伝いさせてください。

妻　：（うなずきながら）はい。子どもたちはどうしましょうか。

師長：ご家族を待ってからまいりましょう。
　　　（2人で新しい着物に着替えさせる。）
妻：主人は本当に突然亡くなったんです。（泣いて夫の体を揺さぶりながら）あなた、どうしたの？　苦しかった？　こんなに急に……。私はどうしたらいいの。
師長：（合掌して一礼）私は少し外にいますね。お別れが済みましたら、お教えください。

・・

　いかがでしょうか。X看護師長は、妻Eの説明を求める強い調子の言葉に直接応答するのではなく、その言葉の背後に潜んでいる混乱や悲嘆にこたえるような対応を心がけています。そしてできる限り、まずは感情的混乱が少し落ち着いて、状況を自分なりに冷静に見ることができるようになるまでエンパワーしています。

　もちろん、医師の場合には患者・家族側の説明要求がより強く、看護師長の場合には説明は医師に委ねてエンパワーに徹することができるという違いはあります。初期対応、特に死亡時の説明のような場合には、そうした職種による役割分担と対応の順序を考えることも必要でしょう。しかし同時に、医師による説明の場合であっても、X看護師長が示したようなエンパワメント・スキルを用いることによって、もっとスムーズな対話が可能になることは忘れてはいけません。

　では次に、これと異なる事例で、Phase 1：セルフ・メディエーションのロールプレイをやってみましょう。

WORK ● 19 ロールプレイ「医師のカルテ取り違え」

　まず３人一組になって、医療者役、患者役、観察者役を決めてください。

　次頁以降に医療者用情報、患者用情報、観察者用評価シートがあります。医療者役の人は医療者用情報（→p.232）、患者役の人は患者用情報（→p.234）のみを見るようにして、相手役の情報は見てはいけません。観察者役の人は、観察者用評価シート（→p.236）のみを手に、両者の対話を観察してください。

　それぞれ情報の内容を頭に入れたら、最初に患者役から医療者役に対して苦情を述べ、医療者役は様々なスキルを念頭に置いて応答してください。観察者役の人は、対話に加わってはいけません。観察に徹し、医療者役の人がどのようなスキルを用いたか、評価シートを活用して評価してください。また、双方の話を聴きながら、IPI展開による認知構造マッピングをしてみてください。今回、観察者役は対話に加わりませんが、医療メディエーターになったつもりでマッピングしてみてください。

　では、始めましょう。役になりきることが大切です。

> **医**療者用情報

　多忙な時間帯の外来。K医師は机に置かれたカルテに従って患者Iさんに説明していたところ、Iさんから「それは私のカルテじゃありません。先生、私のこと、ちゃんと前の先生から聞いてないんですか！」とクレームを申し立てられた。

● K医師の言い分

　看護師が机の上にカルテを置いていったので、それを次の患者のカルテだと思ったんだ。今日は遅刻したし、外来患者も多くてイライラしていた。だいたい、まだこの病院に来て日が浅く慣れていないのに、入院患者も多いし新患もどんどん回されるし、参ってしまう。ちょっと間違っただけだし、何もなかったんだからいいじゃないか。

　そりゃあ私だって、自分の患者さんにはじっくりと取り組みたいと思っているよ。でも、これだけ多忙過ぎると、全部の患者の申し送りなんて聞けない。カルテを読むしかないんだから。この患者さんのことも、何となくしか覚えてない。

MEMO

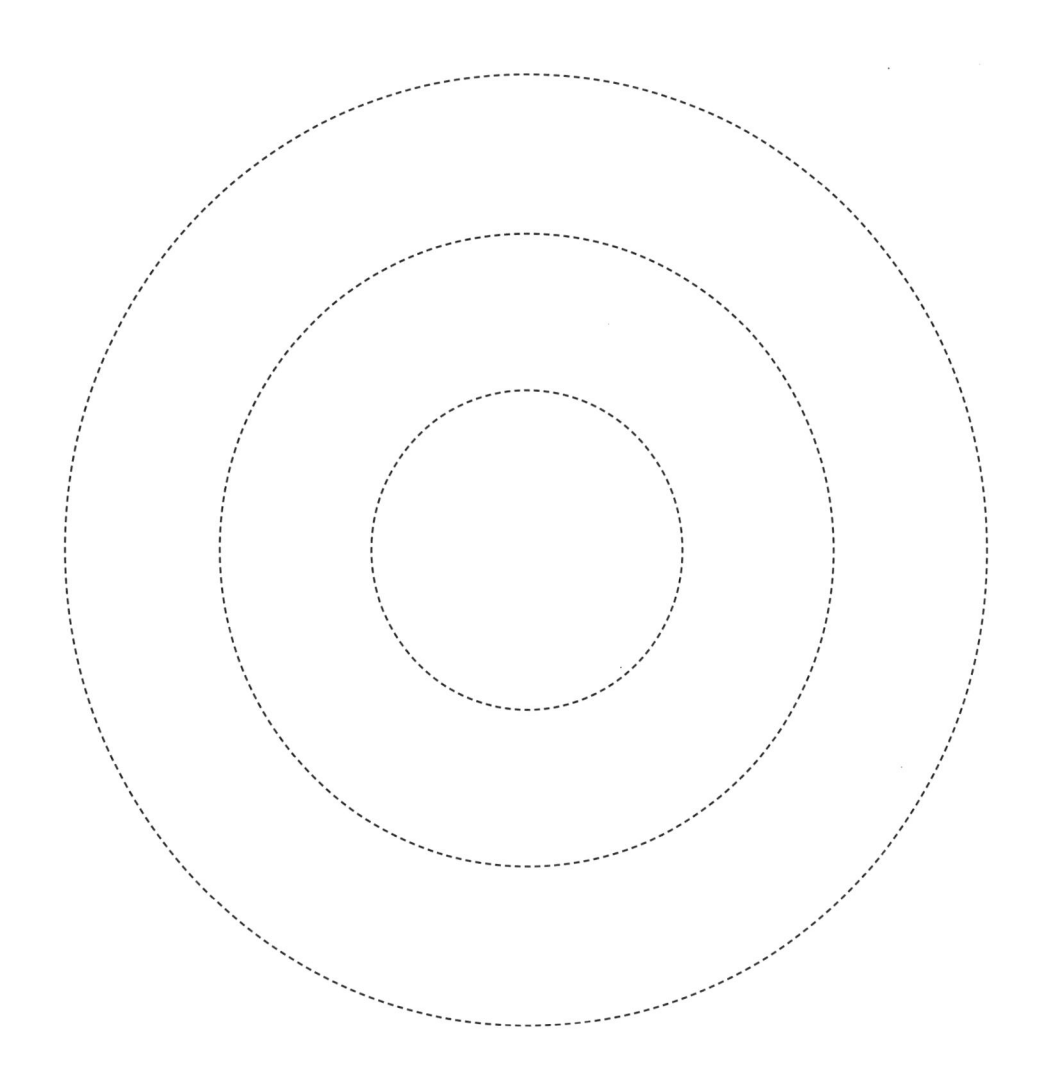

患者用情報

　多忙な時間帯の外来。K医師は机に置かれたカルテに従って患者Iさんに説明していたところ、Iさんから「それは私のカルテじゃありません。先生、私のこと、ちゃんと前の先生から聞いてないんですか！」とクレームを申し立てられた。

●患者の言い分

　だいたい、今度来たこの新任の医者は、私の顔を見て話さないし、データだってきちんと把握していない。私は自分の病気についてはしっかり勉強しているつもりだ。「私のデータはそんな数値じゃない」と思いながら黙って聞いていたら、全然違うカルテで説明しているのに気がついた。いったい患者を何だと思っているんだ！　前の先生は、きちんと申し送るって言っていたのに。本当にこの医者はどうかしている。だいたい病院というところは、何時間も患者を待たせておいて診察はあっという間なんだから。もう少し、時間をとって患者を大切に扱うべきだ。

MEMO

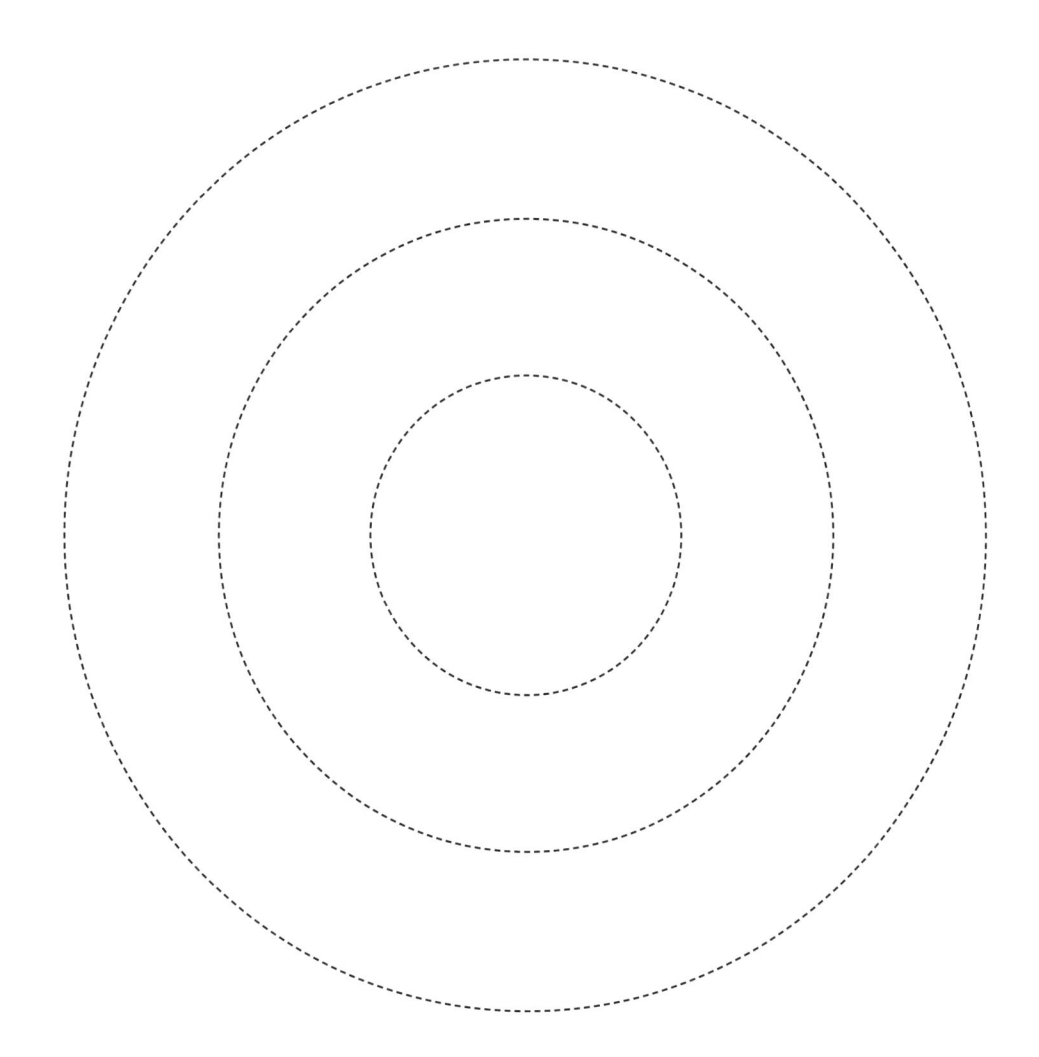

観察者用

〈評価シート〉

スキルの種類	コメント

WORK●20 ロールプレイ「納得のいかない部屋移動」

まず3人一組になって、医療者役、患者役、観察者役を決めてください。

次頁以降に医療者用情報、患者用情報、観察者用評価シートがあります。医療者役の人は医療者用情報（➔p.238）、患者役の人は患者用情報（➔p.240）のみを見るようにして、相手役の情報は見てはいけません。観察者役の人は、観察者用評価シート（➔p.242）のみを手に、両者の対話を観察してください。

それぞれ情報の内容を頭に入れたら、最初に患者役から医療者役に対して苦情を述べ、医療者役は様々なスキルを念頭に置いて応答してください。観察者役の人は、対話に加わってはいけません。観察に徹し、医療者役の人がどのようなスキルを用いたか、評価シートを活用して評価してください。また、双方の話を聴きながら、IPI展開による認知構造マッピングをしてみてください。今回、観察者役は対話に加わりませんが、医療メディエーターになったつもりでマッピングしてみてください。

では、始めましょう。役になりきることが大切です。

> **医**療者用情報

　Bさんは個室に入院していたが、今までに2回も、重症の患者が入るという理由で個室から出されていた。今回も部長（医師）から個室を使用したいという申し出があった。主治医はBさんに「明るい窓際のベッドが空き次第、移動させてくれるなら、さしあたり廊下側のベッドでもよい」と納得してもらい、大部屋の廊下側のベッドに移ってもらった。

　翌日、同室の窓際のベッドにいた人が退院することを知ったBさんは、早朝来室した主治医に申し出て、約束どおり窓際のベッドへの移動を許可された。Bさんは、3日後には別の個室が空くので、そちらに移動する予定だが、それまでの短期間でもプライバシーが保ちやすい窓際がよいとのことであった。

　ところが、同じ病室の別の患者Sさんも、以前から窓際のベッドを病棟看護師長に希望しており、先着順だと次はSさんが窓際に移ることになっていた。そこで病棟看護師長は、部屋係のK看護師に指示し、Sさんを窓際のベッドに移動することにした。

　Bさんも病棟看護師長の説明にいったん納得して、3日後まで廊下側にいることを了承したが、どうして個室入室者である自分がこんなに部屋を移動しなければならないのかと不満に思い、担当のK看護師にクレームを言い出した。

● K看護師の言い分

　だって、部長が急に重症患者が入院するので個室用意しろって言うんだから仕方ないでしょ。ハイケアユニットだって回復室だって満床だし、落ち着いているBさんぐらいしか大部屋に移動できないんですもの。

　確かにBさんは個室希望者だから、プライバシーの確保は必要だし、明るい窓際のほうがいいに決まっています。それにBさんにしたら、何日か続けて嫌な思いをされたんでしょうけれど、それは仕方ないじゃない。Bさんは病状が落ち着いているんだから。環境が悪くなるかもしれないけれど、入院している以上はこちらの指示を守ってもらわないと。それに、重症度、看護必要度、リハビリテーション必要度といった医療上の事由を優先しないと、病棟管理はできないじゃない。

著作権法により無断複製・転載等は禁止されております。

MEMO

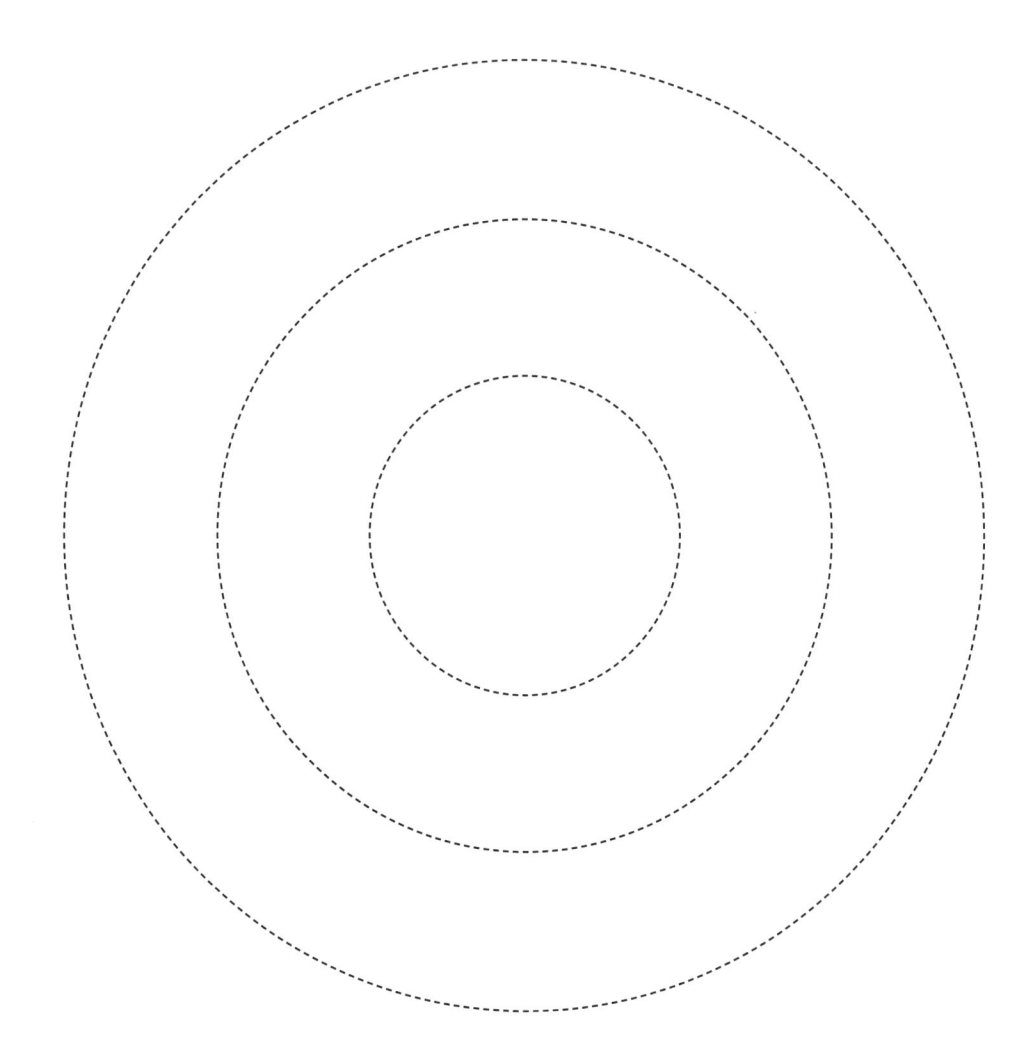

患者用情報

　Bさんは個室に入院していたが、今までに2回も、重症の患者が入るという理由で個室から出されていた。今回も部長（医師）から個室を使用したいという申し出があった。主治医はBさんに「明るい窓際のベッドが空き次第、移動させてくれるなら、さしあたり廊下側のベッドでもよい」と納得してもらい、大部屋の廊下側のベッドに移ってもらった。

　翌日、同室の窓際のベッドにいた人が退院することを知ったBさんは、早朝来室した主治医に申し出て、約束どおり窓際のベッドへの移動を許可された。Bさんは、3日後には別の個室が空くので、そちらに移動する予定だが、それまでの短期間でもプライバシーが保ちやすい窓際がよいとのことであった。

　ところが、同じ病室の別の患者Sさんも、以前から窓際のベッドを病棟看護師長に希望しており、先着順だと次はSさんが窓際に移ることになっていた。そこで病棟看護師長は、部屋係のK看護師に指示し、Sさんを窓際のベッドに移動することにした。

　Bさんも病棟看護師長の説明にいったん納得して、3日後まで廊下側にいることを了承したが、どうして個室入室者である自分がこんなに部屋を移動しなければならないのかと不満に思い、担当のK看護師にクレームを言い出した。

● 患者Bの言い分

　だいたい、この病院は入院患者を何だと思っているんだ！　部屋移動に関しては、よい環境やプライバシーの確保など、患者には権利があるはずだ。きちんと病棟全体として考えて、不公平のないようにしてもらわないと。

　それに昨日、病院側の言うことを聞き入れて個室から大部屋に移動させられた患者が、大部屋でもまた不利になるなんておかしいよ。こっちは、主治医に窓際のベッドへ移動することを約束してもらったうえで、個室から移動したんだ。そうでないと個室から出るもんか。

　だいたい、入院時のオリエンテーションで、看護や治療を行なううえで、個室入室者でも部屋を移動する可能性があることくらい説明しておくべきだよ。こんなに部屋移動が多くちゃかなわない。どうにかすべきだ。もっと患者に親切になってもらわないと困るし、不公平なやり方はもってのほかだ。

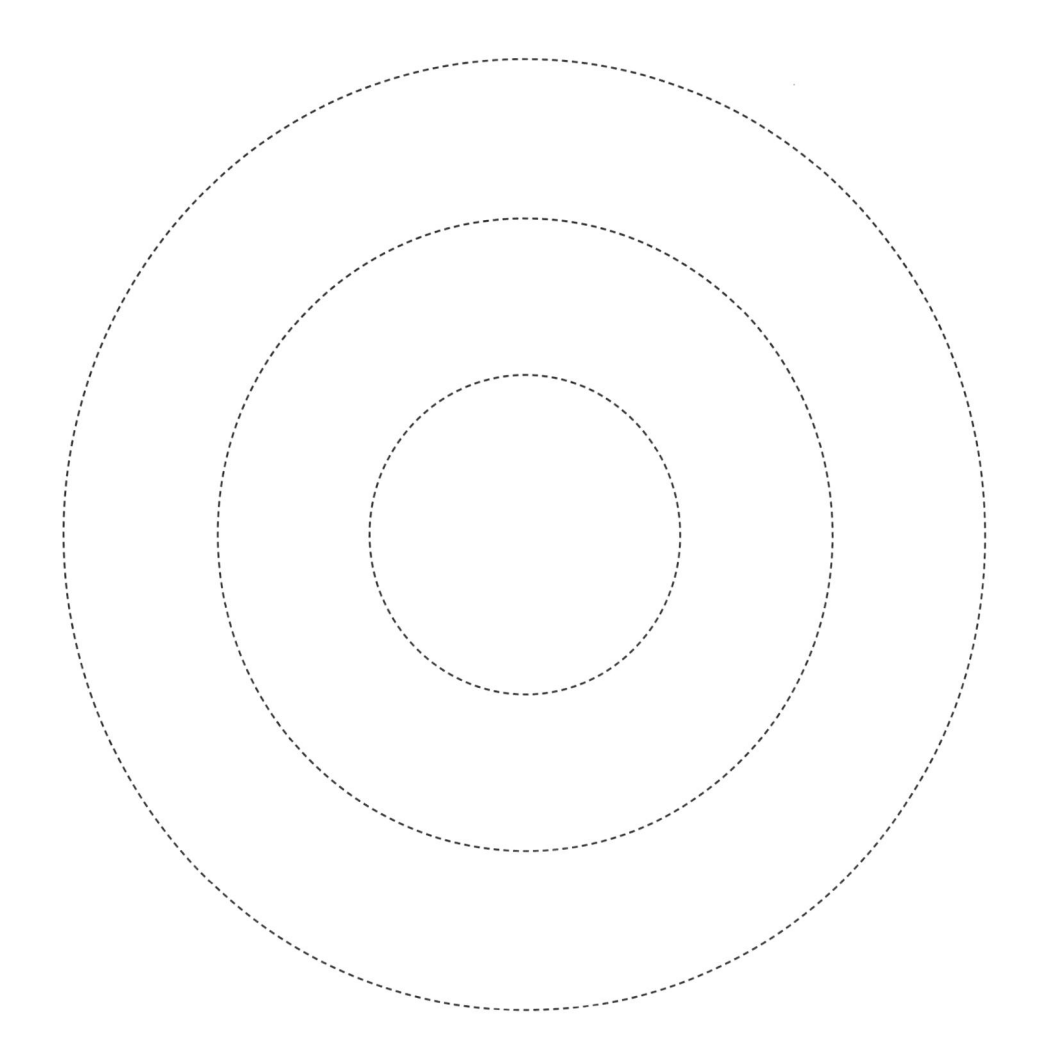

MEMO

観察者用

〈評価シート〉

スキルの種類	コメント

B Phase2: 現場対応メディエーション

> **POINT**
> ●現場対応メディエーションでは、問題が生じた初期時点で、現場に身近なスタッフ（看護師長やリスクマネジャーなど）が医療メディエーターの役割を果たす
> ●現場対応メディエーションでは、「解決」を急がず、患者側と医療者側が解決へ向けた対話の「構え」を構築できるようにかかわっていく

1. 現場対応メディエーションのポイント

　ここでは、一対一ではうまく対話が進まなかった状況、ないし最初から第三者的な介入があったほうがよい医療事故などの場合を想定しています。後者の場合は、まだ事故調査が進んでいない段階の、ごく初期の対応としての医療メディエーションです。

　実施者としては、専従の医療メディエーターではなく、医療メディエーションを学んだ現場の看護師長や主任看護師、リスクマネジャー、医療ソーシャルワーカーなどの医療者を想定しています。

　この段階は、次のような特徴をもっています。

・事実関係がまだ十分に明らかでない。
・患者・家族側の感情的コンフリクトが強い。
・かかわった医療者側の感情的混乱が強い。
・患者側が本人・家族など多様で、キーパーソンが明らかでない。
・医療者側にも事故をめぐり見解の相違や利害の対立が見られる。

　こうした不安定な状況の中で、当事者の感情的混乱を受け止め、認知の齟齬のエスカレートを避け、気づきと認知変容へ向けた「構え」を築いていくことが医療メディエーターの目標となります。

　一つの事故や苦情をめぐって、関係当事者や生じるコンフリクトの内容は多様で

す。患者側では、本人以外に家族や親戚、知人などもコンフリクトの展開にかかわってくる可能性があります。医療者側も、一つの事故に多くの医療者や部署がかかわっている場合があります。したがって医療メディエーターは、初期対応の場面では患者対医療者という構図にとどまらず、多方向で話を聴き、対話を促進していかなければならない場合が出てきます。患者−家族間の見解の相違を調整したり、医療者間の立場の相違を克服したりするために、多元的医療メディエーションを行なわなければならないのです。

　大変困難な作業ですが、それぞれの当事者内部に存在する意見や考えの相違について、医療メディエーションによってあらかじめ事前の調整がなされていると、患者側のキーパーソンも確定されますし、事故調査に向けた医療者すべての協調的協力の基礎もできることになります。

　また、医療メディエーションは医療メディエーターと両当事者による三角形の構造が基本なのですが、この初期段階では真の当事者が同席しない場合も少なくないでしょう。事故にかかわって非常に混乱している医療者側の当事者を、いきなり感情的に混乱している患者側と向き合わせることは困難を伴います。それに、状況にもよりますが、院長など最終的な意思決定権をもつ人が、いきなり患者側と直接交渉することも、いろいろな問題があるでしょう。

　そこで、患者側と医療者側（本人であれ管理職であれ）が同席する前の段階で、医療メディエーターの役割を担う医療者が患者側のみと向き合う場合も出てきます。この場合、構造は一対一ですが、それでも医療メディエーターとしての役割を果たすことは可能です。すなわち、患者側の話を受け止めながら、同時に「味方」でも「医療者側」でもなく「橋渡し役」としての信頼を得られるように、対話を進めていくのです。これまでに学んだ医療メディエーション・スキルは、こうした状況でも有効です。しかも、「味方」よりも「橋渡し役」として信頼されるほうが、最終的には本当の意味で患者側の力になることが多いのです。このように、現場対応メディエーションでは、場合によって、一方の当事者の欠けた片面的医療メディエーションのかたちをとることになります。

　また、この段階では、いまだに感情的な混乱も大きいため、最初の医療メディエーターのあいさつも簡略に行なわざるを得ない場合が多いでしょう。さらに、実際に患者側と医療者側の対話が始まる際にも、双方の話を順番に一方ずつまとめて聴くといったような、医療メディエーションの基本的なパターンをとることは難しいかもしれません。そうしたパターンを無理に守ろうとするのではなく、医療メディエーターは臨機応変に対話の流れや感情の流れを読み取りながら、その中から対話を促

進するきっかけを探していかなければなりません。

　加えて、医療メディエーターも医療機関のスタッフですから、橋渡し役としての不偏性について疑念をもたれることが多いでしょう。不偏性は難しい概念ですが、ここでは**形式的中立性**と**過程的中立性**を区別して考えてみましょう。

　形式的にも中立の位置にある完全な第三者であれば、当初は中立と認識されるでしょう。しかし、その行動や見解が少しでも一方に偏れば、その時点で中立性への信頼は失われます。これに対して過程的中立性とは、実際に対話する中で実質的に偏りのない姿勢を示し、プロセスの中で中立的かかわりへの信頼を創っていくことです。いわば形式でなく実質的な中立性です。院内医療メディエーターは形式的中立性には欠けていますが、実質的な不偏性をかかわりそのものの中で創っていくことになります。そこで構築された信頼は、簡単に揺らぐことはありません。そのためにも、やはり傾聴し、内容を受け止め、エンパワーしながら自己の認知フレームへの「気づき」を促進していくことが基本となります。

　ではまず、事例を検討してみましょう。うまく現場対応メディエーションができている例です。Phase 1 の事例で登場した X 看護師長による「セルフ・メディエーション」の「よい例」を経て、数時間後に担当医師 C が説明を行なう場面です。C 医師は、「セルフ・メディエーション」の「悪い例」のような対応はしていなかったことを前提とします。

2．事例で考える

救急外来での死亡事例その2：拡大防止編

登場人物：妻 E とその家族、外来看護師長 X、医師 C
＊直接対応時に妻 E と信頼関係を構築している看護師長 X が医療メディエーターの役割を担う。

　　　午後の説明時、検査中に医療事故があったのではと、家族が詰め寄っている。

師長：A さんの急死の状況について、担当医師から説明していただきます。私は、外来看護師長の X です。午前中、奥様と一緒におりましたので、今回も同

席させていただき、ご家族が納得のいくような話し合いにしてまいりたいと思います。奥様には、突然のご主人の死に当たり、お悔やみ申し上げます。まず奥様から、医師に説明を求められた理由を率直にお話しいただけますか。

妻　：朝、主人の具合が悪くて、かかりつけの病院に行こうと思ったんですが、とても具合が悪そうなので、自宅から近いこちらの病院に診察を受けに来たんです。本当は救急車を利用して来ようと思ったんですが、主人が「歩いて5分の病院だから大丈夫」と言うから歩いて来たんです。そうしたら、検査中に死んだと聞かされたんです。突然、検査を待っているときに、死んだと聞かされたんです。（涙ぐんで）どうして、検査室に入ったとたんに死んだんですか。

師長：ご主人の死因に疑問に思っておられるのですね。（医師に向けて）いかがですか。（以下、しばらく師長は介入せず、当事者の話が進むのを見守る）

医師：はい。検査中に狭心症の発作から急性の心筋梗塞を起こし、心不全に至りました。心臓の悪い方は、突然亡くなられる場合も多くあります。

妻　：（医師をにらみつけて）発作が起きたとき、先生はそこにいたのに、なぜ、そんなに平然と、突然亡くなる場合も多いなんて言えるんですか。病院のくせに、発作を起こした人間を救えないのですか。検査中に何かしたんじゃないんですか。

医師：検査中は注射も何もしていません。大変申しわけなかったのですが、そんな余裕がないほど急に致命的な狭心症発作を起こしたのです。救急のコールをして救急処置をしようとしたときには、もう心肺停止状態でした。

妻　：心臓マッサージとか、できるだけのことはしてくださったんですか。第一、主人はちゃんと診察もされず、顔を見られただけで検査室へ案内されたんですよ。かかりつけの病院もあったのに、急に具合が悪くなったから近いほうがいいと、この病院に来たのに、診察もちゃんとしてもらえずに……。突然、検査中に主人が死んだって……。それに先生は、最初いなかったじゃないですか。それでも患者の命を預かる医者なんですか。

医師：心臓マッサージをするにはしましたが手遅れでした。診察をしなかったのは事実です。しかし、外来看護師からの連絡を聞いて、私は大丈夫だろうと思いました。

息子：「大丈夫だろう」で診察をしないで、狭心症の持病がある患者を、それも朝に発作を起こしているのに2階の検査室まで歩かせたんですね。ここに来る前に友人の医師に聞いたら、普通はまず心電図をとるはずだと。心電図は

とったんですか。
医師：心電図はとっていません。しかしあの状況では……。心臓の超音波検査のほうが診断には有益と考えました。もし心電図をとっていても、ご主人を救命するのは難しかったです。
師長：狭心症発作を起こしたご主人を救命できたかどうかについては、状況を考えると、心電図をとっていても難しかっただろうということですね。
医師：そうです。
師長：救命できなかったことに対してはどう思っていらっしゃいますか。
医師：医師としてできるだけのことはしたとしても、結果的に救うことができなかったことは、本当に申しわけないと思っています。致死的不整脈ではありましたが、もっと手を尽くすことはできなかったか、2階の超音波検査室にも電源設備や救急カートなどが整備されていれば、結果は変わらないとしても、ご家族の方にもっとご理解いただける処置ができたのではないかと思います。自分でも非常に悔しい思いをしています。
師長：先生は、救命に当たって、救急の設備が十分でなかったことが残念だと思われているんですね。
医師：はい。致死的不整脈でも、結果は変わらなくても、少しでも死と闘うことができたのではないかと思います。
師長：（医師に向かって）先生は少しでも死と闘うことができたのではないかと思っておられるわけですね。（妻に向き直って）奥様、ご家族の方々、このことについて何か思うことがあれば、どうか、おっしゃってください。
妻　：でも、結局、主人は死んでしまったんですから……。
息子：救急の設備があったとしても、助からなかった発作だったのですか。
娘　：何をしても父は助からなかったんですか。
医師：はい。でも、救急の設備があれば、結果は変わらなくても、医師として少しでも、ご主人と一緒に死と闘うことはできたのではないかということです。お気持ちを考えると、本当にご冥福をお祈りするばかりです。
妻　：でも、そう言われるにしては、先生はそのまま外来の診療に行ってしまわれましたよね。
師長：先生が外来診療に行ってしまったことを疑問に思っておられるのですね。
妻　：そうなんです。
師長：先生、いかがですか。
医師：申しわけありません。決して、ご主人や奥様をないがしろにするつもりはな

かったのですが、病院の診療体制としてやむを得なかったのです。
師長：病院の診療体制に従うため、その場を離れざるを得なかったということですね。
医師：はい。あのときはゆっくりと説明する時間がなく、本当に申しわけないと思っています。
師長：奥様、ご家族の方々、先生や私どもは、ご主人を救命できず、悔しいと思っています。先生も、時間がなかったためにゆっくりと説明できず、やむを得ずその場を離れたということです。これに対してはどのように思われますか。
妻：先生の言われるのは……言い逃れではないんですか。
医師：決してそんなことはありません。ただ、救命できず本当に申しわけありません。（頭を垂れて）心からお悔やみ申し上げます。
師長：心から申しわけないと思われているんですね。
医師：はい。
妻：謝られても、主人は帰って来ないんです。でも、状況は分かりました。致命的な不整脈の発作を起こして心筋梗塞になり、どうしても救命できなかった急死だということですね。どこの病院に行っても同じだったのでしょうか。
医師：もう少しなら延命できた可能性はあるかもしれませんが、分かりません。救命できたかどうかについては、それはどこの病院であっても難しいだろうと考えます。
師長：厳しい状況だったということですか。
医師：はい。延命治療を十分にできなかったことは悔しく思っています。
妻：そうですか。分かりました。
師長：「分かりました」というお言葉をいただきましたが、ご家族から、何かほかに聞いておきたいことや、納得がいかないことはございますか。
妻・娘：厳しい状況であったということは分かりましたが……。
息子：救急設備のことが気になります。先生がそういう気持ちをもっていたことは分かりました。けれど、設備が整っていたら……と思います。救命できなかったとしても、やはり父にできるだけのことをしてやってほしかったのです。そこは納得がいきません。
師長：救命が難しい状況であったこと、先生は手をこまねいていたわけではなく、また何か事故があったのではないということはお分かりいただけた。しかし、救急設備のことが納得がいかないということでよろしいですか。
息子：はい。

妻・娘：（うなずく）
師長：救急設備については、また次回、お話しする機会を設けさせていただきます。こちらも病院の上層部に報告しておきたいと思います。その点を除いて、今日はご主人のお亡くなりになられた状況についてご説明をさせていただきましたが、この救命できない急死が起きた状況について、ご家族の皆様、いかがでしょうか。何か、聞きたいこと、おっしゃりたいことはございますか。それともこれでよろしいでしょうか。
妻・家族：はい、急死の状況については分かりました。
師長：先生も、救命できない急死が起きた状況について、よろしいでしょうか。
医師：はい。
息子：救急の設備についてはしっかりとお聞きしたいです。
師長：はい、承知いたしました。私は外来看護師長ですが、今回の件にはずっとかかわらせていただいておりますので、医療安全部の室長とも相談して、私からこれからもきちんとご報告したいと思います。
妻：私は、いろいろと人が代わるのは嫌なので、師長さんにはずっとかかわってもらいたいです。
師長：承知いたしました。今後も同席を心がけ、そのほかにもご相談に乗ってまいります。何かご不明な点、あるいは再度話をお聞きになりたいことがあれば、いつでもご相談ください。
（次回の日程を決めた後）それでは、本日はご遺族のみなさま、先生、お忙しいところ、ご出席いただきありがとうございました。ご主人のご冥福を心からお祈りし、本日の話し合いを終了したいと思います。本日はどうもありがとうございました。

　この事例では、まだ患者側の感情的コンフリクトが強く、それを受け止めて応答していくことがポイントになっています。ですから、医師の説明が始まってすぐに患者側が反論していくのを遮らず、そのまま流れをフォローしています。
　また、医療メディエーターは、合理的な説明より、医師の「一緒に死と闘おうとする気持ち」に対話の焦点を合わせようとしています。感情的に混乱した患者側にとって、急死についての医学的な説明を受け容れるためには、まず医療者の態度や気持ちこそが前提になるからです。医師の態度や気持ちに関する不信が払拭されない限り、いかに合理的な説明でも患者の心には入っていかないのです。

もちろん、この展開例は教材として扱いやすいように一定の長さに話を圧縮しています。現実には、医師の態度や気持ちの問題が扱われた後で、超音波検査室で起きた事実の経過や医学的な評価について、さらに説明が求められることになり、対話が継続していくでしょう。しかし、そこでも、医療メディエーターの初期の方針が底流となって効果を及ぼしてくるはずです。

　なお、ここでは救急設備の問題が積み残しになっています。すべてを一気に解決しようとするのでなく、この現場対応メディエーションの段階では、あくまで解決へ向けて落ち着いた対話への「構え」を患者・家族側に作ってもらうことが目的です。無理をせず、解決へ向けて対話すべき問題を確認する、この段階での医療メディエーションは、それだけで成功と言えるのです。

　では、Phase 2：現場対応メディエーションのロールプレイをやってみましょう。

WORK ● 21　ロールプレイ「がん告知をめぐる争い」

　まず3人一組になって、医療者役、患者役、医療メディエーター役を決めてください。

　次頁以降に医療者用情報、患者用情報、医療メディエーター用情報があります。医療者役の人は医療者用情報（→p.252）、患者役の人は患者用情報（→p.254）、医療メディエーター役の人は医療メディエーター用情報（→p.256）のみを見るようにして、ほかの人の情報は見てはいけません。医療メディエーター役の人は、自分用の情報のほか、当事者役双方の対話を手がかりに対応します。

　それぞれ情報の内容を頭に入れたら、医療メディエーター役の人が口火を切って対話を進めてください。医療メディエーター役の人は様々なスキルを念頭に置いて対話を進めます。

　では、始めましょう。役になりきることが大切です。

医療者用情報

　看護師のMさん（50歳）が右下腹部に痛みを感じて、ある年の1月、B病院を受診した。検査の結果、胆嚢がんが疑われたが、U医師はMさんに「胆石が重く、早急に手術が必要なので、すぐ入院をするように」とだけ説明した。Mさんは、家庭、仕事、海外旅行などの都合を優先して予約を先送りにしたうえ、いったん済ませた入院予約も取り消して来院しなかった。6月になって、激痛のためほかの病院に入院したときには、がんは進行しており摘出できず、手遅れであり、Mさんは12月に死亡した。

　Mさんの夫は、最初の受診時にがんの疑いがあることを伝えていれば、またはMさんが入院を延期しているときに連絡してくれていれば、ほかの展開が可能になり、完全治癒は無理でも5年間は生存することができたはずだとして、B病院に行き、当時の主治医であるU医師に詰め寄った。そこで、現場対応メディエーションの技法を勉強したことのあるリスクマネジャーが間に入って、両者の話を聴くことにした。

●医師の言い分
　だいたい、今さら何だっていうんだ。自分が入院予約を取り消して海外旅行に行ったくせに、がんで死んだのはこちらの責任だって言うんだからたまらないよ。見つかったときには手遅れで何もできない人もたくさんいるんだし、海外旅行に行けたんだからいいじゃないか。職業が看護師だからって、何でも伝えて大丈夫というわけではない。中には、がんを告知されて精神に障害をきたす患者さんだっているんだから。確定診断じゃなかったんだし、思い違いで言わなかったことを家族にも考慮してほしい。こっちは忙しいし、家族に入院の件や病状の件でいちいち電話する暇はないよ。謝らなかったからどうのこうのと言われても……。

　確かに「がんの疑いがあることを伝えていれば別の展開もあったかな」「気の毒だったな」とは思うけれど、亡くなった直後には何となく気まずくて会いに行けなかったんだ。その辺は分かってほしい。それに弁護士からも謝るなと言われていたし……。しかし、やはり連絡すべきだったかなあ。お見舞い金くらい出してもいいとは思うけれど、出すのも変だろうし。世間的に罪を認めたことになるようだしなあ。

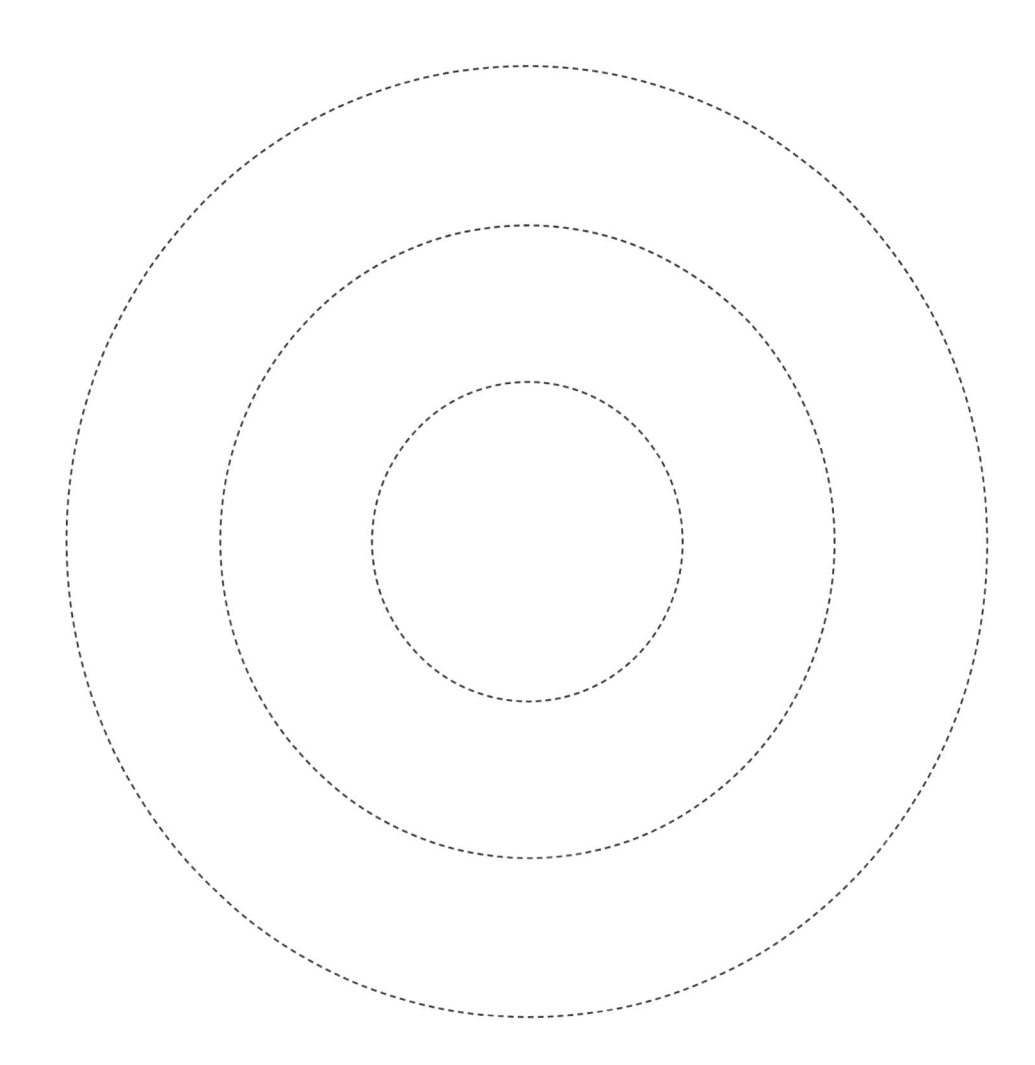

MEMO

患者用情報

　看護師のMさん（50歳）が右下腹部に痛みを感じて、ある年の1月、B病院を受診した。検査の結果、胆嚢がんが疑われたが、U医師はMさんに「胆石が重く、早急に手術が必要なので、すぐ入院をするように」とだけ説明した。Mさんは、家庭、仕事、海外旅行などの都合を優先して予約を先送りにしたうえ、いったん済ませた入院予約も取り消して来院しなかった。6月になって、激痛のためほかの病院に入院したときには、がんは進行しており摘出できず、手遅れであり、Mさんは12月に死亡した。

　Mさんの夫は、最初の受診時にがんの疑いがあることを伝えていれば、またはMさんが入院を延期しているときに連絡してくれていれば、ほかの展開が可能になり、完全治癒は無理でも5年間は生存することができたはずだとして、B病院に行き、当時の主治医であるU医師に詰め寄った。そこで、現場対応メディエーションの技法を勉強したことのあるリスクマネジャーが間に入って、両者の話を聴くことにした。

●患者側（夫）の言い分

　だいたい、がんならがんだと言ってくれないから、妻は亡くなってしまったんだ。妻は看護師だったんだから、確定診断でなくとも伝えてくれるのが普通だろう。あいつはこれまで家庭と仕事とを両立してきて、娘も嫁ぎ、やっとこれから夫婦で楽をするはずだったのに……。考えれば考えるほど、あのUという医者のほうがおかしい。だいたい、話し合おうとしても表に出てこないし、病院のほうも弁護士に任せているの一点張り！　誠意がまったく見られないから、こっちも頭に来て訴訟まで考えているんだ。やっと話し合いに応じることになったが、もし妻のことをないがしろにするような発言が少しでもあれば、訴えてやる！

　もっと説明があれば、せめて家族にだけでも告知してくれていたら、きちんと最期まで看てやれたのに……。悔しくて、腹が立ってたまらない！　あいつが不憫でたまらないんだ。がんの疑いがあったんだから、そういう患者が入院を取り消したんなら、次の診察のことでもいいから電話してほしかったよ。二度とこんな思いをしないでいいように、ほかの患者さんのためにもきちんと説明してもらい、対応を聞きたい。それがあいつの供養にもなるんだ。

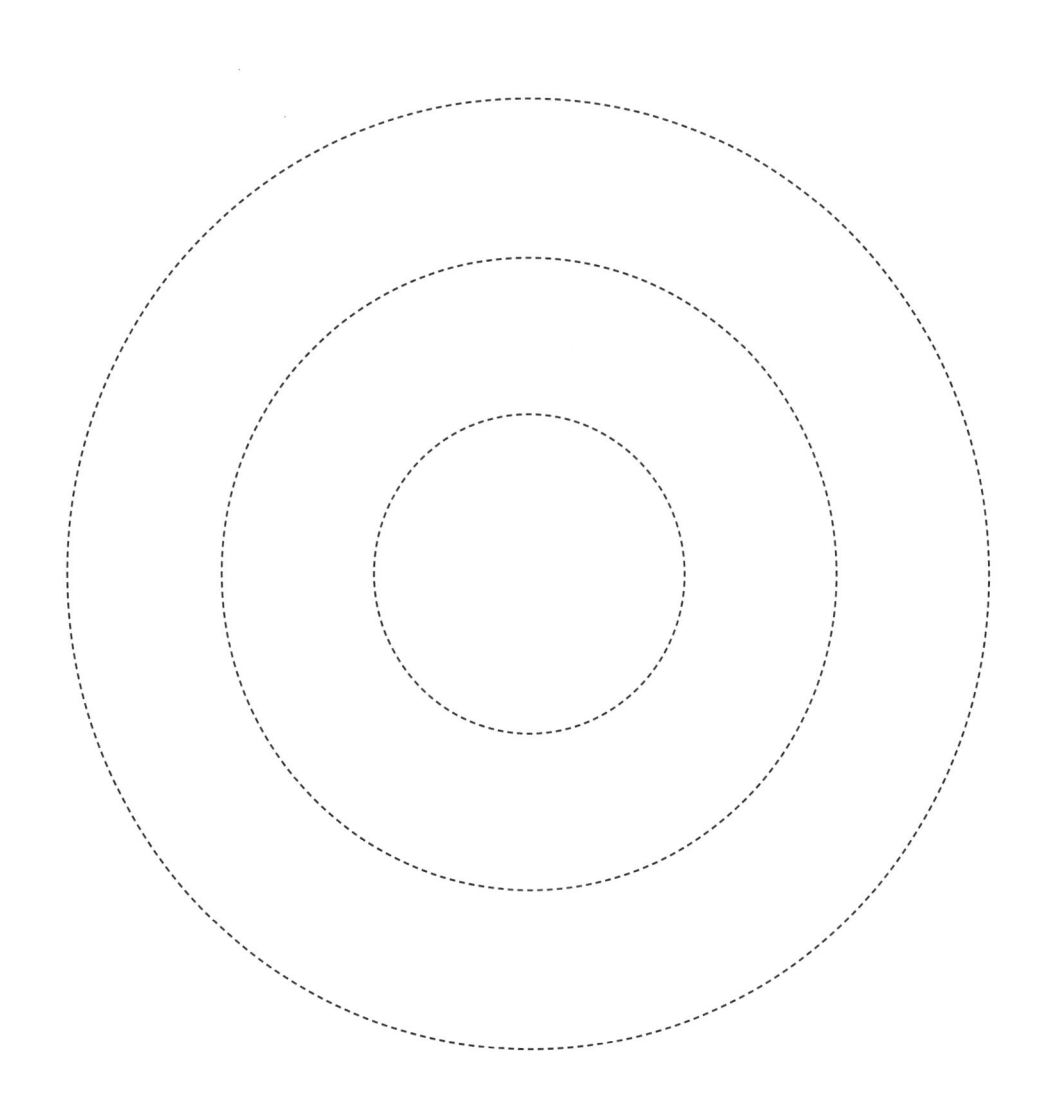

MEMO

医療メディエーター用情報

　看護師のMさん（50歳）が右下腹部に痛みを感じて、ある年の1月、B病院を受診した。検査の結果、胆嚢がんが疑われたが、U医師はMさんに「胆石が重く、早急に手術が必要なので、すぐ入院をするように」とだけ説明した。Mさんは、家庭、仕事、海外旅行などの都合を優先して予約を先送りにしたうえ、いったん済ませた入院予約も取り消して来院しなかった。6月になって、激痛のためほかの病院に入院したときには、がんは進行しており摘出できず、手遅れであり、Mさんは12月に死亡した。

　Mさんの夫は、最初の受診時にがんの疑いがあることを伝えていれば、またはMさんが入院を延期しているときに連絡してくれていれば、ほかの展開が可能になり、完全治癒は無理でも5年間は生存することができたはずだとして、B病院に行き、当時の主治医であるU医師に詰め寄った。そこで、現場対応メディエーションの技法を勉強したことのあるリスクマネジャーが間に入って、両者の話を聴くことにした。

WORK ● 22　ロールプレイ「薬の副作用について」

　まず3人一組になって、医療者役、患者役、医療メディエーター役を決めてください。

　次頁以降に医療者用情報、患者用情報、医療メディエーター用情報があります。医療者役の人は医療者用情報（→p.258）、患者役の人は患者用情報（→p.260）、医療メディエーター役の人は医療メディエーター用情報（→p.262）のみを見るようにして、ほかの人の情報は見てはいけません。医療メディエーター役の人は、自分用の情報のほか、当事者役双方の対話を手がかりに対応します。

　それぞれ情報の内容を頭に入れたら、医療メディエーター役の人が口火を切って対話を進めてください。医療メディエーター役の人は様々なスキルを念頭に置いて対話を進めます。

　では、始めましょう。役になりきることが大切です。

> **医**療者用情報

　Hさんは62歳。胃がんの手術後、抗がん薬を服用することになった。Hさんの主治医であるN医師が、きちんとした対応でがん告知を行ない、手術についても納得のいくまで説明してくれたので、Hさんは安心して抗がん薬を服用することになった。

　Hさんは、治験薬の抗がん薬で費用負担がないことや、その効果の検証に協力することを納得していた。しかし、抗がん薬服用後1か月ほどして、脱毛と吐き気がひどくなり食欲不振に陥ったのでN医師に相談したところ、それは抗がん薬服用に当たり、前もって説明した副作用なので心配ないと言われた。しかし、徐々に脱毛はひどくなり、嘔吐や体重減少が現れ、入院することになった。

　Hさんは「世話になった先生なので、このまま抗がん薬の服用を続けたい」と言っていたが、家族は心配だったのでインターネットでその薬を調べてみたところ、胃がんに効果はあるが副作用も多く、死に至ることもあるということが分かり、ただちに抗がん薬中止の申し入れをすることにした。

　N医師は、Hさん本人が薬の服用に納得していることもあり、家族を交えて理解を得るよう説明することにしたが、妻が感情的で話が進まないため、医療メディエーション技法を勉強したリスクマネジャーに間に入ってもらうことにした。

● 医師の言い分

　この薬はアメリカでは認可されているものだし、副作用は想定の範囲内だ。治験薬だから半年は無料にしてもらっているし、それにHさんは「先生の言うとおりに経過している」と薬の服用に納得しているんだから、周りの家族が私とHさんの間に入るのはおかしいと思う。家族が勝手にガタガタと言い出すのだから、まったく困ったものだ。おまけにインターネットを使って薬のことを調べるなんて感じが悪い。私をまったく信頼していない。私はこの薬が効くと思っているから使っているんだ。Hさんのがんを消滅させたい、Hさんを何とかしてあげたいという前向きな気持ちを分かってもらいたい。副作用についてもきちんと対処しているんだから。副作用は一時的なものなのに、薬をやめるなんてひどい！　Hさんは頑張っているんだ。何とかHさんのために、がんの進行を食い止めたいんだ。

著作権法により無断複製・転載等は禁止されております。

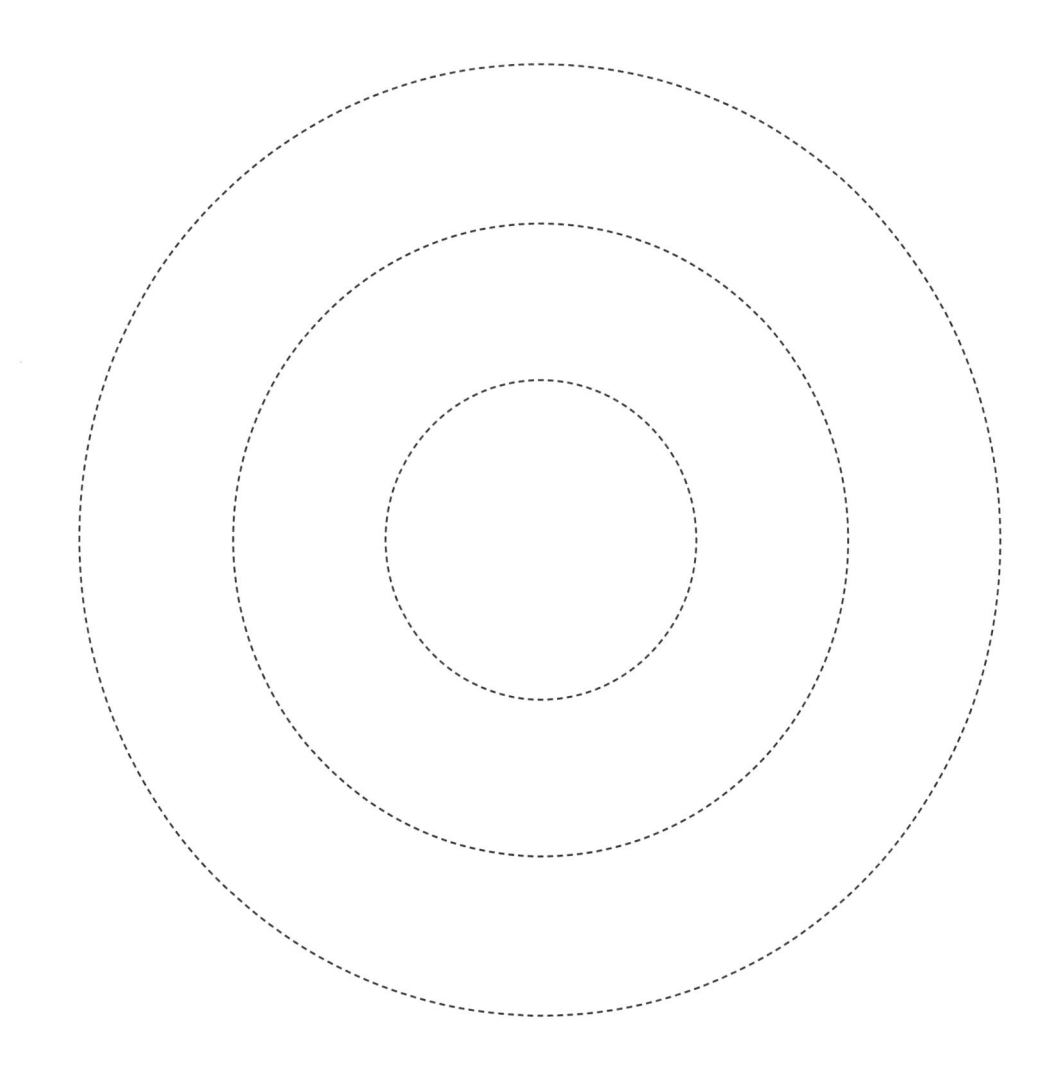

MEMO

患者用情報

　Hさんは62歳。胃がんの手術後、抗がん薬を服用することになった。Hさんの主治医であるN医師が、きちんとした対応でがん告知を行ない、手術についても納得のいくまで説明してくれたので、Hさんは安心して抗がん薬を服用することになった。

　Hさんは、治験薬の抗がん薬で費用負担がないことや、その効果の検証に協力することを納得していた。しかし、抗がん薬服用後1か月ほどして、脱毛と吐き気がひどくなり食欲不振に陥ったのでN医師に相談したところ、それは抗がん薬服用に当たり、前もって説明した副作用なので心配ないと言われた。しかし、徐々に脱毛はひどくなり、嘔吐や体重減少が現れ、入院することになった。

　Hさんは「世話になった先生なので、このまま抗がん薬の服用を続けたい」と言っていたが、家族は心配だったのでインターネットでその薬を調べてみたところ、胃がんに効果はあるが副作用も多く、死に至ることもあるということが分かり、ただちに抗がん薬中止の申し入れをすることにした。

　N医師は、Hさん本人が薬の服用に納得していることもあり、家族を交えて理解を得るよう説明することにしたが、妻が感情的で話が進まないため、医療メディエーション技法を勉強したリスクマネジャーに間に入ってもらうことにした。

● 患者側（妻）の言い分

　あの先生ときたら、なんて人かしら。手術までは素晴らしい先生だと思っていたけれど、抗がん薬を使用する段階になってからは、本人と先生だけで決めて、家族には何一つ説明がないんだもの。お父さんが吐く回数は日増しに増えていくし、薄い毛はますます抜けるし、やせていくし、心配でたまらない。「ご主人は納得しておられる」なんて言われても、お父さんは「先生には何も言えないけれど、苦しいのは苦しい」って、私たちにはいつも言っているんだから。

　インターネットで調べたら「私を信頼できないんですか？」と言って怒るし。インターネットで調べて何がいけないの！　自分が教えてくれないからでしょう！　私は、とにかくお父さんの体が心配なだけなのに！　きちんと効果が出る薬なら続けることも仕方ないとは思うけれど……。家族を無視していることがまったく分かっていない。現に副作用はひどく出ているんだから、こんな状態なら薬をやめたほうがいいに決まっている。

著作権法により無断複製・転載等は禁止されております。

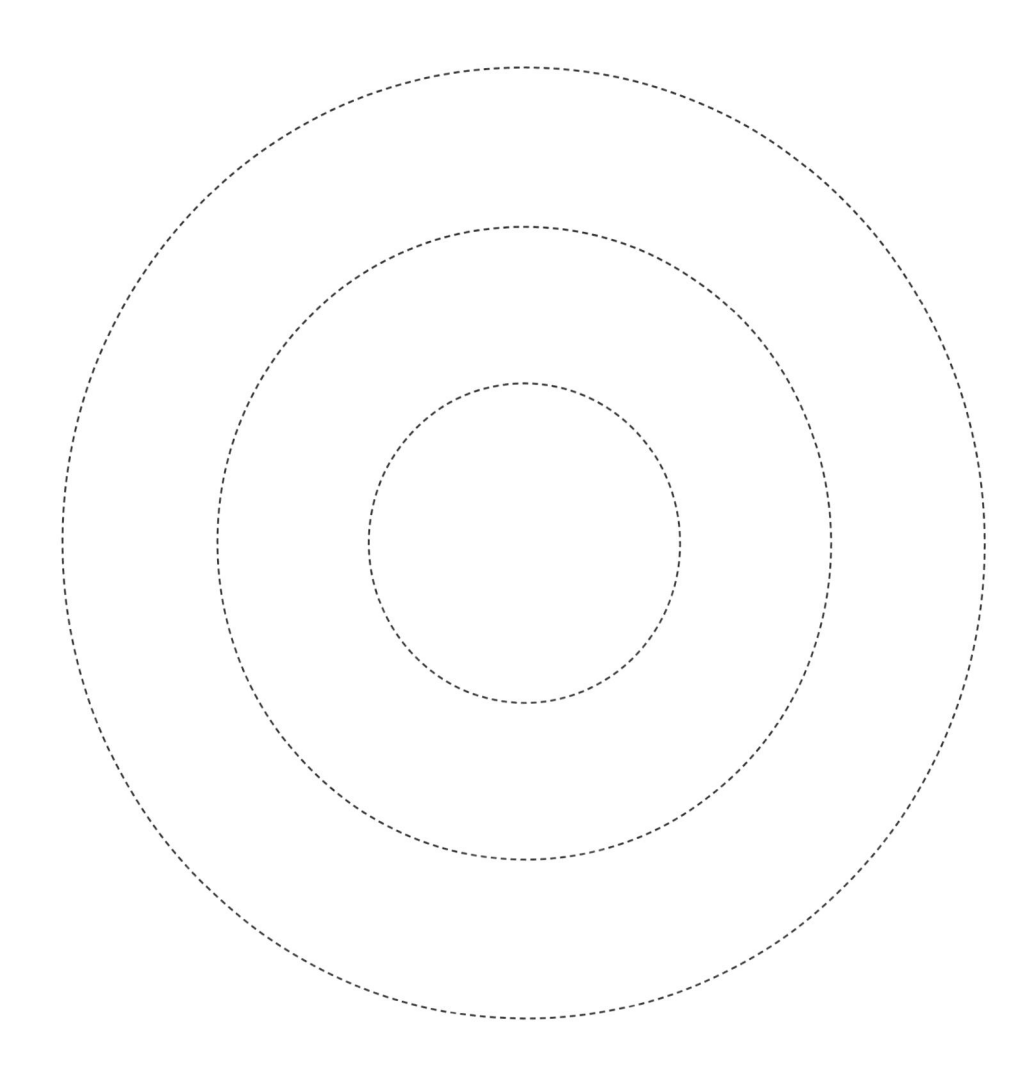

MEMO

医療メディエーター用情報

　Hさんは62歳。胃がんの手術後、抗がん薬を服用することになった。Hさんの主治医であるN医師が、きちんとした対応でがん告知を行ない、手術についても納得のいくまで説明してくれたので、Hさんは安心して抗がん薬を服用することになった。

　Hさんは、治験薬の抗がん薬で費用負担がないことや、その効果の検証に協力することを納得していた。しかし、抗がん薬服用後1か月ほどして、脱毛と吐き気がひどくなり食欲不振に陥ったのでN医師に相談したところ、それは抗がん薬服用に当たり、前もって説明した副作用なので心配ないと言われた。しかし、徐々に脱毛はひどくなり、嘔吐や体重減少が現れ、入院することになった。

　Hさんは「世話になった先生なので、このまま抗がん薬の服用を続けたい」と言っていたが、家族は心配だったのでインターネットでその薬を調べてみたところ、胃がんに効果はあるが副作用も多く、死に至ることもあるということが分かり、ただちに抗がん薬中止の申し入れをすることにした。

　N医師は、Hさん本人が薬の服用に納得していることもあり、家族を交えて理解を得るよう説明することにしたが、妻が感情的で話が進まないため、医療メディエーション技法を勉強したリスクマネジャーに間に入ってもらうことにした。

C Phase3：専従メディエーターによる医療メディエーション

> **POINT**
> ● 専従メディエーターによる医療メディエーションとは、現場対応メディエーションでは対応が難しい場合などに、組織内で医療メディエーションを専門的に担っているスタッフが関与して行なう医療メディエーションである

1. 専従メディエーターによる医療メディエーションのポイント

　現場対応メディエーションは、当事者をエンパワーし、創造的な関係調整を模索していく「構え」を構築することが目的でした。それがうまくできた結果、すんなり問題克服に至ることもあると思いますが、重篤な医療事故のようなケースや激しい感情的コンフリクトがある場合には、なかなか現場対応メディエーションだけでは解決しない場合も多いと思います。

　そうした場合に医療メディエーションを行なう、医療組織内のシステムを、ここでは**専従メディエーターによる医療メディエーション**と呼びます。医療メディエーターとしての公的な認定を受け、実践経験もある医療者（リスクマネジャーや医療ソーシャルワーカーなど）または事務職などが、担い手として想定されます（これらに限定されるわけではありません）。機能する前提として、通常の権限関係を離れた独立した機能として医療メディエーターの活動を受け容れ信頼するカルチャーが、その医療施設の中で形成されている必要があります。

　専従メディエーターによる医療メディエーションでは、事故調査の成果を活用することも一つの課題となります。ただし、やみくもに調査結果の合理的説明をするのではなく、患者側の中で聞く「構え」ができているかどうかを見極めながら行なうことが必要です。もちろん、医療メディエーター自身が事故調査の結果を患者側に説明することは一切しません。あくまでも医療メディエーターは橋渡し役であり、病院側を背負った対応をしてはならないからです。

では、Phase 1・2で挙げた超音波検査室での急死の事例について、専従メディエーターによる医療メディエーションによる対応例を見てみましょう。

2. 事例で考える

救急外来での死亡事例その3：問題克服編

登場人物：妻Eとその家族、副院長、医療安全部の専従メディエーターY、医師C、救急部管轄の看護師長、外来看護師長X
＊専従メディエーターYが対応の主体となるが、ずっと当事者にかかわってきた外来看護師長Xも同席する。

医師から急死についての説明を受けた家族から、救急体制の不備についてさらに話を聞きたいという申し出があり、病院側と患者側とで話し合いがもたれた。

専従M：私は、当病院の医療安全部部長のYです。この病院の者ですが、偏らない立場でお話をお伺いして、ご家族が納得のいくような説明、話し合いの場にしてまいりたいと思います。
　まず、突然のご主人の死に当たり、お悔やみ申し上げます。医師からの説明には納得していただけたということですが、今後同様のことが起こらないようにしてほしいというお気持ちから話し合いを希望されたと伺っています。私は担当者としてお話の概略は存じ上げておりますが、改めて、ご家族から今回のお申し出について具体的にお聞かせいただけますでしょうか。
妻：ご存知のように、主人は検査中に不整脈の発作を起こして心筋梗塞になり、急死いたしました。主人の検査が終わるのを待っているときに、突然、死んだと聞かされたんです。（涙ぐんで）現在は、X看護師長や担当の先生からお話を伺って、医療事故ではなかったと納得しておりますが、それでも延命のために、少しでももっとできることがあったのではないかという気がしています。もしかしたら、今後も同様のことが起きるのではないかと思いまして、もう一度お話をして、病院側に何らかの対応をしてほしいと思いました。担当の先生のお話では、超音波検査室には電源もなく、救急設備が整ってい

ないということでした。これは是正する必要があるのではないでしょうか。
専従M：○○先生、この点に関してはどのようにお考えですか。
医師：はい。もし、救急設備が超音波検査室でも利用しやすいかたちで配備されていれば、結果は変わらなかったとしても、もう少し何かできたのではないかと思います。人員配置も厳しい中で、通常業務もこなしながらの救急体制です。せめて簡単に改善できるような設備については、整えていくべきなのだろうと私も思います。
専従M：設備が整っていれば、もっとできたこともあったということですね。
医師：はい。
妻：救急では急死しそうになるケースもいっぱいあるのでしょう？　救急患者を扱う急性期病院のくせに、発作を起こした人間に十分な対応ができないのはおかしな話だと思います。
副院長：奥さん、当院はきちんとやっていますよ。たくさんの救急患者を救っていますよ。もうすぐ、病院機能評価を受けますし、当院は患者中心で動いています。
専従M：病院はきちんとやっている、患者中心で動いているということですね。副院長、どういった点か具体的にお話ししていただけますか。
副院長：急性期医療の病院として救急部を新設し、当直体制を強化しました。また、脳外科も新設して脳血管疾患の患者にも対応しています。職員の接遇を改善する取り組みも行なっています。
専従M：救急部は整備されているということですね。副院長は、超音波検査室の救急設備についてはどう思われますか。
副院長：今回の急死と、医師の救命処置の遅れや判断との間には因果関係がないし、仮にすぐに救命処置ができていたとしても、Aさんの死は避けられませんでした。病院としては努力をしており、後になっていろいろと無理な要望や不満を言われても……。どうしようもなかったと思っています。
医師・外来師長・救急部師長：（無言）
専従M：Eさん、この点についてはどのように思われますか。
妻：最初は主人が亡くなったのは病院側の責任で、医療事故だと思っていました。X師長さんが優しく対応してくださったので、この病院を訴えるのを思いとどまったんです。でも、今の副院長さんの言葉には傷つきました。「どうしようもなかった」なんて。人が1人死んだということを、もっと病院側は真剣に考えるべきです。私は無理な要望や不満を言っているつもりではなく、こういう思いを二度と繰り返すことがないように、病院にも変わってもらい

たいのです。病院の問題点を指摘する声として聞いてお考えいただければ、こうした事故は減るのではないでしょうか。副院長さんには、もっとこの場の話し合いを生かしてほしいと思います。「患者の不満」として切り捨てるような態度は、患者中心と言えないと思います。

息子：（うなずく）

専従M：Eさんは、この場の話し合いを今後に生かしてほしいと思っていらっしゃるんですね。

妻：はい。先生やX師長さんのお気持ちをもっと考えていただいて、そういう気持ちを生かすような改善ってできないものでしょうか。それは無理な要望や不満でしょうか。

専従M：Eさんは無理な要望や不満としてではなく、現場スタッフの意見も制度に反映させてほしいとお考えなのですね。先生方、いかがですか。

医師・外来師長・救急部師長：はい。できることはしていくべきだと思います。

専従M：救急部師長は今回の件について、どのように思われていますか。

救急部師長：以前から、救急設備の重点が救急外来のみに置かれています。そのほかの救急設備は、各階に救急用の薬品のカートが置いてあるだけです。また、当院はこの3月までずっと慢性期中心にやってきた病院ですから、医師も看護師も救急医療に慣れていない状況もあったと思います。私も突然、兼任で今の担当となり、今回のことはすべて終わってからお聞きしました。できることはいろいろとあるだろうと思います。

専従M：実際、診察に当たられた先生はいかがですか。

医師：私も救急部の師長と同意見です。

専従M：救急医療に関しては、設備と体制の面で改善できることがあるということでいいですか。

救急部師長・医師：はい。

専従M：では、どのような改善が可能なのか考えていくということでいかがですか。これまでのお話では、救急外来以外の救急設備を整備する、救急医療の体制を考えていくという点が出てきましたが。Eさんいかがですか。

妻：はい、二度と事故を起こさないためにも考えてほしいです。

専従M：ご家族のご意見はどうでしょうか。（同席している家族にも配慮する）

家族：はい。けっこうです。

専従M：副院長、こうした救急医療の改善ということに関しては、どう考えておられますか。

副院長：改善を考えるのは、確かに大切なことです。それは私も必要だと思います。ただ、今ここで私が即答することはできません。これは院長に報告し、運営委員会で検討してもらうことにしましょう。病院の課題として取り組みたいと思います。

専従M：救急医療の改善は、病院の課題として運営委員会にかけ、取り組んでいくということですね。

副院長：はい。

専従M：救急医療の改善は、病院の課題として運営委員会にかけ、取り組んでいくということですが、ご家族の方はそれでよろしいですか。

家族：はい。でも、どれくらいかかるのでしょう。その結果は知らせていただけるんでしょうね。

副院長：それはただちに検討して、1か月以内に何らかのお返事をすることにします。

妻：分かりました。それでけっこうです。うちの主人が医療ミスで亡くなったのではないということは理解していますが、超音波検査室に救急設備があれば、ほんの少しでも長生きできたかもしれません。それが残念で無念だという気持ちを分かってほしかったのです。決して、無理難題を言うのではなく……。

専従M：（家族に向かって、深くうなずいて）非常に残念な思いをされた、その思いを分かってほしいということですね。

医師、師長ら：本当に私たちも残念で、申しわけなく思っています。本当に申しわけありません。

専従M：Eさん、ほかに何かございますか。

妻：私たちの無念さが分かっていただけるのなら、ぜひ、その気持ちを改善に生かしていってほしいと思います。

専従M：改善につなげてほしいということですね。それでは、次回に改めて話し合いの場を設けさせていただくまでに、超音波検査室の救急設備の整備と救急医療体制の改善について具体的な提言をお願いするということで、副院長、よろしいでしょうか。委員会での検討の結果、具体的提言がまとまりましたら、Eさんはじめご遺族に私からお示します。そのとき、何かご質問などがありましたら、私のほうまでご一報ください。そのうえで、もう一度話し合う機会を設けることにしたいと思います。Eさんとご遺族は、こういった進め方でよろしいでしょうか。副院長先生、先生方、よろしいでしょうか。

一同：はい。

専従M：それでは日程調整をして、次回の開催日を決めて、終わりにしたいと思います。次回は、出していただいた具体的提言をまとめ、双方が納得できる内容に至りましたら、合意書として文書にしたいと思います。みなさま、それでよろしいですか。

一同：はい。

専従M：Eさんとご遺族のみなさま、今後何かございましたら、外来師長または私のほうに、いつでもご連絡ください。どうもみなさま、お忙しいところありがとうございました。次回もご出席をよろしくお願いいたします。

....

　実際にはこんなにうまくいかないと考える人もいるかもしれません。しかし、この事例は、実際にあった事例をもとに、改変はしましたが大筋を変えることなく書き起こしたものです。もちろん、もっと激しく紛糾することは実際の現場ではよくあることです。しかし、どのような場合でも、医療メディエーションを試みることは、決して無駄や後退にはなりません。

　医療の現場では、「理解していない」「伝わらない」という思いが認知の齟齬を生み出し、激化させていく状況が見られます。専従メディエーターによる医療メディエーションにおいても、第一に大切なことは、スキルの上手な活用や、結果としての内容ではなく、**「お互いの気持ちを伝え合いたい、理解し合いたい」という姿勢**です。当事者双方が「どうせ理解してもらえない、伝わらない」と感じがちな対話の場で、「どうしたら、この思いを相手に理解してもらえるのだろうか」「どうしたら相手の気持ちを受け止めることができるのだろうか」という相手の人格への配慮や応答的な姿勢が、結果として問題克服と関係調整への対話を拓いていくことになります。

　両当事者との信頼関係に基づいて、専従メディエーターは、急ぐことなく、根気強く、当事者の根底にある問題を克服しようとする気持ちに寄り添い、自分の気づきを手がかりに両当事者の対話を拓き促進していきます。

　専従メディエーターによる医療メディエーションの場合にも、もちろん気づきのためのスキルが重要となります。両当事者のインタレストは何でしょうか。ご主人を突然亡くしたEさんとその家族にとっては、①死亡原因の理由の有無にかかわらず、何らかの誠意を見せてほしい、②救急医療をする以上、同じことを二度と起こしてほしくない、などがインタレストとして考えられます。また一方、医療者側にとってのインタレストは、①何らかの対応をしないといけない、②救急医療を標

榜する以上、二度と同じことが起こらないようにしたい、などが考えられるでしょう。問題克服に当たっては、双方のインタレストを踏まえながらも、当事者の対話の流れに寄り添って、気づきを促す支援に徹していくことが重要です。

　セルフ・メディエーション、現場対応メディエーションがうまくいった後の専従メディエーターによる医療メディエーションの場においても、双方の主張が衝突することがままあります。そのような緊張した状況でも、感情を受容して共感することで感情的コンフリクトや認知の齟齬の激化を抑止し、そのうえでインタレストに注目して対話を拓き、認識を共有化していくことで、問題克服への糸口は見えてきます。それはまた、医療者自身が、混乱した状況に流されることなく、問題克服をとおして、未来志向的に、建設的に、患者中心の医療のための課題を見つめ直す作業でもあるのです。

WORK ● 23　ロールプレイ「ガーゼ遺残をめぐる争い」

　3人一組になり、医療者役、患者役、医療メディエーター役を決めてください。

　次頁以降に医療者用情報、患者用情報、医療メディエーター用情報があります。医療者役の人は医療者用情報（→p.272）、患者役の人は患者用情報（→p.274）、医療メディエーター役の人は医療メディエーター用情報（→p.276）のみを見るようにして、ほかの人の情報は見てはいけません。医療メディエーター役の人は、自分用の情報のほか、当事者双方の対話を手がかりに対応します。

　それぞれ情報の内容を頭に入れたら、医療メディエーター役の人が口火を切って対話を進めてください。医療メディエーター役の人は様々なスキルを念頭に置いて対話を進めてください。

　では、始めましょう。役になりきることが大切です。

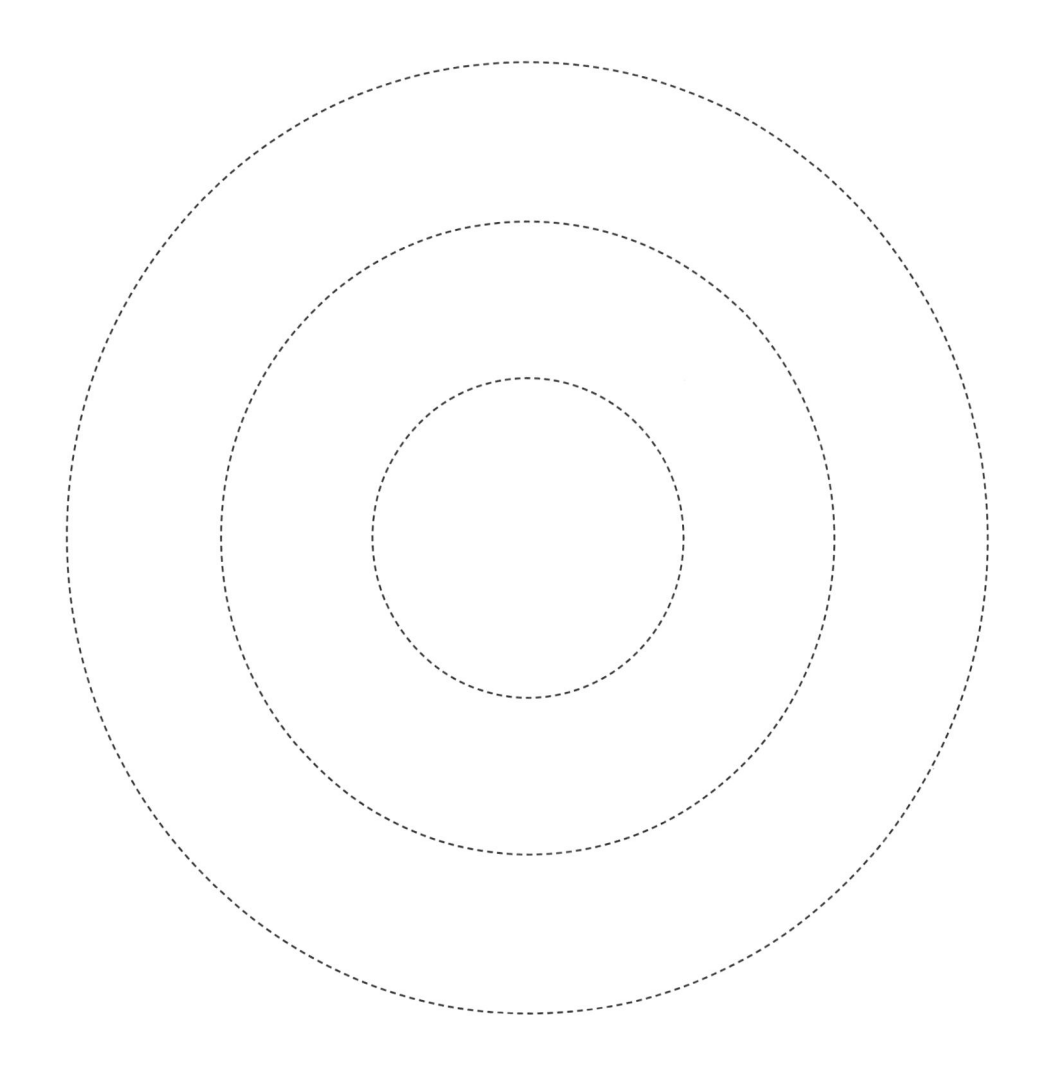

MEMO

医療者用情報

　60歳のYさんは、H病院で消化器外科手術を受けたが、手術翌日、経過観察のためのX線撮影でガーゼの遺残があることが判明した。上腹部に手術用のガーゼ（約8cm四方）1枚が残されていたのである。

　この事故について、病院側は「ガーゼの枚数確認を誤った看護師の初歩的ミスが原因」と説明し、「すぐ再手術したい」と申し出た。患者とその家族に謝罪し、マスコミにも発表した。

　病院によると、手術に使用したガーゼは、通常、複数の看護師が複数回にわたって枚数チェックを行なっているという。なぜ、このようなことが起こったのか、調査委員会で原因を究明し、今後、チェック人数やポイントを増やすなど「再発防止のための具体的な対策を講じたい」ということである。

　Yさんは、以前にH病院で手術を受けた際、傷が離開して再手術になっており、今回が3回目の手術であった。このガーゼ遺残の再手術を含めると4回の手術となる。Yさんは激昂しており、「医療ミスだ、賠償責任をとってもらう」と言っている。

●医師の言い分

　ああ、うかつだったな。ガーゼが残っているなんて……。枚数確認をしてもらった看護師は5年目のベテランだし、手術の直接介助もうまいし、まさか彼女がミスするとは思わなかった。いつもは確認を一緒にするんだが、彼女だから大丈夫だと思ったし、前日の勤務の疲れもあって、つい確認を忘れたからなあ。反省だ。どうしよう……。とにかく再手術は間違いないし、どうにかしないといけない。訴訟でも起こされたらたまらない。ガーゼの遺残くらいで、一生つきまとわれたくない。

　しかし、とにかくミスはミスだ！　素直に謝らないといけないな。私の責任には間違いない。ちくしょう、こんな簡単な手術で、私としたことが……。大したことではないと、きちんと説明しなくては！

　Yさんが何回か手術を受けているのは知っていたが、医療者側のミスはなく、傷の治りが悪かっただけだと聞いている。今回のミスとはまったく関係がない。事務長からは、勝手にお金のことは言うなと言われているし、治療費を払わないと言ってきたら……。手術は簡単だったし、Yさんは病院に慣れている、もの分かりのいいおとなしい人だと思っていたのに、あんなに怒っている。どうしたらいいかなあ。

　上司の先生も、患者を全部私に押しつけないで、もっと診てほしかったな。とにかく、患者さんに安心してもらって、早く再手術しなくっちゃ。

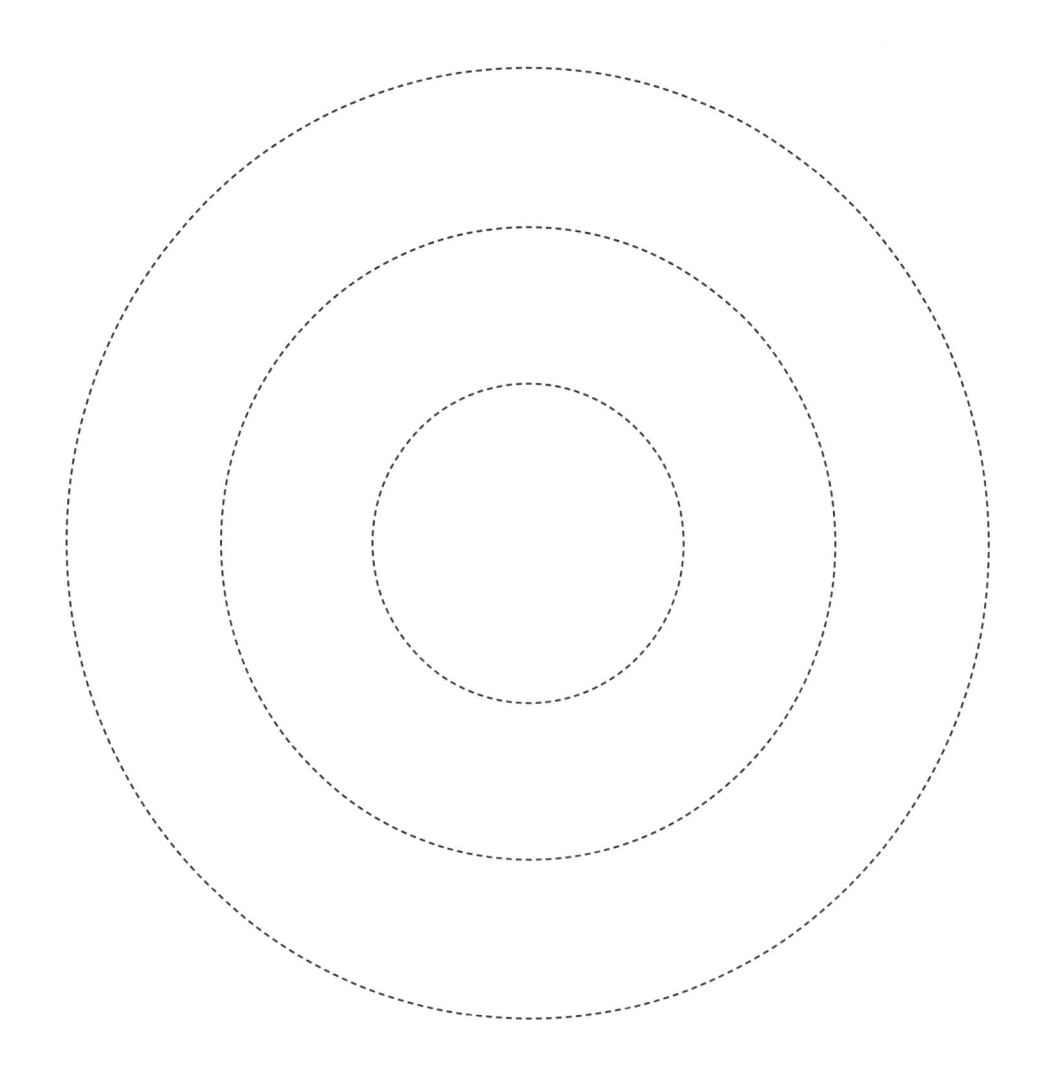

MEMO

患者用情報

　60歳のYさんは、H病院で消化器外科手術を受けたが、手術翌日、経過観察のためのX線撮影でガーゼの遺残があることが判明した。上腹部に手術用のガーゼ（約8 cm四方）1枚が残されていたのである。

　この事故について、病院側は「ガーゼの枚数確認を誤った看護師の初歩的ミスが原因」と説明し、「すぐ再手術したい」と申し出た。患者とその家族に謝罪し、マスコミにも発表した。

　病院によると、手術に使用したガーゼは、通常、複数の看護師が複数回にわたって枚数チェックを行なっているという。なぜ、このようなことが起こったのか、調査委員会で原因を究明し、今後、チェック人数やポイントを増やすなど「再発防止のための具体的な対策を講じたい」ということである。

　Yさんは、以前にH病院で手術を受けた際、傷が離開して再手術になっており、今回が3回目の手術であった。このガーゼ遺残の再手術を含めると4回の手術となる。Yさんは激昂（げきこう）しており、「医療ミスだ、賠償責任をとってもらう」と言っている。

●患者の言い分

　8 cmもあるガーゼを残して、何で誰も気がつかないんだ！　まったく、なんて病院なんだ！　もし、レントゲンを撮らなかったら、おれは一生ガーゼを入れたままだったんだぞ！　いったい、どういうことだ。だから手術は嫌だったんだ。

　この病院は、かかりつけの病院だし、大腸がんの手術をしてもらって以来、ずっと治療をしてもらっているから信用していたのに。主治医の先生も代わるし、もうこの病院は信用できない。以前にもこの病院で手術したことがあることを忘れているのに違いない。手術を実験のように考えているんじゃないのか！　院長は看護師のせいだというが、だいたい、あれだけ人数がいたのに、手術室のほかの勤務者は何をしていたんだ。麻酔の医師もいたけれど、手術した先生は何かほかのことでも考えていたんじゃないのか！　若いし、不器用そうだし、最近ぼーっとしていたからなあ。看護師も新米なんじゃないか。新米を手術室に勤務させないでほしい。

　しかし、また手術か。ガーゼを取るためには仕方がないが……。手術は、これで4回目になる。本当に反省してもらいたい。人の体を何だと思っているんだ！　こんなんじゃあ医療費なんて払えないよ！　手術されるのは自分で、痛いのも自分。全部、おれなんだぞ！　ばかやろう！　これは医療ミスなんだから、賠償してもらわねば筋が通らない。それなりの対応がないなら訴訟したっていいんだ。

著作権法により無断複製・転載等は禁止されております。

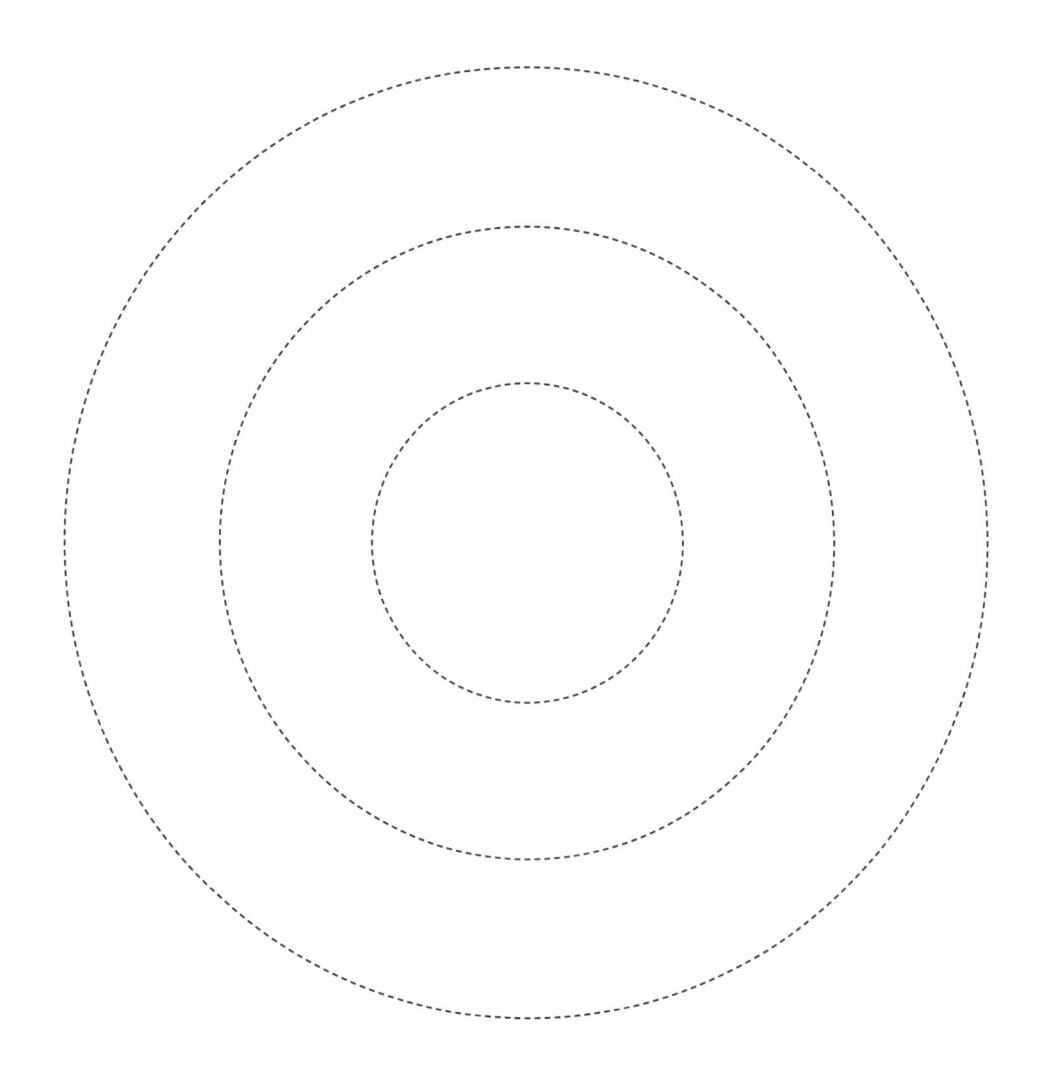

MEMO

医療メディエーター用情報

　60 歳の Y さんは、H 病院で消化器外科手術を受けたが、手術翌日、経過観察のための X 線撮影でガーゼの遺残があることが判明した。上腹部に手術用のガーゼ（約 8 cm 四方）1 枚が残されていたのである。

　この事故について、病院側は「ガーゼの枚数確認を誤った看護師の初歩的ミスが原因」と説明し、「すぐ再手術したい」と申し出た。患者とその家族に謝罪し、マスコミにも発表した。

　病院によると、手術に使用したガーゼは、通常、複数の看護師が複数回にわたって枚数チェックを行なっているという。なぜ、このようなことが起こったのか、調査委員会で原因を究明し、今後、チェック人数やポイントを増やすなど「再発防止のための具体的な対策を講じたい」ということである。

　Y さんは、以前に H 病院で手術を受けた際、傷が離開して再手術になっており、今回が 3 回目の手術であった。このガーゼ遺残の再手術を含めると 4 回の手術となる。Y さんは激昂（げきこう）しており、「医療ミスだ、賠償責任をとってもらう」と言っている。

WORKの解答例・解説

ここには、本書に設けたワークの解答例・解説を掲載しています。ただし、第Ⅳ編「医療メディエーション・ロールプレイ」内のワークの解答例・解説については、実際のトレーニングでの使用を考慮して掲載しておりません。

WORK ● 1

　よく耳にする表現ですが、この報道の文章は誰の視点を反映しているでしょうか。それは２つ目の文章に表れています。「救援活動が進むにつれ、死者は増えていく模様」という言葉は、あくまでも、第三者として事態を外から眺めている「生きている」者の視点です。死者のほとんどはすでに死亡しており、「増えていく」わけではありません。死者数が「増えていく」というのは、外側の生存者の視点に過ぎないわけです。かけがえのない肉親を失った人は、この言葉に、よそよそしさや、痛みを共有していない外部者の視線を感じて傷つくことにもなります。

　また、肉親が行方不明で、生存への一縷（いちる）の望みを信じている人には、この言葉は、あたかも「死亡宣告」のように聞こえるでしょう。

　さらに、「不安な一夜を過ごしています」という言葉も、一人ひとりの被災者の苦しみや状況を表すにはあまりに簡単過ぎて、「そんなに簡単なものではない」という違和感や怒りを感じさせるのではないでしょうか。

　このように、客観的とされる表現も、ある特定の「視線」から構成された出来合いの範型的ナラティヴによって成り立っており、それが個別の状況のただ中にある当事者には受け容れがたいニュアンスをもってしまうこともあるのです。被災者の経験している「現実」は、個別的なナラティヴによってしか表現し得ないということです。

WORK ● 2

Q1：これは人によっても、また状況によっても様々です。あまり難しく考えずに挙げていきましょう。どんどん思いつくことを書き出していきます。例えば、「自分に従わせようとする」「命令する」「脅す」なども考えられます。「言いなりになる」「譲ってあげる」「自分を抑える」などもあるでしょう。さらに、「第三の道を考える」「粘り強く話し合う」「誰かに間に入ってもらう」などもあります。何か具体的な事例を想定して考えていくのがコツです。いろいろな可能性を柔軟に挙げていきましょう。

Q2：挙げられた行動を整理してみましょう。そして、よく似たものをグループにしていきます。すると、おおまかないくつかのタイプが明らかになってきます。ここでもいろいろな可能性があります。例えば、「主張し争う」行動タイプ、「抑制し譲る」行動タイプ、「協働し交渉する」行動タイプなどです。

Q3：分類したタイプごとに、そうした行動に込められた意図を考えていきましょう。「主張し争う」行動タイプについてはどうでしょうか。ここでもいろいろな意図を想定することができます。例えば、「争いの対象が大切で、どうしても得たいという欲求」「争いの対象より、この相手にだけは負けたくないという競争心」「力強く争わないと周囲にばかにされるから」……。このように見ると、同じ「主張し争う」行動も、実は背景にはいろいろな要素が潜んでいる可能性があることが分かります。そのほかの行動タイプについても、同じように考えてみましょう。

WORK ● 3

　具体的な事例を思い浮かべて分析してみましょう。最近新聞で見た紛争（国際紛争でも、政治紛争でも、訴訟でもかまいません）や、自分の経験した紛争でも結構です。当事者Aと当事者B（必要ならC、D……と増えてもかまいません）のとった行動を、そのまま当事者ごとに左端の欄に書き入れましょう。

　次に、それぞれの行動のメリット・デメリットを、みんなで議論しながら書き入れていきましょう。このとき、短期的なメリット・デメリットと長期的なメリット・デメリットを区別しておきます。短期的には不利益でも長期的には利益になるとか、その逆の可能性もあるからです。

　さらに、紛争が単に当事者だけのものではないことを理解するために、それぞれの行動が、周囲の関係者にどのような影響を及ぼしたかを考えましょう。家族や同僚、隣人、世論なども入るかもしれません。

　最後に、紛争の対象である問題そのものに、それぞれの行動がどのような影響を与えたかを議論して書き出してみましょう。

　このようにして、それぞれの交渉スタイルが、どのような特徴をもち、どのような影響を及ぼすかについて理解していくことができます。

WORK ● 4

　このゲームは、交渉状況で人が何を考慮するのか、その幅の広さを検証するためのものです。経済学が前提とする「人間」は、経済合理的に自己の利潤を最大化する存在です。しかし、現実の人間は、それ以外に様々な考慮をしています。

　この問題では、「ノー」と答えると、双方とも利潤はゼロになります。たとえ1円でも取り分があれば、それは「ノー」と答える場合より利潤が高いことになり、経済的には合理的な行動となります。つまり1000円の分割案を提示する側が、999円対1円に分割して提示したとしても、相手は経済的に合理的であるから「イエス」と答えるはずです。分割案を提示する側も自己利益が最大になるよう行動しますから、999円対1円の提示が経済合理的な行動ということになります。

　しかし、現実にはそのような分割案の提示が行なわれることはまずありません。みなさんはいかがだったでしょうか。500円対500円、あるいは600円対400円、中には自分のほうを低くして400円対600円と提示した人もいるかもしれません。また、700円対300円といった提示を蹴って「ノー」と答えた人もいるでしょう。それはなぜでしょうか。

　これをほかの人と確認して議論してください。「相手方への配慮」「リスクの計算」「配分の正義についての感覚」「欲張りな相手方への復讐」……様々な考慮がそこで働いています。この単純な1000円分割ゲームのような例でさえ、人間は相手との関係や感情的要素と結びつけてコンフリクトを認識し、応答していることが分かるでしょう。

　つまり、われわれは1000円を分けるという表面上の問題を解決しつつ、同時により深い次元で、相手との関係を構築するという問題にも対処していたことになります。表面の問題が解決の難しいゼロサム問題（一方が勝てば、他方が負ける）で膠着状態に陥ったようなとき、医療メディエーションではより深い次元にまで視野を広げ、問題の転換を図ります。端的に言えば、問題解決が困難なときには、問題そのものを転換してしまおうというのが医療メディエーションの発想なのです。

WORK ● 5

　いくつかのチームに分かれてロールプレイをした場合には、チームごとに多様な経過および結果になったと思います。このロールプレイには、交渉行動についてのいくつかの重要な仕かけが組み込まれています。順に確認していくことにしましょう。

1）求めているもの（インタレスト）の発見

　ゲームが終わったら、ほかの役割の情報シートも見てください。気づくことはあったでしょうか。実は、Pメディカルは花粉症の特効薬を開発しましたが、その原料はNaranja Tigreの「花弁」です。これに対して、Q製薬はインフルエンザの特効薬の開発に成功しましたが、その原料はNaranja Tigreの「根」です。Pメディカル社員とQ製薬社員は、ともにNaranja Tigreの買いつけを担当するのですが、実は同じNaranja Tigreでも、求めている部位は異なっているのです。この点に気づくかどうかで交渉の推移は大きく変わってきます。

　これに気づけば、PメディカルとQ製薬は争うことなく、共同で価格の半分ずつ負担し、Naranja Tigre を購入して部位を分けることができます。要するに半分の価格で求めるすべてのNaranja Tigreの部位を手に入れることができるわけです。この点に気がつかないと、限られたNaranja Tigreをめぐって争うことになり、どちらが競り落としても全額を1社で負担することになり、また使われないNaranja Tigreの部位は廃棄されて無駄になってしまいます。表面的な争いの対象にとらわれず、それを求める目的から考えていけば、この点に気づく可能性が生まれてくるわけです。

2）交渉の構造と交渉力──BATNAの変容

　交渉のパターンから交渉の構造と交渉力の問題について学ぶことができます。交渉をめぐる重要な概念にBATNAというものがあります。Best Alternative To Negotiated Agreement（相手方との合意に代わる最良の選択肢）の頭文字です。つまり、AとBが交渉しているとき、例えばAの側にBとの交渉が決裂してもCと取引が可能であるという状況がある場合、Cとの取引条件がAにとってのBATNAとなります。

　分かりやすく具体例で説明しましょう。今、Aさんが自動車を購入するのにB販売店と交渉しています。B販売店は200万円からなかなか値引きしてくれません。もし、AさんがB販売店以外とは交渉しておらず、ここで合意しなければ自動車を買えないとすると、Aさんはやむを得ず200万円で契約するかもしれません。しかし、

Aさんが、前日C販売店を訪れ、そこで190万円の提示を受けていたとします。この場合は、Aさんは言うまでもなくもっと強気にB販売店と交渉できます。もしB販売店で決裂してもC販売店で190万円で購入できる、だからB販売店に対して、180万円にしてくれないと買わないと言えるわけです。その結果、B販売店も折れて、180万円で売ってくれることになるかもしれません。このとき、AさんがB販売店と交渉する際のBATNAは、C販売店が提示した190万円となるわけです。

このように、よいBATNAがあることが、交渉力の強弱を決定づけることになります。この観点からロールプレイ「Naranja Tigreの交渉」の交渉構造を分析してみましょう。

（1）PメディカルとQ製薬がNaranja Tigreの部位の違いに気づいた場合

この場合、PメディカルとQ製薬は連携して、R商事と交渉することができます。合同交渉をしても、PメディカルもしくはQ製薬のどちらかが双方を代表して交渉してもかまいません。この場合、交渉は（Pメディカル＋Q製薬）とR商事との一対一交渉となります。R商事は、いわば天秤（てんびん）にかける相手がおらず、BATNAは契約の決裂（利益ゼロ）という弱いものになります。なお、購入価格はPメディカルとQ製薬で半分ずつ負担すればよく、それで求めるすべてを獲得できることになります。

（2）PメディカルとQ製薬がNaranja Tigreの部位の違いに気づかないものの連合する場合

Naranja Tigreの部位の違いに気づかなくても、PメディカルとQ製薬の間で、購入したNaranja Tigreの株を折半するとの合意を先に作って交渉するケースもあるでしょう。この場合には、やはり、（Pメディカル＋Q製薬）とR商事との一対一交渉となります。しかし、このケースでは、一対一構造にもち込んで購入できるのは先の場合と同じではあるものの、部位の違いに気づいていないので、価格は折半ですが獲得できるNaranja Tigreも折半となり、さほど安価にはならないと予測されます。

（3）PメディカルとQ製薬がNaranja Tigreの部位の違いに気づかないで、独自交渉する場合

この場合には、R商事はPメディカルとQ製薬を天秤にかけることができるようになります。Pメディカルとの交渉ではQ製薬との契約案が、Q製薬との交渉ではPメディカルとの契約案がBATNAとして役立つのです。先の自動車購入の例と同じです。PメディカルとQ製薬はNaranja Tigreを求めて、価格のつり上げ交渉にさらされてしまうことになります。

（4）ＰメディカルとＱ製薬でなくＲ商事がNaranja Tigreの部位の違いに気づいた場合

　Ｒ商事が、Ｐメディカル、Ｑ製薬それぞれと交渉する中で、それぞれの求める部位が違うことに気づき、しかし、Ｐメディカル、Ｑ製薬側はそれに気づいていない場合です。この場合、Ｒ商事の交渉力は最も強くなります。Ｐメディカル、Ｑ製薬の価格競争をあおったうえで、双方にそれぞれの部位を分断して売却することで2倍の利益を上げることができるからです。

　さて、実際のゲームの経過や結果は、この理論のようにうまくいかないかもしれません。その場合は、どういう要素が違いを生み出しているのかも議論してみましょう。

3）創造的な解決

　Ｒ商事の情報にも重要なヒントがあります。ドンデエスタ共和国の大統領は雇用促進や産業振興を求めています。Ｒ商事として、この情報をどう使うかが問題となります。

　ＰメディカルもＱ製薬も、次年度以降もNaranja Tigreを必要としています。また、その安定供給や供給拡大も重要なインタレストでしょう。ドンデエスタ共和国の産業振興などへのニーズと、ＰメディカルおよびＱ製薬のニーズを結び合わせれば、Naranja Tigreの栽培の拡大や改良なども可能性として出てきます。Ｐメディカル、Ｑ製薬、Ｒ商事、そしてドンデエスタ共和国が協働してNaranja Tigre栽培の事業を拡張すれば、まさに全参加者が利益を得るような解決案が出てくる可能性もあります。今年のNaranja Tigreの株をどう分けるのかという狭い問題を超えて、解くべき問題そのものをより豊かなものに変容させるという視点の重要性を示唆しています。

WORK ● 6

　この事例をIPI展開していくと、イシューやポジションは比較的簡単に分かります。姉のポジションは「オレンジは私のもの」、妹のポジションも「オレンジは私のもの」、そしてイシューは「オレンジは誰のものか」ということになります。では、インタレストはどうでしょうか。

　ワーク5を思い出してください。PメディカルもQ製薬も「Naranja Tigreが欲しい」という同じポジションをもっていましたが、実は求める部位が違っていました。このオレンジの例はどうでしょうか。実は、姉はオレンジケーキを作るためにオレンジ1個分の皮が必要だった。妹はジュースを飲むためにオレンジ1個分の実が必要だった。そこで、皮と実に分けて与えれば姉も妹も100％満足できるというのが、この例を考案した学者メアリー・フォレットの答えです。

　しかし、それだけではありません。さらに考えてみましょう。姉になぜオレンジケーキを作るのか聞いてみたところ、「今日はお母さんの誕生日だから、ケーキを作って喜ばせようと思ったの」と答えたとします。次いで妹にも同じく聞いてみたところ、「今日はお母さんの誕生日だから、ジュースを作って飲ませてあげたいの」と答えたとします。つまり、姉も妹も、「お母さんを喜ばせる」のが望みであり、そうであれば、「仲良く一緒に両方作って喜ばせてね」と答えることで問題は解決します。

　ここで分かるのは、インタレストが重層構造になっているということです。この点は覚えておいてください。

　なお、先のワークでは「Naranja Tigreって何だろう」と思われた人が多かったのではと思います。実は、これはスペイン語で、英語に直すとTiger Orangeになります。つまり、先ほどのワークは、このオレンジの例を少し膨らませて作った問題だったのです。Tiger Orangeだとオレンジの問題を知っている人がいると仕掛けに気づいてしまう可能性があるので、わざとスペイン語にしているわけです。

　このオレンジのケースは、あまりにでき過ぎと思われるかもしれません。しかし、次のように変えてみればどうでしょう。姉がオレンジを欲しいと言ったのは、最近お母さんが妹ばかりにかまって「あなたはお姉ちゃんだから我慢しなさい」と言われることが多い、それでお母さんにかまってほしくて、実は欲しくもないオレンジを妹に対抗して欲しいと言っているといったケースです。この場合は、やはり真の問題はオレンジではなく、お母さんがお姉ちゃんに適切なケアをしてあげれば、オレンジは妹に全部あげて、双方とも満足するということになります。これなら、現実にもよくある話ではないでしょうか。

WORK ● 7

　認知構造マッピングには 2 つの段階があることは説明しました。第 1 は、当事者のポジションやインタレストを把握するためのツールとしての段階で、第 2 は、それを踏まえて医療メディエーションでの対話を促進していくための羅針盤的なマッピングの段階です。順次、例題を検討していきましょう。

1) 第1段階：IPI把握のためのマッピング
　まず、当事者の IPI を把握するために、円形マップを作って記入していきましょう。まずポジションを押さえていくのが分かりやすい方法です。どのようなポジションを P さんはもち出しているでしょうか。次のようなことが即座に思い浮かびます。

①患者誘導ができていないことはけしからん。
②耳鼻科外来の処置環境が不潔であることは改善すべきだ。
③看護師間の会話で「ちゃん」づけの呼称はやめるべきだ。
④吸入器を間違えるとはけしからん。

　これに対して、医療者側はどうでしょうか。実際の現場の事案と違って、例題のような簡単な事例の描写ではなかなか簡単には出てこないのですが、次のようなポジションをもっている可能性が考えられます。

①前回もできていたし、自分でできたはず。患者も学んでほしい。
②雑然としているのは確かだが不潔ではない。きちんと対応している。
③「ちゃん」づけなどしたことはない。誤解だ。
④吸入器を間違えたのは悪いが、すぐに分かること。謝罪はしたのに……。

　これら双方の主張（ポジション）がぶつかっている争点（イシュー）は、①患者誘導の適否、②処置環境の衛生評価、③呼称についての事実関係、④吸入器（喉頭用と鼻腔用）取り違えの重大さ、ということになります。
　では、肝心のインタレストはどうでしょうか。実際には、これだけの情報から見極めることは難しく、対話を重ねる中で見出していくことが必要なのですが、次のような可能性が考えられるでしょう。病棟看護師長では訴える相手として駄目だと言ったこと、耳鼻科外来での対応が発端ではあるが、イシューが病棟での対応（呼称など）も含むかたちで展開していること、しかも病棟を中心とする医療スタッフの態度を特

[図：4つの同心円マッピング図]

左上（患者誘導の適否）
- 医療者側（I）：前回もできていたし、自分でできたはず。患者も学んでほしい
- 患者側（P）：患者誘導ができていないことはけしからん

右上（処置環境の衛生評価）
- 医療者側（I）：雑然としているのは確かだが不潔ではない。きちんと対応している
- 患者側（P）：耳鼻科外来の処置環境が不潔であることは改善すべきだ

左下（呼称についての事実関係）
- 医療者側（I）：「ちゃん」づけなどしたことはない。誤解だ
- 患者側（P）：看護師間の会話で、「ちゃん」づけの呼称はやめるべきだ

右下（吸入器取り違えの重大さ）
- 医療者側（I）：吸入器を間違えたのは悪いが、すぐに分かること。謝罪はしたのに……
- 患者側（P）：吸入器を間違えるとはけしからん

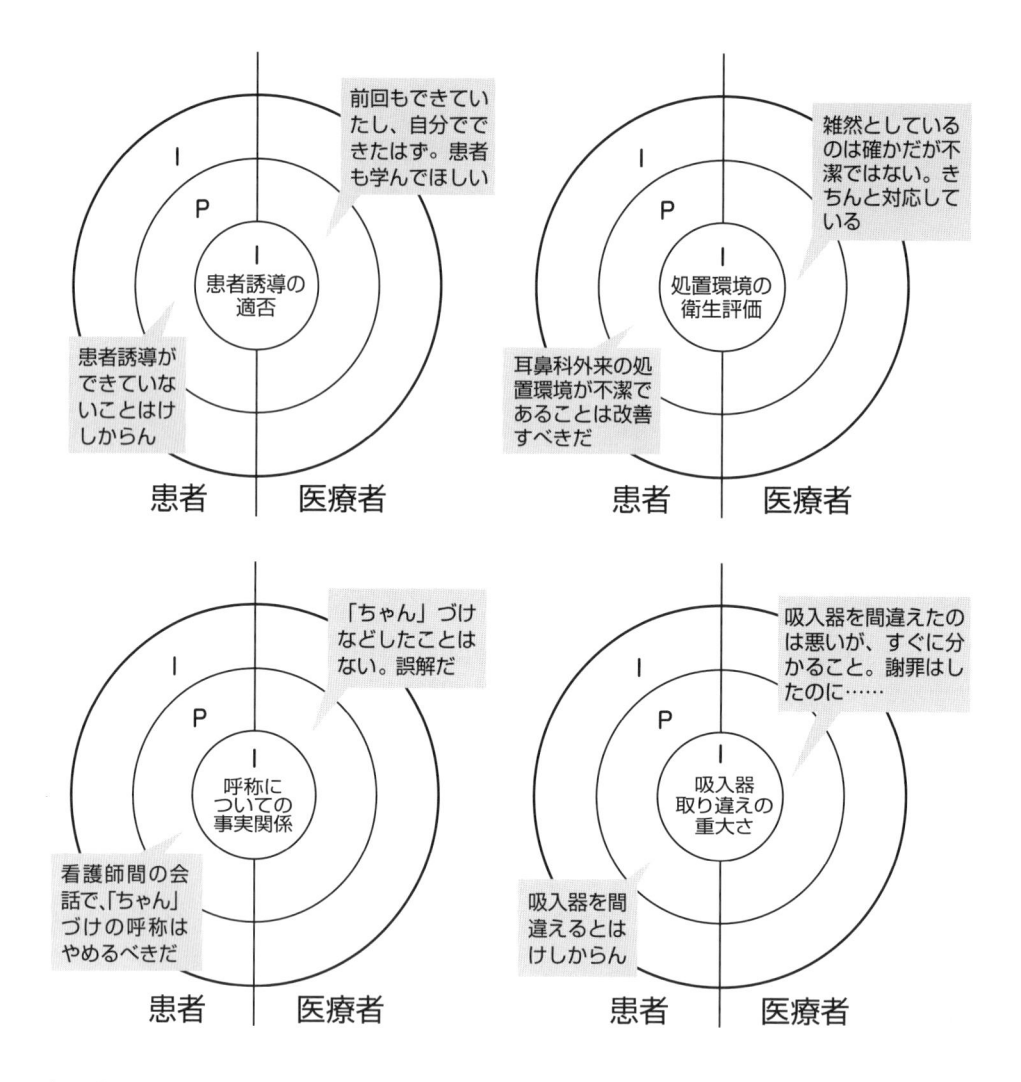

に繰り返し問題にしていることなどから、「本来、患者Pさんの中には、病棟での扱いへの強い不満があったのではないか」という推測が成り立つのではないでしょうか。

つまりPさんは、「病棟での日常的な対応の中で尊重されていない。だからもっと自分を尊重してほしい」というインタレストをもっているのではないかと考えられるわけです。だからこそ、本来は自分でできたかもしれない吸入を、「できないのに準備してくれないから」ではなく、「できるとしても優しく対応してほしかったのに」という思いで苦情を述べたと解釈できるのではないでしょうか。

2）第2段階：対話促進の羅針盤となるマッピング

このインタレストから、対話促進の方向を見出していくことが可能になります。このケースで、「吸入を自分でできたはずだったのか」「病棟で看護師たちは『ちゃん』

づけで呼び合っていたのか」などという点を確かめようと議論しても、対話は拓かれません。極端に言えば、どちらでもよいのです。Ｐさんが吸入器の間違いを謝罪しても受け容れてくれないのは、問題はそうした表面のミスではなく、より日常的で基本的な対応へのニーズにあるのだから当然なのです。大切なのは、Ｐさんのインタレストに共感して、「尊重してほしい」という思いにこたえるための前向きの姿勢を示していくことです。当然、医療者側も「前向きに取り組みたい」「患者さんのニーズを満たしてあげたい」との思いはもっているのだから、協調的な対話への姿勢をとることができるのではないでしょうか。

　このようなインタレストを見出すことができたら、医療メディエーターは次に、必要に応じてイシューの転換をもたらすような対話の促進を行ないます。先ほどの円形マップと同じものを用意して、今度は医療メディエーターの視点から、対話促進の方向づけのためのマッピングを行なってみましょう。イシューは、「患者Ｐさん（および病棟の患者）への対応の具体的改善」です。そのための方法は様々な可能性があり得ます。このとき、医療メディエーターが設定するイシューは次のような特徴を備えているでしょう。

・ポジションよりインタレストを重視。
・人と問題の切り離し：個々のスタッフへの非難ではなく、改善すべき「問題」へ注目。
・過去志向から将来志向へ：事実の確認でなく、互いの思いを反映した広い背景や事情の共有につながる要素に注目。

　言うまでもなく、こうしたイシューへ向けた対話促進は、医療者側も当然のこととして受け容れられるし、患者側も、感情が一定程度受容されていれば、むしろ歓迎してくれるでしょう。
　ただし、対話の流れの中で、この羅針盤を変容させたり更新したりする柔軟さをもち続けなければならない点は、何度も指摘したとおりです。また、対話の流れに応じて、今度はより具体的なレベルにイシューを細分化していくことも必要になることがあります。例えば、看護師の対応、医師の対応といったスタッフごとの分解、病棟での対応、外来での対応といった場所による分解、あるいは治療に関する対応、日常関係での対応といった種類による分解も、対話の流れの中で必要になるかもしれません。

WORK ● 8

　注射間違いを患者から指摘されたという事例です。誤注射ですから、単純に考えれば、「看護師の明白なミス」と「患者のそれへの怒り」という構図の問題に見えます。それはそのとおりなのですが、もし、それだけで看護師が謝罪し、患者がしぶしぶ納得するというかたちで終わらせると、どちらにも不満が残ると思われます。患者の不安はそのまま残るし、看護師もミス自体はともかく、その背景にある諸問題をめぐる不満はそのまま残ります。結果的に、両者の間に、よいかたちでの関係形成が行なわれるとは言い難いのです。

　そこで IPI 展開をしてみましょう。みなさんの円形マップはどうなったでしょうか。ロールプレイごとに肉づけの仕方が異なるので、マップの内容もロールプレイのチームごとに異なってくると思います。

　明白なミスによる誤注射という単純な問題であるにもかかわらず、それぞれの主張の中に、たくさんのイシュー（具体的にはイシューをめぐる主張としてのポジション）が含まれていると思います。さらに、その奥にあるインタレストも見出せたでしょうか。このインタレストをにらみながら、両当事者の対話を促進するようなイシューを選択・調整して、羅針盤マップを完成させることになります。

WORK ● 9

　イシューは、双方の当事者それぞれにたくさんありますが、医療メディエーションでは、その中で協調的に処理できそうなイシューに焦点を合わせるのは先に述べたとおりです。ここでは転院に焦点を合わせます。「転院の可否」自体はオール・オア・ナッシングの狭い問題ですが、それをめぐる両者のポジションの背後に共通する要素が見えると思われるからです。また、「人（医師）」への非難や攻撃と切り離すこともでき、過去ではなく「これからどうするか」に開かれているからです。

　このイシューをめぐる患者側のインタレストは、「もっと妻に誠意ある適切な対応や治療をしてほしい。もっと親身になってほしい」ということ、さらにより深層では、妻の病状への不安とつらさが潜んでいるのではないかと思われます。自分ではどうすることもできないもどかしさ、躁うつ病である妻には告知がされていないため治療に関しては自分が言わなければという思い、一緒にいたのにがんに気づいてあげられなかったことへの悔いや妻にすまないという思いなど、複雑な思いが背景にはありそうです。医療者側は、「すでに入院時、説明している。今は体力回復を待って、状態によっては対症療法としての手術もありうる。毎日説明するのは不可能でも、患者さんのために最善の対応はしたい。今、転院するのは病状を悪化させるだけだし、ほかの病院でも同じ対応をするだろう」と思っているのではないでしょうか。

　いずれも患者の利益を考えているということから出発して、対話を促進することにより当事者のニーズをすり合わせ、転院問題が解決すれば、それをとおして、患者側と医療者の間に、かえってよりよい関係を作ることができるかもしれません。

　もちろん、患者側のポジションをよい方向に変換させることが常に可能とは限りません。その場合は、転院となってもかまわないのです。しかし、対話をとおして全面的合意にならなくとも、それなりに双方が納得することは可能です。対話の過程それ自体が、結果にかかわらず、納得形成に貢献するわけです。それが可能なイシューに焦点を合わせることが大切です。

WORK ● 10

Q1：昨日話した人には、どのような人がいたでしょうか。家族、友人、同僚、上司、患者、患者の家族、コンビニの店員など、様々な人と会話を交わしていると思います。それぞれに対して、対応が違っているのは当然です。違いがよく出るような5人を選んで考えてみましょう。

　次に、その聴き方の違いはどこから生まれてきたかを考えてください。いろいろな理由が考えられます。思いつくものを書き出していきましょう。「相手との日常的関係」「相手への印象」「時間があったかどうか」「自分の体調はどうだったか」「自分の気分はどうだったか」「ほかに気になることがあったか」「周囲は騒がしくなかったか」「暑過ぎたり寒過ぎたりしなかったか」……。相手との関係に関する要因、自分の状態に関する要因、対話の起こる環境に関する要因など、実に様々な要因が、よく話を聴けるかどうかに関与していることが分かるでしょう。

Q2：あなたが誰かに「よく話を聴いてもらえた」と感じた経験を思い浮かべたとき、「よく聴いてくれる」背景には、どのような要素があったのでしょうか。Q1で挙げた様々な要因について1つずつ検討していきましょう。それによって、「よく聴く」ことに必要な条件・要素を確認することができるはずです。

WORK ● 11

1. 先生が来られたときのことを詳しく聞かせていただけますか？
2. 病院に来られたときのことをお話しいただけますか？
3. 先生の説明についてどのように感じられましたか？
4. 治療費の支払いについてどのように考えておられますか？
5. アレルギーについて先生に話されたときのことを教えていただけますか？

　これらは解答の一例に過ぎません。できるだけ、答える人が自分の言いたいことを自由に話せるように、柔らかな聞き方を心がけます。

WORK ● 12

1. もう行きたくないって思われているのですね。
2. a）裸になるとは聞いてなかったということですね。
   b）隠してもくれなかったということですね。
3. 患者の気持ちを分かってくれていないということですね。
4. a）先生を代えてほしいんですね。
   b）説明を受けた記憶はないということですね。
5. a）先生の話が難しくて分からないんですね。
   b）ご主人にうまく伝えられないんですね。
6. ご家族への相談がなかったということなんですね。
7. 無視されたと思っておられるんですね。
8. a）毎日へとへとになっておられるということですね。
   b）丁寧な応対をしている余裕などないということですね。
9. 中身の確認ができてなかったということですね。
10. 先生はすぐに出て行ってしまうんですね。

　これらは解答の一例に過ぎません。また、どのような応答が「正解」ということも一概に言えません。対話の中で、話し手がどこに一番力点を置いているかを感じ取り、そのキーワードをうまく受け止めて返すことが大切です。個々の解答の細かな検討より、「瞬時にキーワードをつかまえて返す」ことが最も重要だと覚えておいてください。

WORK ● 13

1. 怒りを感じておられるんですね。
2. 悔しい思いをされておられるんですね。
3. 病院の対応に怒りを感じておられるんですね。
4. 不安に感じておられるんですね。
5. 注射のことで怒っておられるんですね。
6. これからのことに不安を感じておられるんですね。
7. 本当に苦しい思いをされているのですね。
8. ご主人のこと、本当につらい思いをされているのですね。

　これらは解答の一例に過ぎません。医療メディエーターは、相手の感情を受け止め返すために、感情に関する様々なボキャブラリーをもっていないといけません。まったくそのまま返すよりは、少し言い換えて返すほうがよいでしょう。また、解答例 **7** や **8** に見られるような深層感情反映を行なうには、信頼関係が十分にあることが前提です。

WORK ● 14

　このワークは聴き方の練習です。行なった結果をディスカッションしてみましょう。それぞれの役割ごとにスキルというものの意義や問題点について学ぶことができたはずです。
　ここで重要な点は、技法が用いられていればよいというものではないということです。技法は意識して使うようなものではありません。その場合、逆に話し手は不自然さを感じることでしょう。技法は、意識せず、自然に振る舞いに表れるようになってこそ意味があるのです。まさに暗黙知としての能力なのです。

WORK ● 15

　さて、結果はどうだったでしょうか。発話者は、ただインフォーミング（ニュートラルな情報提供）をしたつもりでも、聞き手はそれをアタッキングだと評価した箇所はなかったでしょうか。立場が異なれば、相手の語りをどう理解して意味づけるかも違ってきます。特に医療者側と患者側では背景の知識も異なるため、ともすれば、そのような意図がなくてもアタッキングだと理解されてしまうこともあります。医療現場では、相手の認知フレームに常に配慮しながら、一方的な説明にならないよう注意していく必要があります。

WORK ● 16

1. 対応がもっとよかったら、あの病院にかかっていてもいいのですね。
   （病院への非難から、対応の改善点を模索する前向きな論点にシフト）
2. a）裸になるという説明をちゃんとしてくれていたら納得できたのですね。
   b）タオルで隠すなどの対応をしてくれたら、よかったのですね。
      （非難から、対応の改善点を模索する前向きな論点にシフト）
3. 患者の気持ちをもっと分かることが医療者として大切だということですね。
   （看護師への人格的非難から、対応の改善点を模索する前向きな論点にシフト）
4. 説明をきちんとして病室にも来てくれることが大切なんですね。
   （医師への非難、交代要求から、ニーズを把握する前向きな論点にシフト）
5. 先生が分かりやすく話してくれたら、ご主人に伝えることもできるのですね。
   （医師への非難から、対応の改善点を模索する前向きな論点にシフト）
6. ちゃんとご家族への相談があれば、手術も考えられるのですね。
   （過去の説明不足への非難から、手術に向けた前向きな論点にシフト）
7. ちゃんとお話を聴いて尊重することが大切だということですね。
   （非難から、対応の改善点を模索、ニーズを把握する前向きな論点にシフト）
8. 多忙過ぎる現在の環境が改善されるなら、先生も患者に丁寧に応対したいということですね。
   （労働環境への非難から、患者対応をめぐる深い真意を確認する前向きな論点にシフト）
9. 点滴の中身の確認が確実になされる手順ができれば、問題は生じないということですね。
   （看護師への非難から、手順などリスク管理の問題へと前向きな論点にシフト）
10. 回診のときに、先生がきちんと話を聴いてくれたら納得できるんですね。
    （医師への非難から、対応の改善点の模索、ニーズの把握へと前向きな論点にシフト）

これらは解答の一例に過ぎません。

WORK ● 17

1. バタンとドアを閉められたとき、どんなふうに感じられるのですか？
   （看護師への非難から、ドアの開閉や部屋の静かさの問題にシフト）
2. 注射針を入れ直すとき、どのような対応をすべきだったと思われますか？
   （過去の問題から、将来につながる対応の問題にシフト）
3. そんなとき、どのようなお気持ちになりますか？
   （気持ちに焦点を合わせて、ニーズを把握する前向きな論点にシフト）
4. ベッドを移ることについて、どんな気持ちでおられるのですか？
   （移動指示への不満から、移動に関するニーズや怒りの原因を把握する前向きな論点にシフト）
5. どのようにしてほしいと思われますか？
   （医師への批判から、将来的対応のニーズを把握する前向きな論点にシフト）
6. 消灯時間について、どんなふうに思っておられますか？
   （看護師への非難から、消灯時間に関するニーズを把握する前向きな論点にシフト）
7. そのとき、どんなお気持ちでしたか？
   （相手への非難から、今この患者の求めているものを把握する前向きな論点にシフト）
8. 看護師は、そのときどうすべきだったと思われますか？
   （看護師への非難から、対応の改善点を模索する方向へのシフト）

　これらは解答の一例に過ぎません。どのような「開かれた質問」が有効かは、対話の流れの中で変わってきます。状況に応じたアレンジが必要だということを忘れないようにしてください。

WORK ● 18

まず認知構造マッピングを行ないながら、順を追って見ていくことにしましょう。

> 512号室が受け持ち部屋の中堅Q看護師は、同室の同姓患者2人に対して、同じ内容（抗菌薬）の点滴注射100 mLをそれぞれ間違えて実施してしまった。半分ほど薬液が入ったところで、患者のJさんが、いつもの点滴と色が違うのに気づき、ミスが発覚した。幸い、人体への影響はなかったが、手術前のJさんは、手術への不安もあり、「医療事故だ！　看護師は許せない。転院する！医療費も払わない！」と看護師長を通じて主治医に申し立てた。Q看護師は事故報告書を提出した。

この時点で、患者からはいくつかのイシューをめぐるポジションが提示されています。ポジションから把握していきましょう。

・看護師のミスへの怒り、許せない
・転院したい
・医療費は払わない

この3つが目につくポジションとして主張されています。対応する医療者側のポジションは、この文章だけでは見えませんが、例えば次のようなことがあるでしょう。

・被害はなかったし、謝罪もしたのだから許してほしい
・転院はすべきでない
・医療費は支払うのが当然である

そしてイシューは次のようになります。

・点滴ミスの責任追及
・転院の可否
・医療費支払いの要否

インタレストは、この段階では不確定ですが、医療者側は「ミスはあったにしても、

図1

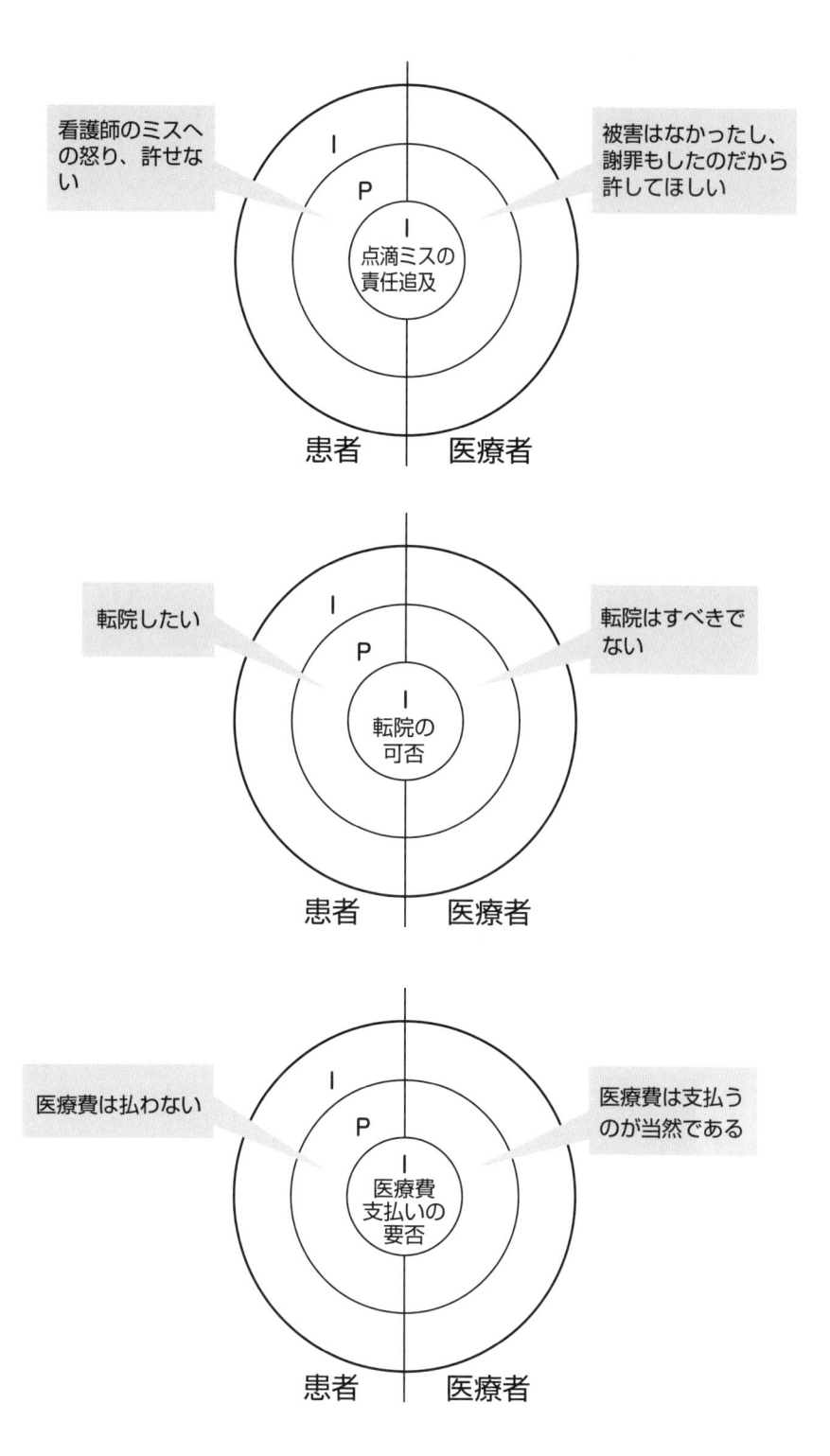

患者側: 看護師のミスへの怒り、許せない (I)
医療者側: 被害はなかったし、謝罪もしたのだから許してほしい (I)

中心: 点滴ミスの責任追及

患者 | 医療者

図2

患者側: 転院したい (I)
医療者側: 転院はすべきでない (I)

中心: 転院の可否

患者 | 医療者

図3

患者側: 医療費は払わない (I)
医療者側: 医療費は支払うのが当然である (I)

中心: 医療費支払いの要否

患者 | 医療者

この患者さんのためになる医療を施したい」ということでしょう。それが「転院すべきでない」というポジションの背景にあります。また、医療費については、経済的利害が背景にあることは言うまでもありません。

　患者は本当に転院したいのでしょうか。医療費を払わないつもりでしょうか。これらは怒りに任せた表面的なポジションかもしれません。背景にあるインタレストは「事故のない、きちんとした医療を受けたい。それが得られるかどうか不安だ」といったところかもしれません。そうだとすれば、対話の中で、このインタレストをさらに探り、現在のイシュー（点滴ミスの責任追及、転院の可否、医療費支払いの要否）とは異なるイシューへの変容を図ることが重要になってきます。

　当初、このようなIPIで始まった対話は、主治医が巧みに対話をしていくことで次第に変容していきました。このケースでは、患者は基本的に主治医を信頼しており、今回のミスそのものに主治医は関与していないため、一対一で患者の話を聴くことが比較的可能だったと言えます。

主治医：（一礼して、ゆっくりと話し始める）今回は、ご迷惑をおかけして本当に申しわけありません。師長から話は聞いていますが、Jさんから直接、何があったのかをお聞きしたいので、お話ししていただけないでしょうか。

　主治医は、師長から話を聞いて状況をだいたい把握しています。しかし、ここではその情報はいったん置いておいて、改めて最初から患者の話をストーリーとして聞き出そうとしています。そのために「開かれた質問」を用いています。

Jさん：はい。ちょうどよかったです。もう転院しようと思っています。先生、私が点滴や採血など痛いことが嫌いなのは、外来のときから言っているからご存知でしょう。それなのに、あの看護師は2回も針を刺したあげくに、違う人の点滴をしたんですよ。

主治医：確かにJさんは、外来のときから点滴や採血は嫌いだとおっしゃっていましたね。2回も針を刺されたうえに、違う人の点滴をされてしまったんですね。そのときのお気持ちをお話ししていただけませんか。

最初の2つのセンテンスは、言い換え（パラフレージング）になっています。患者の言葉を受け止め、内容を変えずに返すことで、アクティブに聴いているわけです。その後、「注射が嫌いなこと」という変容しようのない論点や、「針刺しミス」という過去志向で看護師非難につながりやすい論点をそのままにして、「そのときどんな感じだったか」という「開かれた質問」を繰り出すことで「私」メッセージを促し、患者自身のインタレストを把握できる方向へ論点の変容を試みています。

・・

Jさん：しっかりとした看護師だと思っていたのに、信じられない。確かに忙しそうでしたが、もっと一人ひとりの患者を大切に扱うべきですよ。
主治医：しっかりとした看護師だったのに信じられない、と思われたんですね。

・・

　ここで、患者側から、「しっかりとした看護師」という言葉が出てきました。「忙しそうだった」という言葉も出てきています。つまり、看護師個人のミスというイシューから、その背景状況のイシューへの転換の可能性が見えています。主治医はすかさず、「しっかりとした看護師」という言葉をパラフレージングによって繰り返し、確認しています。

・・

Jさん：そうです。まったく信じられないですよ。テキパキした看護師さんだったし、嫌いな注射もいつもは1回で入れてくれるし、間違いをするなんて思わないじゃないですか。こっちは手術前でただでさえ緊張していたし、最近は医療事故の報道も多いでしょう。
主治医：手術前で緊張していらしたんですね。それなのに看護師が間違いを起こして、もうこの病院にはいられないと思っていらっしゃるんですね。
Jさん：はい。もういられないですよ。これから手術も控えているし、何かあったらどうするんですか。幸い何もなかったからと済まされる問題ではないと思います。
主治医：（うなずきながら）確かに、何もなかったからといって済まされる問題じゃないですね。先ほど、その日はとても忙しそうだったとおっしゃっていましたが、彼女はどんな様子だったんですか。

・・

主治医の試みは、もちろん、すんなりと成功するわけではありません。患者の発言は、看護師の責任という問題と、背景状況の問題との間を行ったり来たり揺れ動いています。主治医はパラフレージングを繰り返し、患者の気持ちを受け止めながら粘り強くイシューの転換を試みています。最後の発言は、当日の背景状況についての患者の言葉を確認しながら、「開かれた質問」で、その論点を追求していこうとしています。

・・・

　Jさん：はい。なんかバタバタしていましたよ。点滴を間違えられた、もう１人のおばあさんからも呼ばれていたし、看護師さんの持っているケータイも鳴っていました。でも、間違えますか！　プロでしょう。
　主治医：たくさんのことを一度にしていたんですね。でも、プロだから、間違えてほしくないということですね。

・・・

　しかし、ここでも主治医の試みは功を奏しません。患者は、プロなら間違えるべきでないという、看護師のミスの論点に戻っています。主治医はパラフレージングを用いながら、患者の話の動きについていこうとしています。決して無理はしていません。

・・・

　Jさん：そうです。間違えてほしくないです。患者は医師や看護師が頼りです。師長さんも謝りに来て、本人も謝りに来ましたけど、許せなかったんです。だって安心できないでしょう。
　主治医：(じっと目を見て、ゆっくりと言う) 安心できるように、間違いを起こさないように、私も看護師もみんなで、これを機に努力したら、信じていただけますか。

・・・

　患者の気持ちを十分に受け止めたことで、患者に少しゆとりができ、「患者は医師や看護師を頼りにしている」といったニーズの言葉も出てきています。そして、ここから主治医は一歩踏み込んだスキルを繰り出していきます。「頼りにしている」というニーズの言葉、「だって安心できないでしょう」という患者の言葉をうまく踏まえて、「安心できるように……努力したら、信じていただけますか」と、後ろ向きの非難のイシューから前向きの改善方法の論点へ転換を図って、リフレーミングのスキルを繰り出しています。「じっと目を見て」といった、非言語的メッセージにも留意してください。

Jさん：う～ん。そうですね。私が信じられるようにって、どんなふうに努力するんですか。

主治医：注射については、きちんと基本の手順で行ない、複数回確認しますし、Jさんの嫌いな注射も飲み薬に替えてみます。また点滴や採血も、2回失敗したらほかの人に代わることにしましょう。手術前ですから、私も何か変わったことがないか、病棟に来たときはJさんのところに伺うようにします。何でもおっしゃってください。私からは、今、Jさんの安心のためにできることはこれぐらいですが、Jさんは、私たちがどんなふうにすればいいと思っていらっしゃいますか。

　主治医のイシューの転換が成功しています。患者が具体策を聞き返していますが、患者が対策を「聞き返す」ということは、とりもなおさず、イシューの転換に成功していることを意味します。患者も、病院側の対応改善の意欲に興味をもってくれているのです。

　ここでは、イシューは「患者が安心できる対応」です。ここでのイシュー設定は、

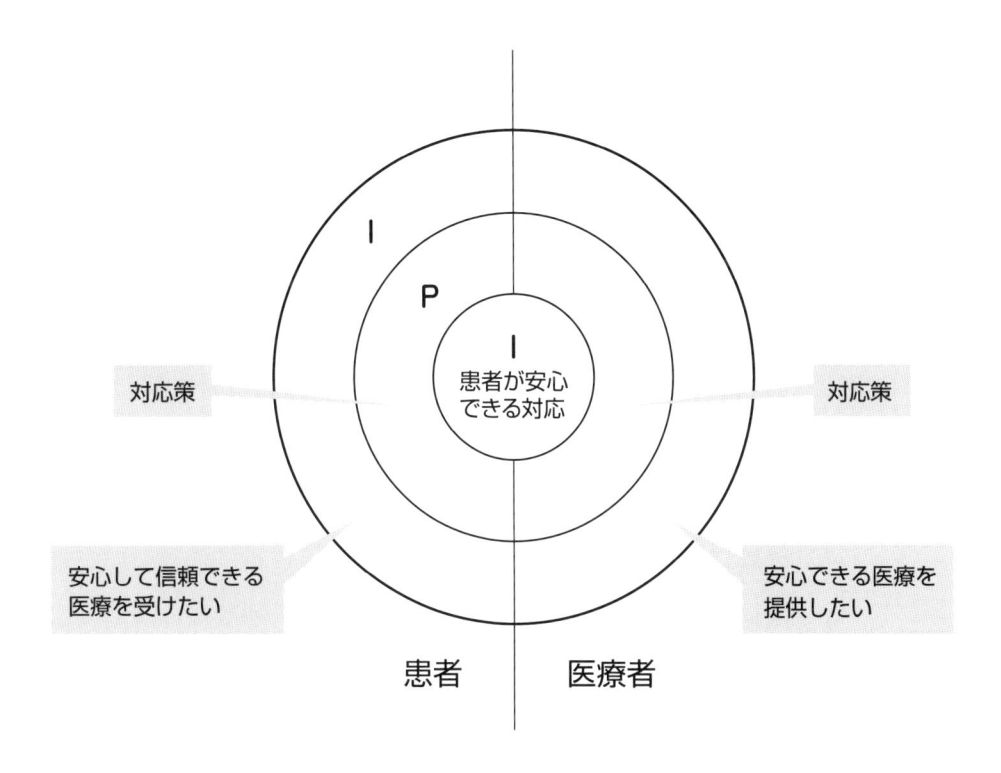

患者のニーズ探索のためというより問題克服へ向けた羅針盤としての意味を強くもつことになります。そこで主治医の側から、このイシューについての対応策というポジションの中身をたくさん提示しています。インタレストは、この患者のために「安心できる医療を提供したい」ということになります。その後、主治医は、患者からの提案を「開かれた質問」で聞くことで、一方的な病院側の提案に終始しないように注意しています。

なお、ここでイシューの転換が成功したのは、それまで主治医が粘り強く傾聴のスキルを繰り返して、患者の思いを受け止めてきたからです。看護師のミスと背景状況をめぐって最初は行ったり来たりしていましたが、その間も主治医は患者の発言についていきながら、決して無理をせずに、繰り返し傾聴のスキルを用いてきました。看護師のミスから背景状況の論点への転換は表面的には成功していなかったように見えますが、その過程で主治医への信頼が醸成され、また実は看護師への見方や感情も少しずつ変わっていったと思われます。それがここでの前向きなイシュー転換につながっているのです。

・・・

Jさん：そうですね。あの看護師さんには点滴してもらいたくないし、点滴がなくなるのであれば、私もここまできたのですから、先生に手術してもらいたいです。先生が毎日来てくれるなら安心ですが……。
主治医：点滴は飲み薬に替えて、採血も最小限度にして、私が毎日Jさんのところに訪室すれば、転院しないし安心できるということですね。

・・・

患者からも具体的な提案が出てきました。その言葉には看護師へのネガティブな思いも残っていますが、主治医への信頼も見えています。「転院の可否」のイシューは自然に解消されて、主治医にかかり続ける方向が見えてきています。ここでも主治医は、それを逃さずリフレーミングで確認し、転院しないという結論を質問のかたちで提示しています。

・・・

Jさん：そうですね。それなら、まあ転院しなくてもいいです。看護師さんがすごく反省している気持ちは、彼女の態度を見れば分かりますし……。
主治医：転院もやめてくださって、彼女の気持ちも察していただいて、ありがとうございます。本当に申しわけありませんでした。医療費のことも伺っ

               ていますが、それに対しては今、どのように思っていらっしゃいますか。
   Jさん ：責任をもって治療をしてもらえれば医療費は払います。でも、何か後遺
       症があれば、その辺は分からないです。
   主治医：分かりました。責任をもって安心な治療を行なえば、医療費はお支払い
       いただけるのですね。もちろん、後遺症など何かあれば分からないとい
       うことですね。
   Jさん ：はい。

....

　ついに患者から、転院しないという言葉を引き出すことに成功しました。ここまでくれば、もう問題はほぼなくなっています。看護師へのポジティブな言葉も出てきています。それを受けて主治医は謝意を表し、改めて謝罪したうえで、残された「医療費の支払い」の問題についても、「開かれた質問」で患者の考えを尋ねています。ここでも患者の肯定的な回答を引き出すことに成功しています。

　つまり、患者の本当のインタレストである「安心して信頼できる医療を受けたい」という思いが、主治医の提案を信じることで満たされたため、当初の表面的なイシューである「看護師のミス」「転院の可否」「医療費支払いの要否」といった問題は事実上、雲散霧消してしまっているわけです。これらの論点について主治医が最後に投げかけた問いは、その確認に過ぎないのです。

　そのうえで主治医は、ここでもパラフレージングを用いて、「もし後遺症が残ったら」といった患者の不安の表現を受け止め、傾聴することを忘れていません。

....

   主治医：本日は、本当にお話ししていただいてありがとうございました。安心の
       できる手術や医療を提供するように、私たちも努力します。今回は本当
       に申しわけありませんでした。
   Jさん ：いや、もういいですよ。先生にそう言ってもらうとこちらも安心です。
       頭にきて転院するなんて言ってしまって、すみませんでした。先生、手
       術をよろしくお願いしますね。
   主治医：はい。分かりました。

....

　こうして最後は、謝意や謝罪を適切に表して、関係の回復に成功しています。ロールプレイをとおして、こうしたスキルの効果を体感的に身につけていくことが重要です。

索引

あ行

あいさつの例　209
あいづち　178
IPI 円形マップ　144
IPI 展開　78, 118, 121, 142
AEIOU　193
「あなた」メッセージ　202
言い換え　183
イシュー　57, 78, 118, 144
医療安全への示唆　37
医療事故と医療メディエーション　19
医療対話仲介者　4
医療メディエーション・スキルの全体像　114
医療メディエーション・スキルの目標　116
医療メディエーションの具体例　5
医療メディエーションの主役　11
医療メディエーションのスキル　105
医療メディエーションの定義　2
医療メディエーションの適応場面　28
医療メディエーションの特徴　51
医療メディエーションの目標　11
医療メディエーションの理論的背景と構造　43
医療メディエーターが守るべき約束　15
医療メディエーターの定義　4
医療メディエーターの振る舞い方のポイント　106
インタレスト　57, 78, 81, 119, 142, 144
インフォームド・コンセント　29
ウィン-ウィン解決　119
うなずき　178
エンパワメント　55
エンパワメント・スキル　123, 163

か行

回避　131
語りとしてのナラティヴ　65
価値理解　90
過程的中立性　245
患者相談窓口　28
感情の反映　187
感情の表出　119
感情をどう受け止めるか　90
聴くスキル　123, 163
気づきの促進　55
気づきのためのスキル　118, 127
協働　132
クレーミング　75
ケアの理念　51
形式的中立性　245
傾聴の理念と姿勢　171
現場対応メディエーション　94, 243
合意書の作成　206
交渉スタイル　131
コーカスの活用　213
コミュニケーション　37
コミュニケーション・スタイル　193
コンフリクト概念の再考　68
コンフリクトの定義　44
コンフリクト・マネジメント　45

さ行

サマライジング　190
時間管理　210
事実の主張　119
質問技法　179
社会構成主義　62
謝罪のタイミング　214
自律性　91
深層感情反映　187
スキルとは何か　82, 114
ステータス　92
生命倫理メディエーション　30
説得的応答　88
セルフ・メディエーション　32, 87, 222
専従メディエーターによる医療メディエーション　96, 263

た行

対決　132
対話促進のスキル　124, 195

対話のソフトウェア　33
妥協　132
中立性　13, 245
中立リフレーミング　197
直接的感情反映　187
沈黙　178
つながり　91
デッド・ロックからの離脱　211
デュアル・コンサーン・モデル　131
閉ざされた質問　179
ドミナント・ストーリー　63
トランスフォーマティブ・メディエーション・モデル　55

な行

流れをスムーズにするスキル　125, 208
ナラティヴ・アプローチによる医療メディエーション　62
ナラティヴ・セラピー　173
ナラティヴ・ベイスト・セーフティ・マネジメント　40
ナラティヴ・ベイスト・メディスン　37, 61
ナラティヴ・メディエーション　60
ナラティヴの見える聴き方　166
ナラティヴをどう理解するか　65
二重関心モデル　131
認知構造マッピング　121, 133, 144
認知フレーム　69
認知フレームの重層構造　75
ネーミング　75

は行

BATNA　281

パラフレージング　183
範型的ナラティヴ　65
反転リフレーミング　197
非言語コミュニケーション　176
評価型メディエーション・モデル　59
開かれた質問　179
ファシリテーティブ・メディエーション・モデル　57
服従　132
不偏性　13, 245
ブレイン・ストーミング　205
ブレーミング　75
防衛的応答　88
ポジション　57, 78, 81, 118, 144

ま行

マイクロ・カウンセリング　174
メディエーションとは　49

や行

役割　93
要求の主張　119
要約　190

ら行

リコグニション　55
リフレーミング・スキル　196

わ行

「私」メッセージ　202

著者紹介

和田仁孝 (わだ・よしたか／Wada Yoshitaka)
早稲田大学大学院法務研究科教授

法学博士（京都大学）。京都大学法学部卒業。京都大学大学院法学研究科修了。ハーバード大学客員研究員、京都大学助手を経て、1988年九州大学法学部助教授、1996年同教授。2004年より現職。
早稲田大学紛争交渉研究所所長。社団法人日本医療メディエーター協会専務理事。日本医療コンフリクト・マネジメント学会理事。日本法社会学会理事。日本学術会議連携会員。Law & Society Association, Program Committee委員（2002〜03）。日本医療機能評価機構・認定病院患者安全推進協議会・教育プログラム部会委員。厚生労働省社会保険審議会医療保険部会委員。厚生労働省医療ADR連絡調整会議委員。国土交通省中央建設工事紛争審査会委員。

〔主要著作〕
『民事紛争交渉過程論』（信山社・1991）、『民事紛争処理論』（信山社・1994）、『法社会学の解体と再生―ポストモダンを超えて』（弘文堂・1996）、『医療紛争―メディカル・コンフリクト・マネジメントの提案』（医学書院・2001）、『交渉と紛争処理』（日本評論社・2002）、『法と社会へのアプローチ』（日本評論社・2004）、『法社会学の可能性』（法律文化社・2004）、『弁護士活動を問い直す』（商事法務・2004）、『リーガル・カウンセリングの技法』（法律文化社・2006）。その他、共著、学術雑誌論文など、多数。

中西淑美 (なかにし・としみ／Nakanishi Momo Toshimi)
国立大学法人山形大学医学部総合医学教育センター准教授

九州大学大学院法学府法学修士課程修了。2005年3月、九州大学大学院医学研究院博士課程環境社会医学医療システム学講座中途退学（大阪大学着任のため）。2005年4月〜2009年3月、大阪大学CSCD特任講師。2009年4月より現職。
イギリスTCM（Total Conflict Management）Mediation課程修了。Carol Liebman教授（コロンビア大学）主宰Bioethics Mediation課程にて研修。
専門学問領域は、産婦人科学、法社会学、紛争処理論（ADR、メディエーション、コンフリクト・マネジメント）。特に医療メディエーションを専門とし、医療者―非医療者間など、双方の当事者を中心とする対人関係論の観点から医療紛争を研究。2003年より早稲田大学紛争交渉研究所客員研究員。社団法人日本医療メディエーター協会教育担当理事。日本医療コンフリクト・マネジメント学会理事。日本学術会議特任連携会員（医療事故紛争処理システム検討分科会委員）。日本医療機能評価機構「認定病院患者安全推進協議会・医療メディエーター養成プログラム」委員。NPO法人医療ADR理事。

〔主要著作〕
『医療コンフリクト・マネジメント―メディエーションの理論と技法』（シーニュ・2006、共著）、『ADR―理論と実践』（和田仁孝著、有斐閣・2007）、『医療事故対応の実践―判例と実例に学ぶ』（三協法規出版・2009、共著）、『患者トラブル解決マニュアル』（日経ヘルスケア編、日経BP社・2009）、『医療コンフリクト・マネジメントの考え方』（日本医療機能評価機構認定病院患者安全推進協議会・2009）

医療メディエーション
―コンフリクト・マネジメントへのナラティヴ・アプローチ―

発　行	2024年 8 月20日　第1版第6刷 2011年12月 1 日　第1版第1刷
著　者	和田仁孝・中西淑美 ©
発行者	藤本浩喜
発行所	有限会社シーニュ 〒156-0041　東京都世田谷区大原 2-21-3 電話＋FAX　03-5300-2081
印刷・製本	(株)双文社印刷

©2011　Y. Wada, T.Nakanishi　Printed in Japan
ISBN 978-4-9903014-4-6　Y3800E

本書の無断複写は著作権法上の例外を除き、禁じられています。